AF792639

VICTORINOX
SWISS ARMY

Schweizer Taschenmesser

Camping & Outdoor Survival Guide

101 Tipps & Tricks

BRYAN LYNCH

HEEL

Widmung

Meinen Eltern – Euch kann ich nicht genug danken für alles, was Ihr für mich getan habt. Hab Euch beide lieb und vermisse Euch jeden Tag aufs Neue.

Meiner tollen Ehefrau Nikki, die nie aufhörte, an mich zu glauben, die zuhörte, wenn ich Tag für Tag ohne Ende über Dinge geredet und geplappert habe, die sie, da bin ich mir sicher, überhaupt nicht interessieren, und die mich jeden Tag zum Schmunzeln und zum Lachen bringt. Ich liebe Dich von ganzem Herzen und werde Dich immer lieben, solange wir leben.

HEEL Verlag GmbH
Gut Pottscheidt
53639 Königswinter
Tel.: 02223 9230-0
Fax: 02223 9230-13
E-Mail: info@heel-verlag.de
www.heel-verlag.de

Deutsche Ausgabe: © 2019 HEEL Verlag GmbH

Originalausgabe:
© 2019 by Bryan Lynch and Fox Chapel Publishing Company, Inc. All rights reserved.

This edition is published under license from Fox Chapel Publishers International Ltd.

This book was created in collaboration with Victorinox AG, Switzerland and Victorinox Swiss Army, Inc. US.

Originaltitel: Victorinox Swiss Army Knife Camping & Outdoor Survival Guide
Original-ISBN 978-1-56523-995-1
Bildnachweis: siehe Seite 224

Deutsche Ausgabe:
Übersetzung aus dem Englischen: Claudia Buchholtz, Rackwitz (www.buchuebersetzer.de)
Satz: gb-s Mediendesign, Königswinter
Lektorat: Hannah Kwella, Helge Wittkopp

Alle Rechte, auch die des Nachdrucks, der Wiedergabe in jeder Form und der Übersetzung in andere Sprachen, behält sich der Herausgeber vor. Es ist ohne schriftliche Genehmigung des Verlages nicht erlaubt, das Buch und Teile daraus auf fotomechanischem Weg zu vervielfältigen oder unter Verwendung elektronischer bzw. mechanischer Systeme zu speichern, systematisch auszuwerten oder zu verbreiten.

– Alle Rechte vorbehalten –

Printed in China

ISBN 978-3-95843-954-2

Wer Klingen Sägen und andere am Taschenmesser befindliche Werkzeuge benutzt, geht ein gewisses Risiko ein – das liegt in der Natur der Sache. Der Autor dieses Buches hat nach bestem Wissen und Gewissen versucht, die sichersten Techniken und Methoden darzustellen und den Leser auf alle möglichen Gefahren hinzuweisen. Autor, Übersetzer, Verlag und die Victorinox AG können nicht garantieren, dass die beschriebenen Techniken für jedermann sicher und gefahrlos auszuführen sind. Diesbezüglich wird keinerlei Verantwortung für Schäden übernommen, jegliche Haftung für Ansprüche, die in direktem oder indirektem Zusammenhang mit dem Inhalt dieses Buches stehen, ist grundsätzlich ausgeschlossen.

Achtung: Bei allen Outdoor-Aktivitäten sind grundsätzlich die jeweils geltenden Vorschriften und Gesetze zum Schutz von Natur und Umwelt, Pflanzen und Tieren wie auch geltende Waffengesetze zu befolgen.

Dank

An erster Stelle möchte ich meinen Eltern danken: Meinem Dad, der mir mein erstes Messer in die Hand gedrückt hat, ohne das ich niemals die Erfahrungen hätte machen können, die ich dann tatsächlich gemacht habe, und meiner Mom, die erlaubt hat, das Messer zu behalten, und die mich bei meinen Schreibversuchen immer ermutigt hat! Weiterhin danke ich meinem Redakteur Bud Sperry, dass er mir die Gelegenheit zu diesem Buch eröffnete und mich sicher durch den Entstehungsprozess geleitete. Mein Dank gilt allen bei Fox Chapel Publishing, die am Werden dieses Buches beteiligt waren und seine Veröffentlichung voranzubringen halfen. Ebenso sage ich der Familie Elsener Dank, dass sie ein so hochwertiges und unverwüstliches Produkt schuf, über das ich schreiben konnte. Victorinox danke ich für die Bereitstellung von Informationen und Hilfen, die mir bei der Entstehung dieses Buches mehr als willkommen waren. Dank auch meinen Freunden Greg, David und TJ für alles, was sie mir beibrachten sowie für Anregungen und Hinweise. Und nicht zuletzt danke ich meiner Frau fürs Fotografieren, für künstlerische Ideen und dafür, dass sie das Buch so oft las, dass sie es vermutlich besser kennt als ich.

Über den Autor

Bryan Lynch wuchs im Mittleren Westen der USA im Bundesstaat Iowa auf, der unter anderem mit dem Werbeslogan „Fields of Opportunity" auf sich aufmerksam macht. Den größten Teil seines Lebens verbrachte er als begeisterter Jäger und Angler auf eben diesen Feldern und Fluren.

Und hier lernte er auch, als sein Vater ihm als Kind ein Schweizer Taschenmesser schenkte, den Wert eines Qualitätsmessers kennen. Dieses erste Messer war der Auslöser einer Leidenschaft – manche mögen es Besessenheit nennen – und der Beginn eines Lebensweges, der ihn in die Welt der Messer, der Outdoor-Abenteuer und der dabei verwendeten Ausrüstung führte. Heute lebt er in Illinois und nutzt seine Erfahrungen und Neigungen, um über Notfallvorsorgemaßnahmen, Überlebenstechniken und Ausrüstungstests zu schreiben. Sein Überlebensblog (in englischer Sprache) findet sich auf https://civilizedsurvival.blog/.

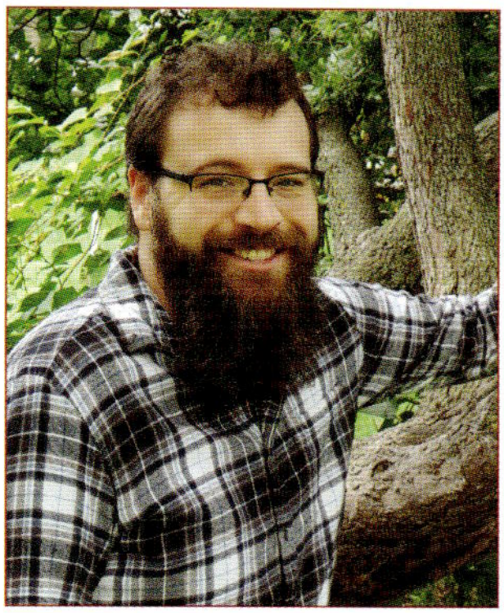

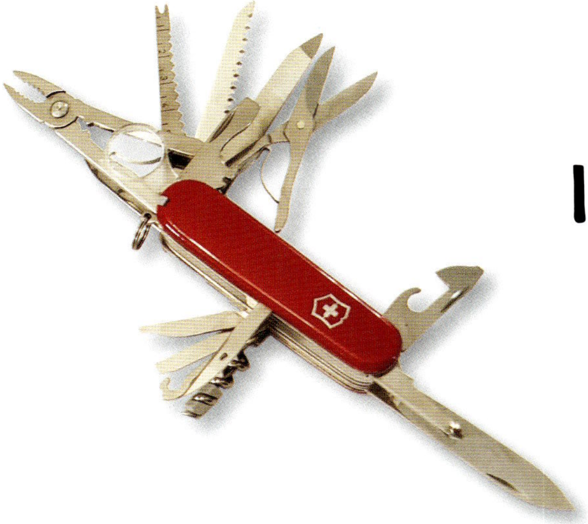

INHALT

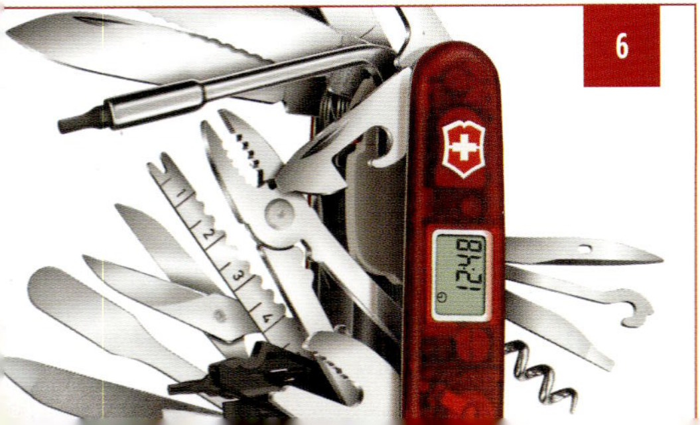

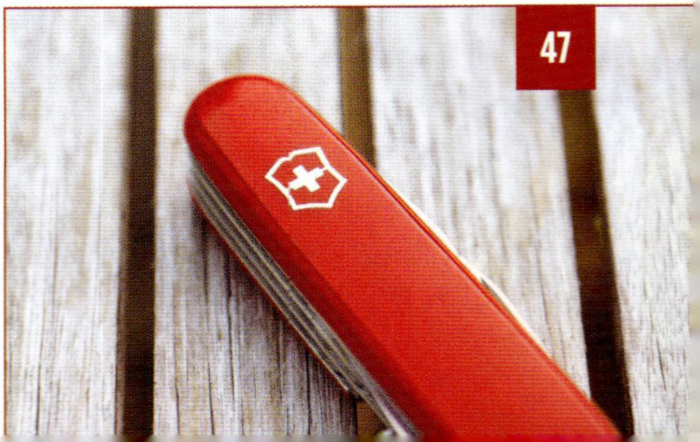

TEIL 3: IN DER WILDNIS

TEIL 4: IN DER STADT

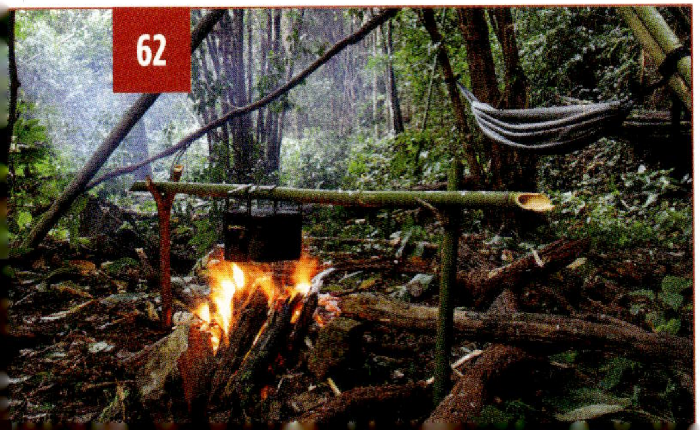
62

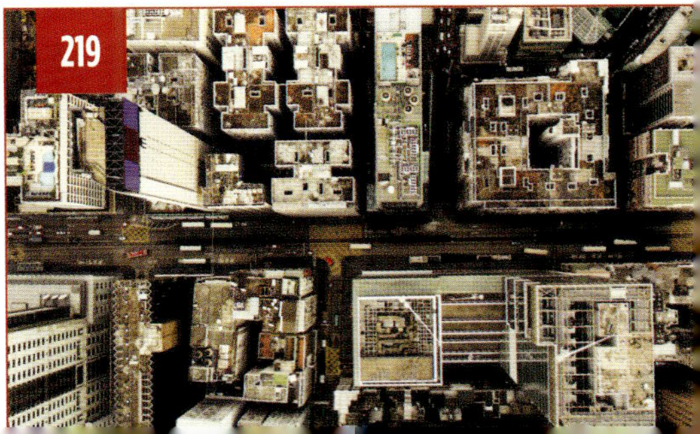
219

TEIL 1:

EINFÜHRUNG

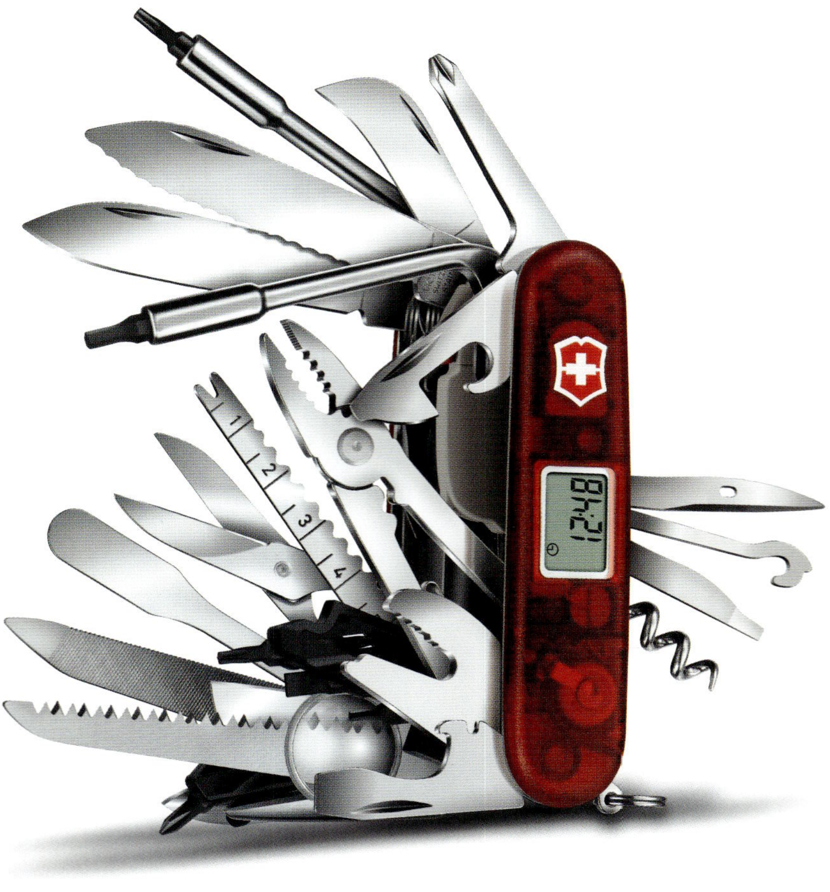

Das Modell Swiss Champ XAVT von Victorinox weist eine eindrucksvolle Zahl an Funktionen auf – über 80 insgesamt

Die Geschichte des Schweizer Taschenmessers

Die Geschichte des Schweizer Taschenmessers nahm vor über 130 Jahren ihren Anfang. 1884 gründete Karl Elsener im schweizerischen Ibach eine Messerschmiedewerkstatt. Hier begann er mit der Umsetzung seiner Idee, ein kompaktes Messer aus qualitativ hochwertigem Stahl herzustellen, das nebenbei eine Reihe zusätzlicher Funktionen aufwies. Das erste Modell – das „Soldatenmesser" – wurde ab 1891 produziert und an die Schweizer Armee geliefert. Es verfügte neben der Messerklinge über einen Dosenöffner, eine Reibahle und einen Schraubendreher. Damit konnten die Soldaten ihre Gewehre warten und Dosen mit Lebensmitteln öffnen. Woran die meisten Leute jedoch zuerst denken, ist das Offiziersmesser, es wurde 1897 als „Original Schweizer Offiziers- und Sportmesser" gesetzlich geschützt. Varianten dieses Messers sind als Schweizer Taschenmesser noch immer allseits bekannt und beliebt.

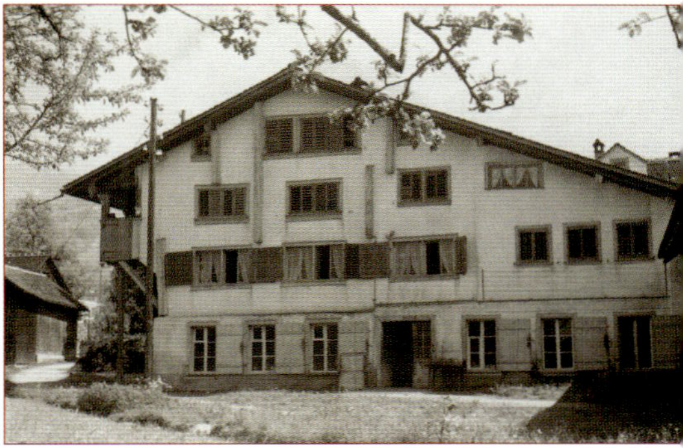

Die ursprüngliche Messerschmiede von 1884

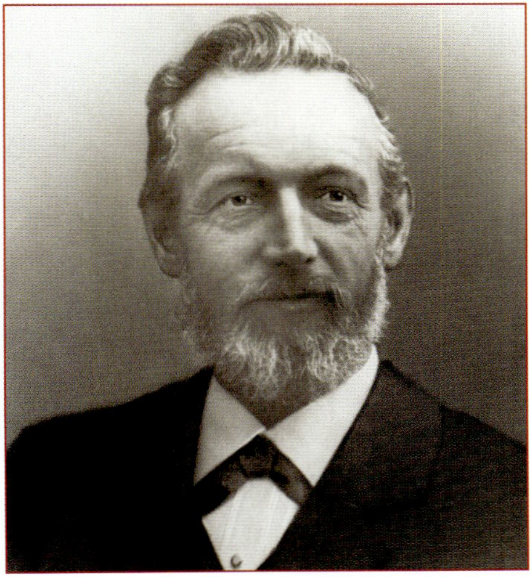

Karl Elsener (1860–1918)

Im Jahre 1909 wählte Karl Elsener in Gedenken an seine Mutter den Markennamen „Victoria" und ließ das charakteristische Emblem mit Kreuz und Schild gesetzlich schützen. Die Erfindung rostfreien Stahls war für die Messerschmiede ab dem Jahr 1921 von entscheidender Bedeutung. Die beiden Wörter Victoria und Inox (vom französischen Wort inoxydable – nicht oxidierbar, also rostfrei) wurden zum neuen Markennamen Victorinox zusammengeführt. Zehn Jahre später, 1931, leitete sein Sohn Carl Elsener II. die Automatisierung bei der Messerherstellung ein, was zur gleichbleibend hohen Qualität sämtlicher von Victorinox hergestellter Messer beitrug.

Dass die Popularität des Schweizer Taschenmessers stieg, lag teilweise auch an den amerikanischen Soldaten, die nach dem Zweiten Weltkrieg in Europa stationiert

waren. Sie kauften die kleinen roten Messer in großen Mengen ein und nahmen sie als beliebtes Souvenir mit nach Hause. Im Jahre 1978 schickte sich das Messer an, unseren Planeten zu verlassen – die NASA bestellte für ihre Astronauten das Modell Master Craftsman.

Jedes Schweizer Taschenmesser wird in der Schweiz gefertigt, entweder in Ibach im Kanton Schwyz oder in Delémont im Kanton Jura. Und trotz des heutigen Stands der Technik fließt überraschend viel menschliche Arbeitskraft in die Herstellung dieser Messer ein. Jeden Tag verlassen 60.000 Schweizer Taschenmesser das Werk in Ibach. Victorinox ist in einer sich ständig wandelnden Welt immer weiter gewachsen und bietet heute auch Küchenmesser, Reisegepäck, Uhren und Parfüms an. Eines jedoch hat sich nicht verändert: Victorinox befindet sich noch immer in Familienbesitz und unter der Leitung von Familie Elsener. Und die Messer, die sie herstellen, sind noch immer großartig!

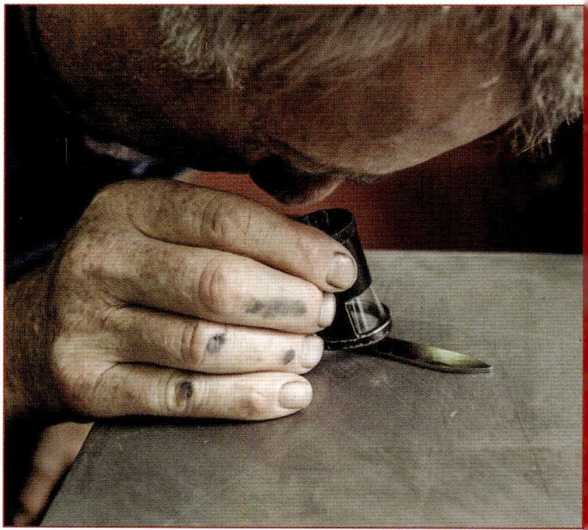
Sorgfältige Gütekontrolle sichert die hohe Qualität der Schweizer Taschenmesser

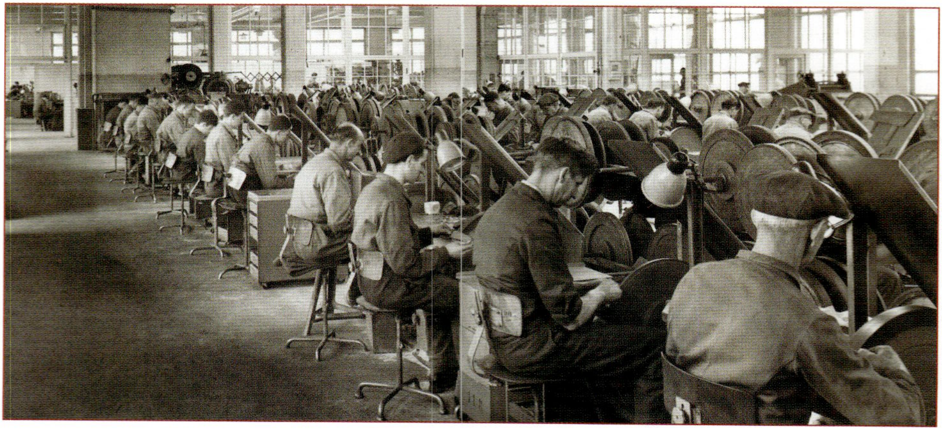
Automatisierte Victorinox-Fabrik, 1943

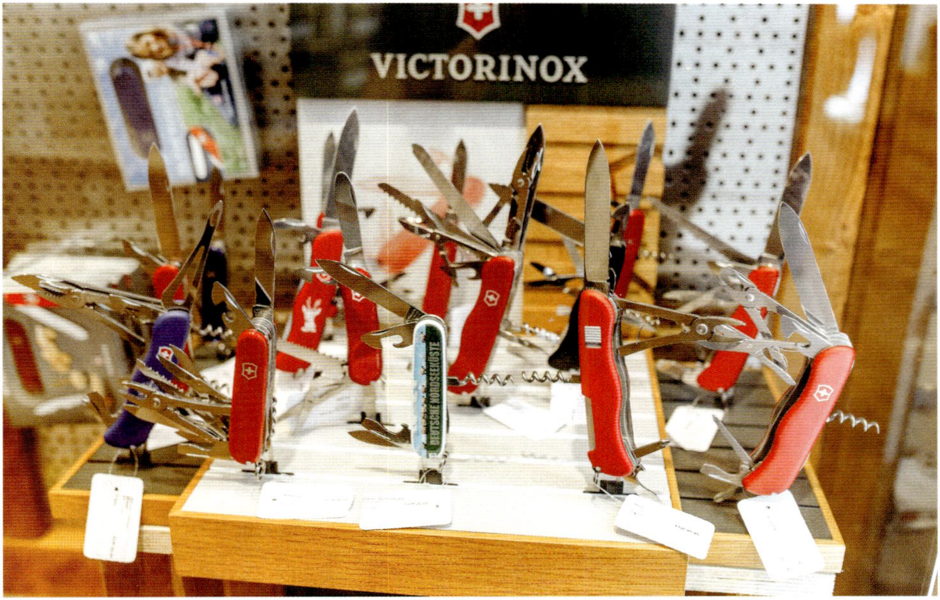

Welches Schweizer Taschenmesser passt zu mir?

Der erste Schritt ist immer die Wahl des richtigen Modells. Nur wenn es zu einem passt, wird das Schweizer Taschenmesser zum Erlebnis. Dazu muss man seine Bedürfnisse kennen. Verbringt man mehr Zeit in der Stadt oder in der Wildnis? Möchte man mit den eigenen Händen Neues schaffen oder einfach nur den Alltag meistern? Was ist wahrscheinlicher, einen Fisch ausnehmen oder ein Paket aufschneiden zu müssen? Wo liegen Ihre Interessen? Die Auswahl an Victorinox-Modellen ist riesig. Jedes hat etwas anderes zu bieten, aber allen ist die berühmte Handwerkskunst, die Langlebigkeit und die Vielseitigkeit von Victorinox gemein.

HINWEIS

Je nach Staat, Land und Region bestehen unterschiedliche gesetzliche Vorgaben, welche Arten von Messern in der freien Natur mitgeführt werden dürfen – Beschränkungen kann es beispielsweise bei bestimmten Klingenlängen, Feststellmechanismen und Einhandmessern geben. Informieren Sie sich vorab und handeln Sie gesetzeskonform!

Midnite Manager

Das Midnite Manager ist ein gutes Beispiel für die kleinen Taschenmessermodelle von Victorinox. Im Grunde ist es genau das, was die Leute im Sinn haben, wenn sie an ein Schweizer Taschenmesser denken. Bei einem Gewicht von 31 g wartet das Midnite Manager mit 10 Funktionen auf, darunter so ausgefallene wie ein Kugelschreiber und eine kleine LED-Taschenlampe. Drückt man auf das legendäre Victorinox-Logo, leuchtet ein überraschend helles LED-Licht auf. Mithilfe eines Schiebeknopfs wird die Kugelschreibermine ausgefahren. Eine Modellvariante bietet zudem einen schwenk- und herausnehmbaren USB-Stick mit 16 GB Speicherkapazität. Für Stadtmenschen das ideale Taschenmesser für den Schlüsselbund – immer dabei und jederzeit griffbereit.

WERKZEUGE UND FUNKTIONEN

1. **LED-Lampe**
2. **Kugelschreiber (ausfahrbar)**
3. **Schlüsselring**
4. **kleine Klinge**
5. **Kapselheber (Flaschenöffner)**
6. **Drahtabisolierer**
7. **Kreuzschlitz-Schraubendreher (Phillips) 0/1, magnetisch**
8. **Nagelfeile**
9. **Schraubendreher 2,5 mm**
10. **Schere**

Midnite Manager

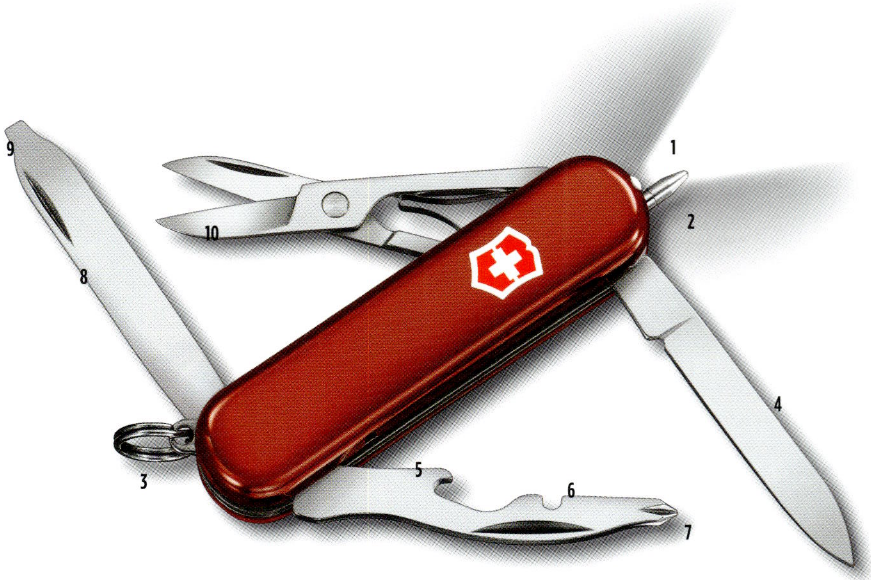

Das Midnite Manager ist der ideale Begleiter für den täglichen Einsatz in der Stadt, im Büro oder im Auto

Swiss Champ XLT

Das Swiss Champ XLT ähnelt dem Swiss Champ, nur wurde hier etwas mehr Augenmerk auf den Einsatz im städtischen Umfeld gelegt. Der Hauptunterschied zum Standardmodell besteht darin, dass das XLT zusätzlich über einen Apothekerspatel – bei Victorinox Pharmaspachtel genannt – und einen Bitschlüssel mit acht zugehörigen Bits verfügt. Und mit der an die Form eines Elektrikermessers angelehnten Kabelklinge ist das XLT das perfekte Messer für Leute, für die es noch sehr viel zu tun gibt.

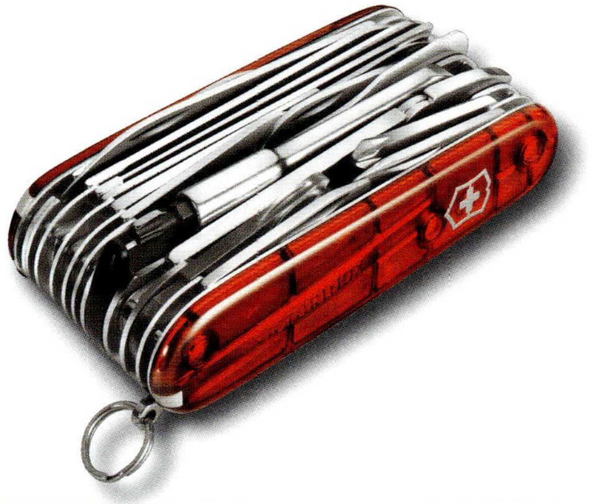

WERKZEUGE UND FUNKTIONEN

1. **Stech-Bohr-Nähahle**
2. **Dosenöffner**
3. **Schraubendreher 3 mm**
4. **Kapselheber (Flaschenöffner)**
5. **Schraubendreher 6 mm**
6. **Drahtabisolierer**
7. **Kreuzschlitz-Schraubendreher (Phillips) 1/2**
8. **Lupe**
9. **Kombizange**
10. **Drahtschneider**
11. **Hülsenpresser**
12. **Schraubendreher 2,5 mm**
13. **Hakenklinge (konkav gekrümmt)**
14. **Kabelklinge**
15. **Drahtschaber**
16. **Pharmaspachtel (Apothekerspatel)**
17. **Mehrzweckhaken**
18. **Schere**
19. **Fischentschupper**
20. **Lineal (Zoll)**
21. **Lineal (Zentimeter)**
22. **Angelhakenlöser**
23. **Holzsäge**
24. **Holzmeißel (Beitel), 4 mm**
25. **Nagelfeile**
26. **Metallsäge**
27. **Metallfeile**
28. **Nagelreiniger**
29. **große Klinge**
30. **kleine Klinge**
31. **Schlüsselring**
32. **Zahnstocher**
33. **Pinzette**
34. **Kugelschreiber**
35. **Stecknadel, Inox**
36. **Mini-Schraubendreher**
37. **Korkenzieher**
38. **Bit, Schlitz 4**
39. **Bit, Kreuzschlitz (Phillips) 2**
40. **Bit, Kreuzschlitz (Phillips) 0 (Pozidrive)**
41. **Bit, Kreuzschlitz (Phillips) 1 (Pozidrive)**
42. **Bit, Torx 10**
43. **Bit, Torx 15**
44. **Bit-Halter**
45. **Bit-Schlüssel**
46. **Innensechskant 5 mm, für D-SUB-Steckverbinder**
47. **Innensechskant 4 mm, für Bits**
48. **Bit, Sechskant 4**
49. **Bit, Torx 8**

Swiss Champ XLT

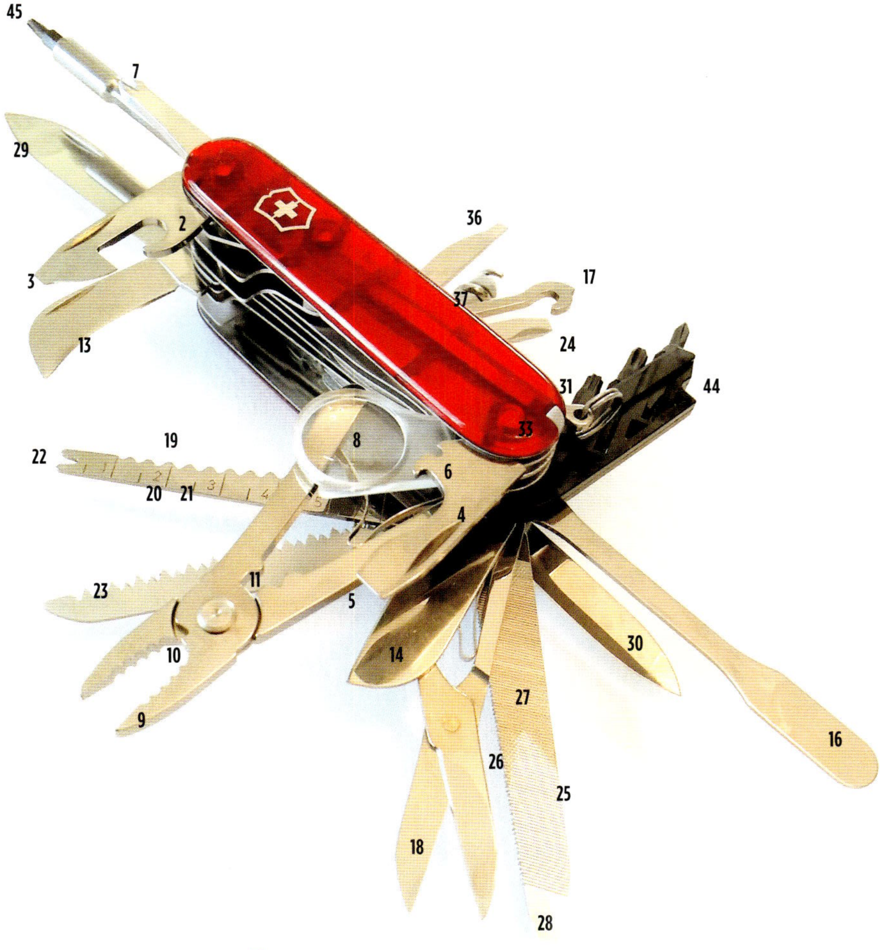

Im ausklappbaren Bit-Halter stecken die Bits so sicher, dass man sie nicht verlieren kann

Work Champ

Das Work Champ ist der große Bruder des Swiss Champ. Der ultimative Werkzeugkasten im Hosentaschenformat. Wer schwer arbeitet, kann sich mit diesem robusten großen Taschenmesser das Leben erheblich erleichtern.

WERKZEUGE UND FUNKTIONEN

1. **große Klinge**
2. **Kapselheber (Flaschenöffner)**
3. **Schraubendreher 5mm, feststellend**
4. **Holzsäge**
5. **Metallsäge**
6. **Metallfeile**
7. **Dosenöffner**
8. **Schraubendreher 3 mm**
9. **Drahtabisolierer**
10. **Stech-Reib-Ahle**
11. **Kreuzschlitz-Schraubendreher (Phillips) 0/1, lang**
12. **Schere**
13. **Kreuzschlitz-Schraubendreher (Phillips) 1/2**
14. **Kombizange**
15. **Drahtschneider**
16. **Hülsenpresser**
17. **Pinzette**
18. **Zahnstocher**
19. **Schlüsselring**
20. **Mini-Schraubendreher**
21. **Korkenzieher**

Work Champ

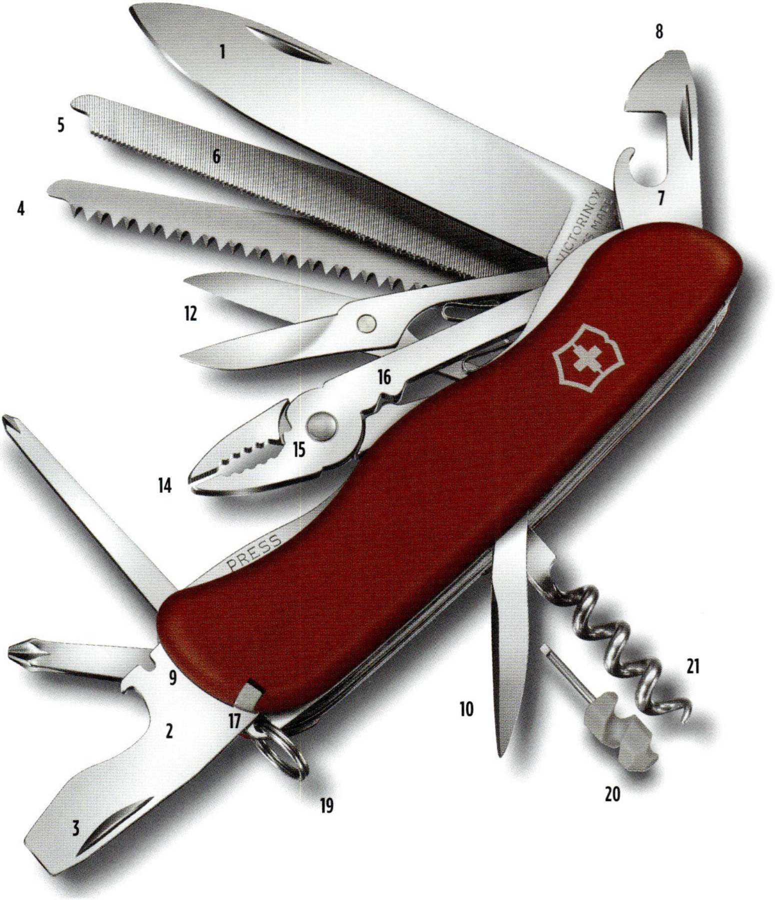

Diese „Werkzeugkiste“ bietet für jede Situationen das Richtige

Expedition Kit

Abenteuer machen das Leben spannend, aber mitunter ist es recht mühsam, an alles zu denken und nichts zu vergessen, ehe man aufbricht. Mit dieser Kombination aus Taschenmesser und Zubehör hat man alles beisammen, was man braucht. Das Expeditionsset kombiniert klassische Werkzeuge wie Messer, Schere, Säge, Dosen- und Flaschenöffner mit modernster Technik. Im Griff des Taschenmessers ist eine digitale Anzeige untergebracht, die durch Drücken des Victorinox-Logos gesteuert wird und folgende Funktionen beinhaltet: ein Thermometer, das die Temperatur in Fahrenheit und Celsius angibt, eine Digitaluhr, welche die Uhrzeit im 12- oder 24-Stunden-Format zeigen kann, einen Countdown, eine Stoppuhr (Marsch-/Fahrzeitmesser), einen Höhenmesser, der die Höhe über NN in Metern oder Fuß angibt, ein Barometer und einen Wecker. Das Zubehör umfasst einen Abziehstein sowie ein Lineal, in welches Lupe, Thermometer und Kompass eingebettet wurden. Das Einzige, was noch verblüffender ist als die Genialität dieses Reisesets ist der Umstand, dass alles in ein schönes Lederetui passt, das sich bequem am Gürtel tragen lässt.

WERKZEUGE UND FUNKTIONEN

1. **Abziehstein**
2. **Lineal (Zoll)**
3. **Lineal (Zentimeter)**
4. **Kompass**
5. **Lupe**
6. **Thermometer (°C)**
7. **Thermometer (°F)**
8. **Wasserwaage**
9. **große Klinge**
10. **kleine Klinge**
11. **Stech-Bohr-Nähahle**
12. **Dosenöffner**
13. **Schraubendreher 3 mm**
14. **Kapselheber (Flaschenöffner)**
15. **Schraubendreher 6 mm**
16. **Drahtabisolierer**
17. **Schere**
18. **Nagelfeile**
19. **Schlüsselring**
20. **Zahnstocher**
21. **Pinzette**
22. **Kreuzschlitz-Schraubendreher (Phillips) 1/2**
23. **Digitaluhr (12 Std.)**
24. **Digitaluhr (24 Std.)**
25. **Countdown**
26. **Stoppuhr (Timer)**
27. **Altimeter (Meter)**
28. **Altimeter (Fuß)**
29. **Barometer**
30. **Wecker**
31. **Kugelschreiber**
32. **Stecknadel, Inox**
33. **Metallsäge**
34. **Metallfeile**
35. **Nagelreiniger**
36. **Holzsäge**
37. **Schraubendreher 2,5 mm**
38. **Holzmeißel (Beitel), 4 mm**
39. **LED**
40. **Mini-Schraubendreher**
41. **Korkenzieher**
42. **Mehrzweckhaken**

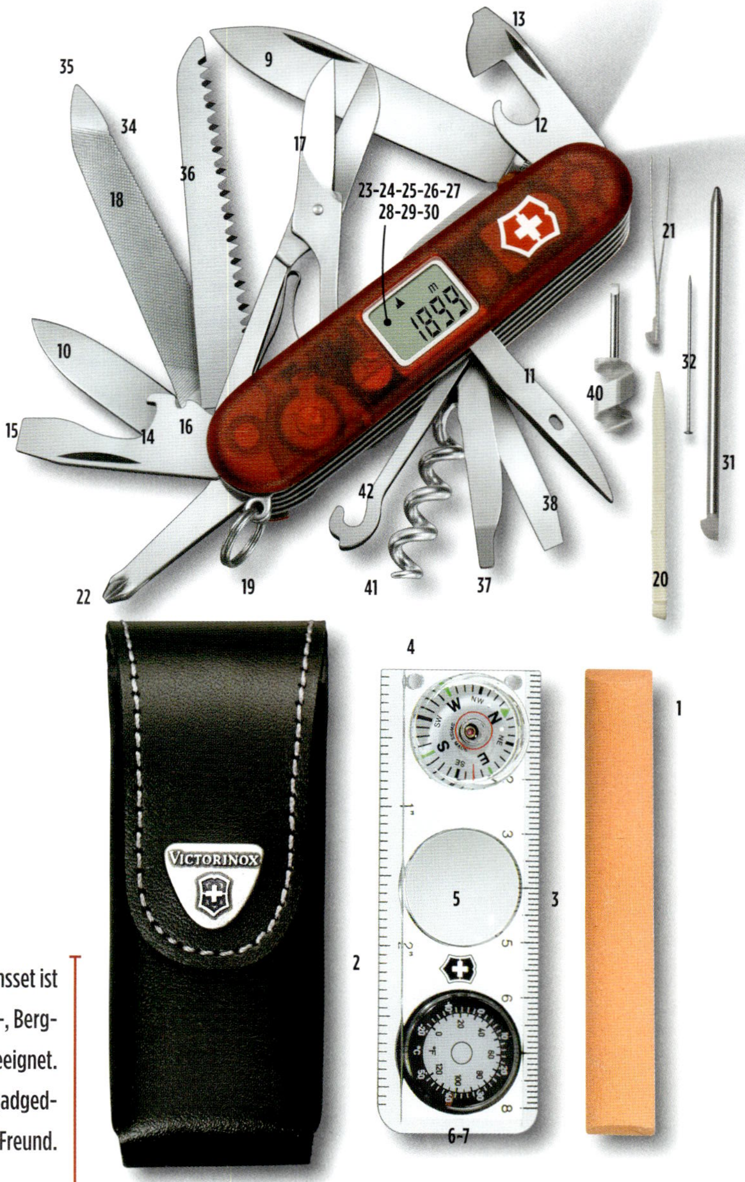

Dieses Expeditionsset ist perfekt für Wander-, Berg- und Wildnisführer geeignet. Oder für einen gadgedliebenden Freund.

Fisherman

Wenn Sie gern angeln gehen, steht dieser neue beste Freund, der bequem in jede Angeltasche passt, bereit, um eine Angelschnur zuzuschneiden, Haken zu entfernen, Fische heimzutragen und vieles mehr. Und nicht zu vergessen das eingebaute Lineal: Es wartet nur darauf, den Fang des Tages auszumessen!

WERKZEUGE UND FUNKTIONEN

1. **große Klinge**
2. **kleine Klinge**
3. **Dosenöffner**
4. **Schraubendreher 3 mm**
5. **Kapselheber (Flaschenöffner)**
6. **Schraubendreher 6 mm**
7. **Drahtabisolierer**
8. **Stech-Bohr-Nähahle**
9. **Kreuzschlitz-Schraubendreher (Phillips) 1/2**
10. **Schere**
11. **Fischentschupper**
12. **Lineal (Zoll)**
13. **Lineal (Zentimeter)**
14. **Angelhakenlöser**
15. **Mehrzweckhaken**
16. **Zahnstocher**
17. **Pinzette**
18. **Schlüsselring**

Fisherman

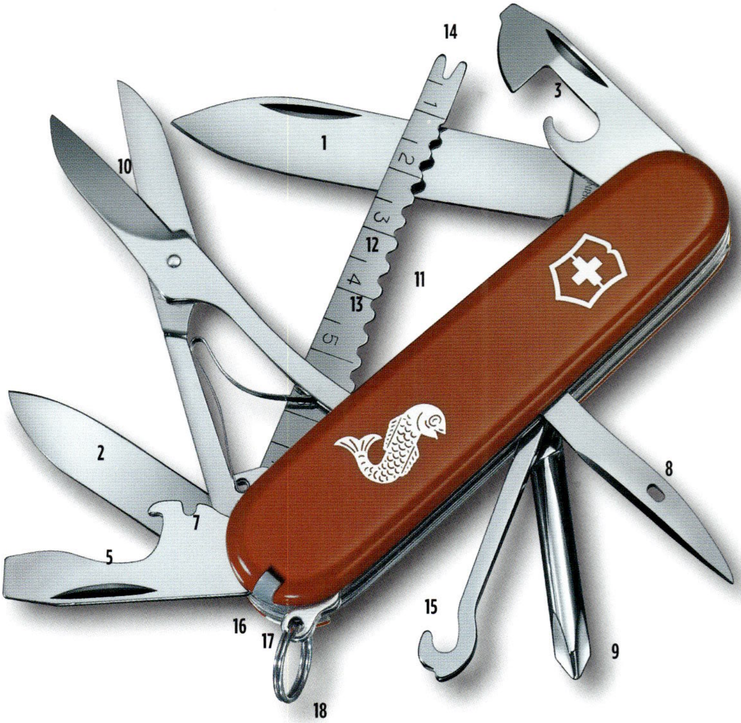

Dieses Modell bietet Anglern eine auf sie zugeschnittene Auswahl an wichtigen Werkzeugen

Evolution S54

Beim Evolution S54 hat man das Gefühl, es gibt nichts, was es nicht kann! Leichte Instandhaltungsarbeiten? Kein Problem, hier sind sogar Schraubenschlüssel und eine in zwei Öffnungspositionen verstellbare Kombizange dabei. Feuermachen? Kein Problem, eine Lupe ist auch dran. Das ausklappbare Lineal mit dem Kompass geleitet Sie sicher durch dichte Wälder und zu Ihrem nächsten geheimen Angelplatz. Der sicherheitsbewusste Weitwanderer wird den Arretierungsmechanismus der Klinge schätzen, denn auch wenn dieses Taschenmessermodell nur zu denen mittlerer Größe gehört, besitzt es doch eine Feststellklinge.

WERKZEUGE UND FUNKTIONEN

1. **Schlüsselring**
2. **Zahnstocher**
3. **Pinzette**
4. **große Klinge**
5. **Nagelfeile mit**
6. **– Nagelreiniger**
7. **Korkenzieher**
8. **Kapselheber (Flaschenöffner)**
9. **Drahtabisolierer**
10. **Schraubendreher 5 mm**
11. **Dosenöffner**
12. **Schraubendreher 3 mm**
13. **Stech-Bohr-Nähahle**
14. **Holzsäge**
15. **Lupe mit**
16. **– Schraubendreher 3,5 mm**
17. **Kompass**
18. **Lineal (Zentimeter)**
19. **Lineal (Zoll)**
20. **Visiervorrichtung für Kompass**
21. **Kombizange mit**
22. **– Drahtschneider**
23. **– Hülsenpresser**
24. **– Muttergreifer**
25. **– zwei Öffnungspositionen**
26. **Schere**
27. **Metallsäge**
28. **Metallfeile**
29. **Fischentschupper**
30. **Angelhakenlöser**
31. **Kreuzschlitz-Schraubendreher (Phillips) ½**
32. **Gabelschlüssel M3, M4, M5**

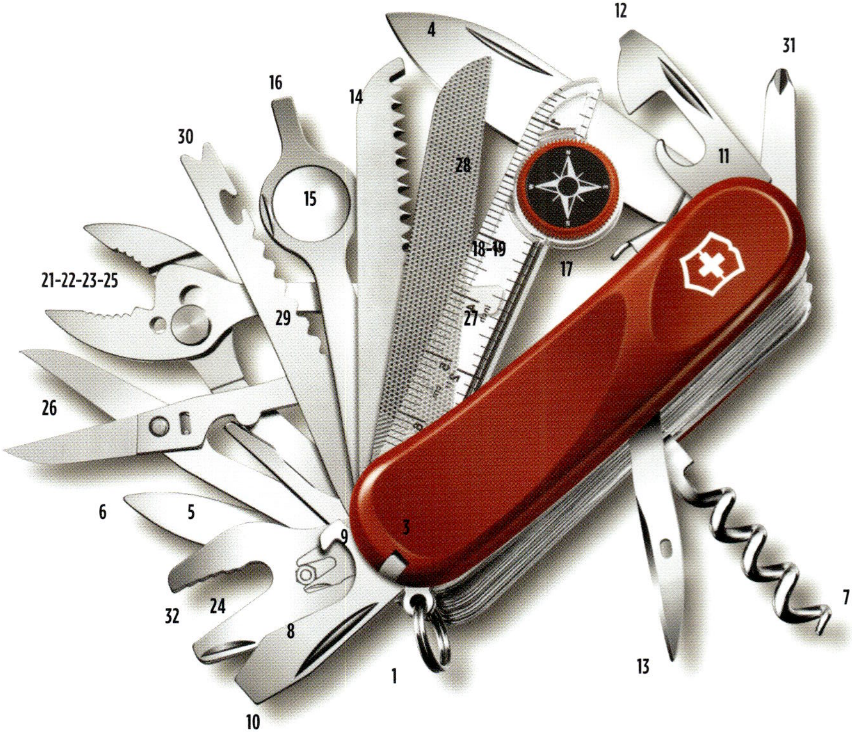

Mir gefällt besonders, dass die Lupe bei diesem Modell einen Metallrahmen aufweist

Spartan

Was die mittelgroßen Taschenmessermodelle von Victorinox angeht, gibt es nichts Klassischeres als das berühmte Offiziersmesser. Das Spartan reiht sich hier nahtlos ein, mit ihm lebt die Legende weiter.

WERKZEUGE UND FUNKTIONEN		
1. **große Klinge**	5. **Kapselheber (Flaschenöffner)**	9. **Korkenzieher**
2. **kleine Klinge**	6. **Schraubendreher 6 mm**	10. **Zahnstocher**
3. **Dosenöffner**	7. **Drahtabisolierer**	11. **Pinzette**
4. **Schraubendreher 3 mm**	8. **Stech-Bohr-Nähahle**	12. **Schlüsselring**

Spartan

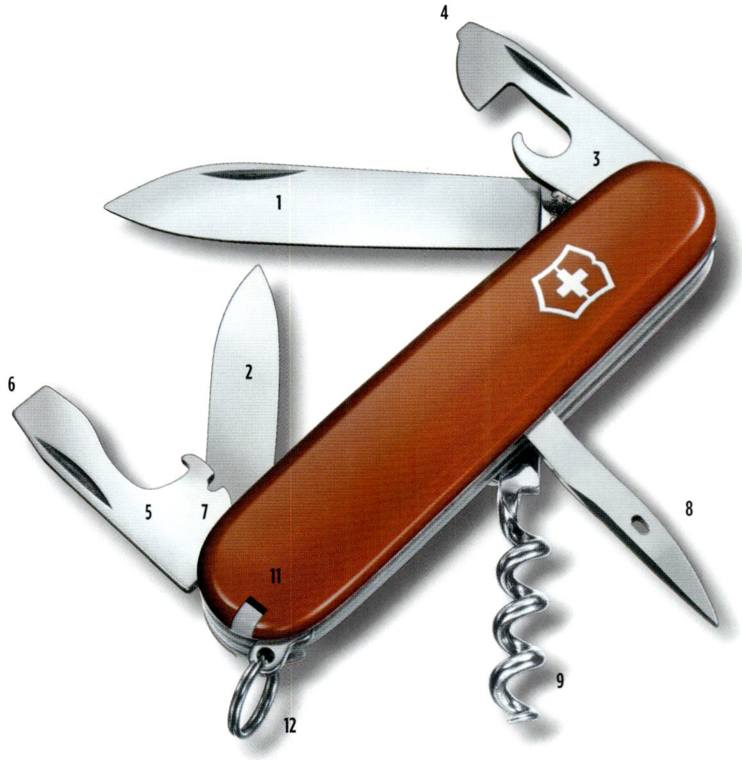

Mit zwölf Werkzeugfunktionen ist das Spartan ein täglicher Begleiter für jedermann

Hercules

Dieses Modell fühlt sich beinahe so schlank an wie eins der mittleren Taschenmesser, nur viel robuster. Mir hat schon immer die große Klinge des Schweizer Taschenmessers gefallen, diese hier ist nun noch größer und damit zu schneiden ist der reinste Genuss.

WERKZEUGE UND FUNKTIONEN

1. **große Klinge**
2. **Dosenöffner**
3. **Schraubendreher 3 mm**
4. **Kapselheber (Flaschenöffner)**
5. **Schraubendreher 5 mm, feststellend**
6. **Drahtabisolierer**
7. **Stech-Reib-Ahle**
8. **Kreuzschlitz-Schraubendreher (Phillips) 0/1, lang**
9. **Schere**
10. **Zahnstocher**
11. **Pinzette**
12. **Schlüsselring**
13. **Holzsäge**
14. **Korkenzieher**
15. **Kreuzschlitz-Schraubendreher (Phillips), 1/2**
16. **Kombizange**
17. **Drahtschneider**
18. **Hülsenpresser**

Hercules

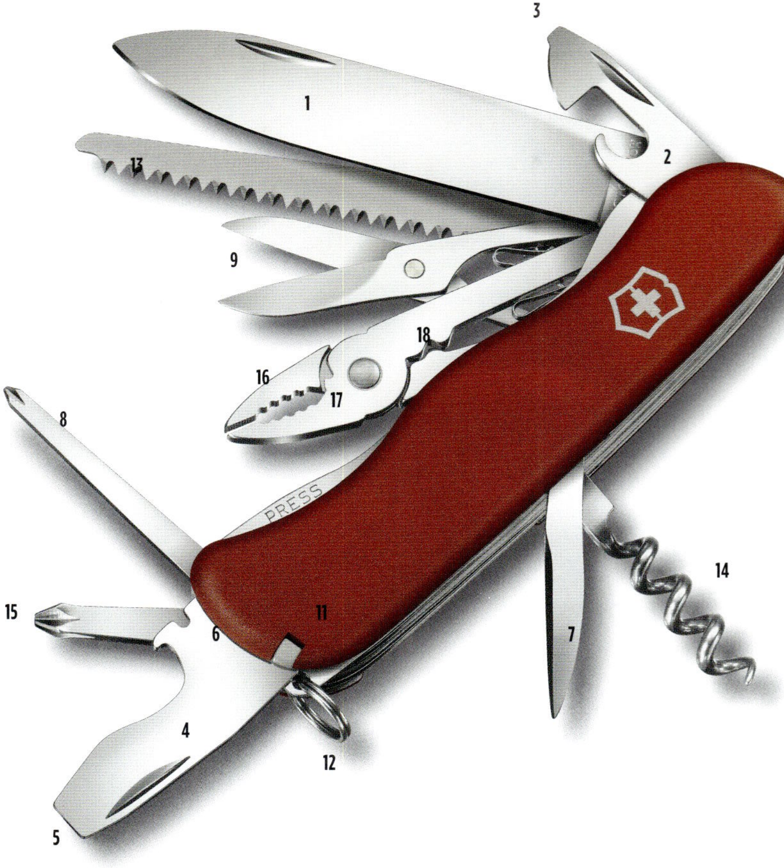

Das Hercules ist ein großes und robustes Messer, das auch mit groben Aufgaben zurechtkommt

Locksmith

Beim Modell Locksmith trifft schlichte Eleganz auf Funktionalität. Die feststellbare große K inge kann mit einer Hand geöffnet werden und rastet sicher in der Arretierung ein. Der Platinen-Verriegelungsmechanismus sorgt für deutlich mehr Sicherheit. Bevor ich das Locksmith erstmals in Händen hielt, hatte ich nicht erwartet, ein Schweizer Taschenmesser als Einhandmesser ausgeführt zu sehen. Aber ich muss sagen, das Ausklappen klappt! Mit nur einer Hand und sehr geschmeidig.

WERKZEUGE UND FUNKTIONEN

1. **große Klinge**
2. **Stech-Reib-Ahle**
3. **Dosenöffner**
4. **Schraubendreher 3 mm**
5. **Kapselheber (Flaschenöffner)**
6. **Schraubendreher 5 mm, feststellend**
7. **Drahtabisolierer**
8. **Holzsäge**
9. **Metallsäge**
10. **Metallfeile**
11. **Kreuzschlitz-Schraubendreher (Phillips) 1/2**
12. **Schlüsselring**
13. **Zahnstocher**
14. **Pinzette**

Locksmith

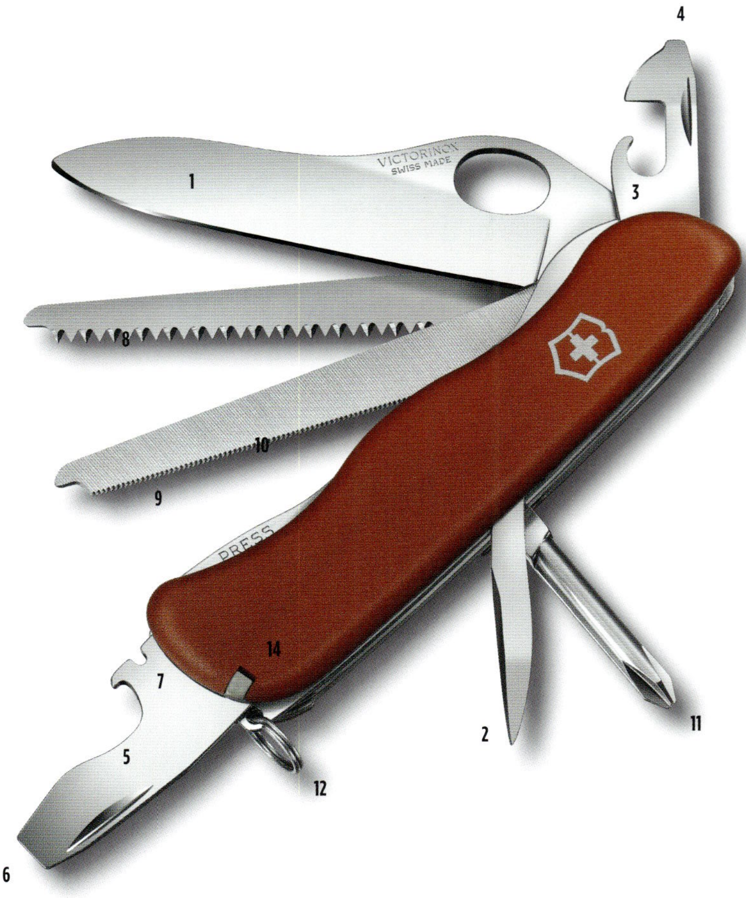

Falls sich jemand wundert – das Loch in der Klinge ist das Daumenloch, das ermöglicht, das Messer mit einer Hand zu öffnen

Hunter

Das Hunter ist der treue Begleiter eines jeden, der in der Natur unterwegs ist. Mit der Holzsäge ist Ruckzuck genügend Feuerholz beisammen, eine spezielle kleine Waidklinge mit gerundeter Spitze hilft beim Ausweiden des Wildbrets und eine große Klinge erledigt alles andere, was so anfällt – was will man mehr auf einem Jagdausflug?

WERKZEUGE UND FUNKTIONEN		
1. **große Klinge**	5. **Drahtabisolierer**	9. **Holzsäge**
2. **Dosenöffner**	6. **kleine Waidklinge**	10. **Pinzette**
3. **Kapselheber (Flaschenöffner)**	7. **Stech-Reib-Ahle**	11. **Zahnstocher**
4. **Schraubendreher 5 mm**	8. **Korkenzieher**	12. **Schlüsselring**

Hunter

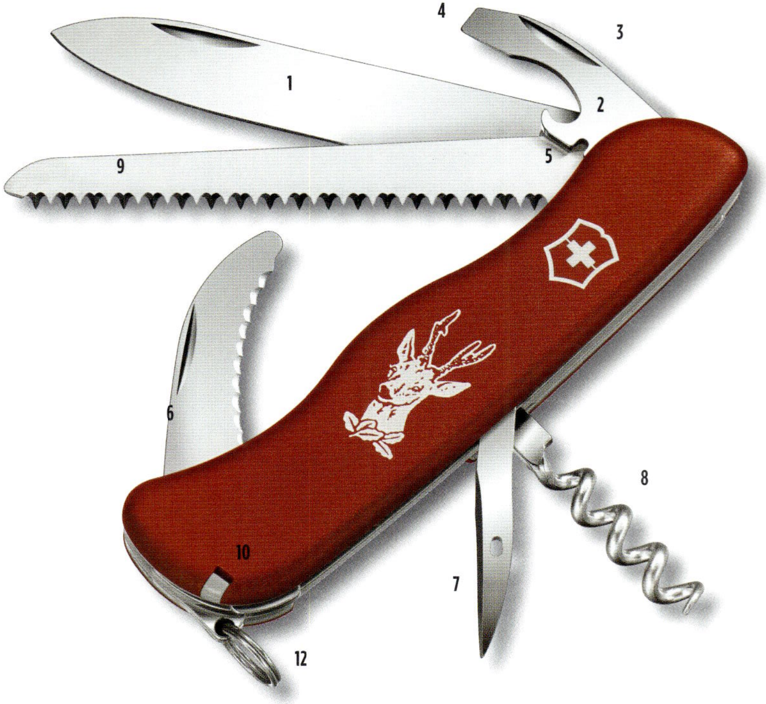

Die Waidklinge ermöglicht ein kontrolliertes und genaues Ausweiden

Ranger Grip Boatsman

Wer mit dem Boot auf dem Wasser unterwegs ist, sollte das Ranger Grip Boatsman an seiner Seite haben. Mit einem Schäkelöffner samt Marlspieker, einer Spitzzange und herausnehmbaren Bits ist man mit diesem Modell gegen alles gewappnet, was an einem Tag auf See so passieren kann.

WERKZEUGE UND FUNKTIONEN

1. **Schlüsselring**
2. **Zahnstocher**
3. **Pinzette**
4. **Bit, Schlitz 4,5**
5. **Bit, Kreuzschlitz (Phillips) 3**
6. **Kapselheber (Flaschenöffner)**
7. **Schraubendreher 5 mm**
8. **Drahtabisolierer**
9. **große Klinge mit Wellenschliff**
10. **Stech-Bohr-Nähahle**
11. **Korkenzieher**
12. **Dosenöffner**
13. **Schraubendreher 3 mm**
14. **Schäkelöffner mit**
15. **– Marlspieker**
16. **Spitzzange**

Ranger Grip Boatsman

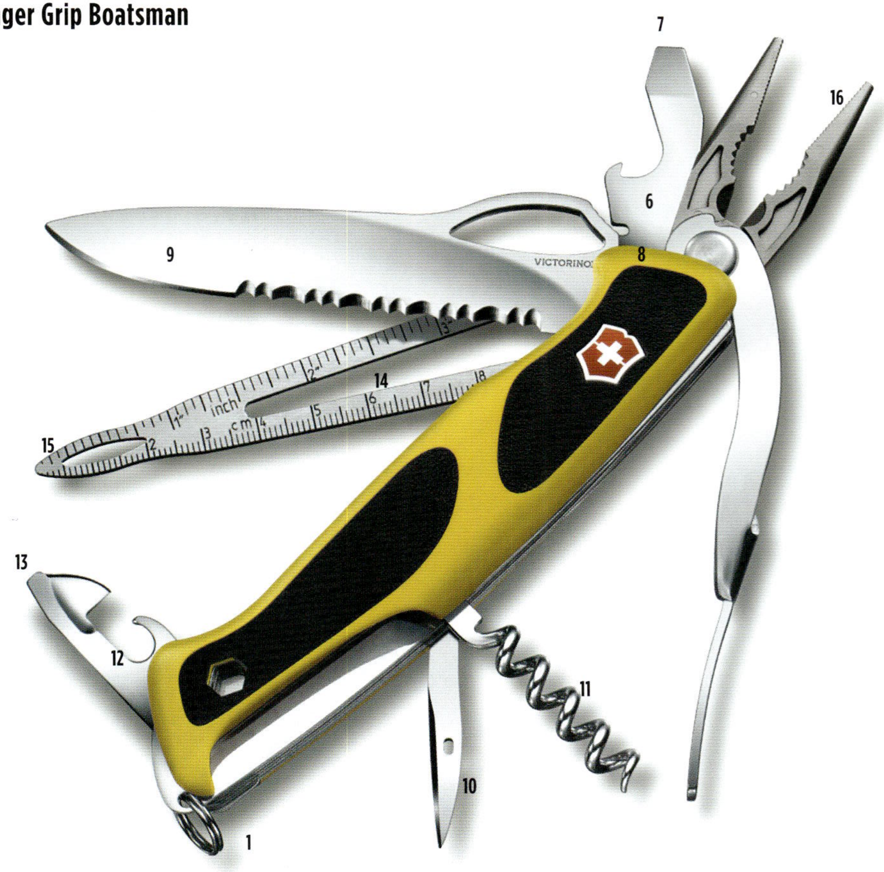

Die Bits werden in die Sechskant-Vertiefung der Griffschale eingesetzt. Der Hebelgriff der Spitzzange lässt sich besonders komfortabel handhaben.

RescueTool

Ob Sie nun den Rettungskräften angehören oder einfach nur täglich zur Arbeit pendeln – mögen Sie das RescueTool niemals benutzen müssen. Wenn jedoch jede Sekunde zählt, ist es hoffentlich schnell bei der Hand. Hinter der simplen Optik verbergen sich verblüffende Funktionen, die Leben retten können: Ein Gurtschneider, ein Scheibenzertrümmerer und eine Frontscheibensäge für Verbundglas. Der etwas kräftigere Flaschenöffner kann als kleine Brechstange dienen. Scheibensäge und Scheibenzertrümmerer lassen sich im Fall des Falles problemlos entfernen und gegen neue austauschen.

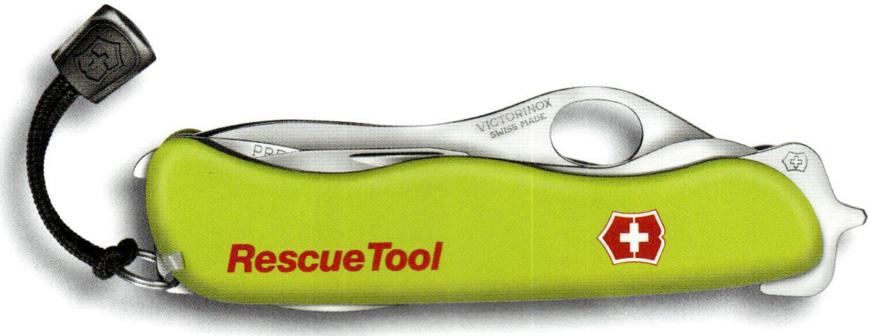

WERKZEUGE UND FUNKTIONEN

1. **große Klinge mit Wellenschliff**
2. **Gurtschneider**
3. **Stech-Reib-Ahle**
4. **Frontscheibensäge für Verbundglas**
5. **Kapselheber (Flaschenöffner)**
6. **Schraubendreher 5 mm, feststellend**
7. **Drahtabisolierer**
8. **Kreuzschlitz-Schraubendreher (Phillips) 1/2**
9. **Scheibenzertrümmerer**
10. **Schlüsselring**
11. **Zahnstocher**
12. **Pinzette**

RescueTool

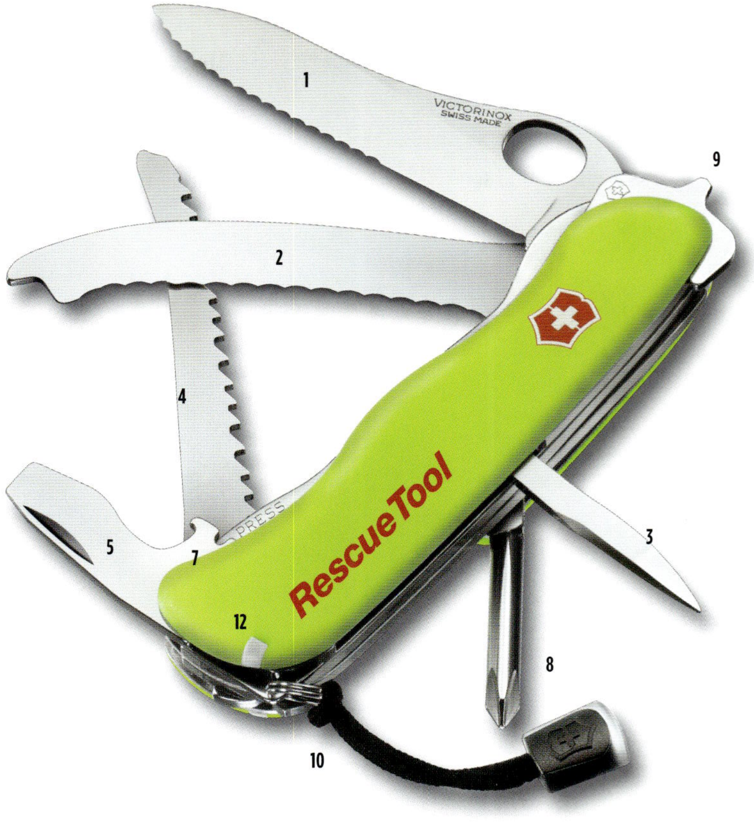

Die leuchtend gelbe Signalfarbe stellt sicher, dass man das Werkzeug sofort findet, wenn es darauf ankommt

Skipper

Die Skipper-Modelle verfügen über segelspezifische Werkzeuge, wie einen Schäkelöffner mit Marlspieker, die dazu angetan sind, den perfekten Tag auf dem Wasser garantiert noch unbeschwerter werden zu lassen.

WERKZEUGE UND FUNKTIONEN

1. **große Klinge mit Wellenschliff**
2. **Kapselheber (Flaschenöffner)**
3. **Schraubendreher 5 mm, feststellend**
4. **Drahtabisolierer**
5. **Schäkelöffner**
6. **Marlspieker**
7. **Dosenöffner**
8. **Schraubendreher 3 mm**
9. **Stech-Reib-Ahle**
10. **Korkenzieher**
11. **Kreuzschlitz-Schraubendreher (Phillips) 1/2**
12. **Kombizange**
13. **Drahtschneider**
14. **Hülsenpresser**
15. **Pinzette**
16. **Zahnstocher**
17. **Schlüsselring**
18. **Kordel**

Skipper

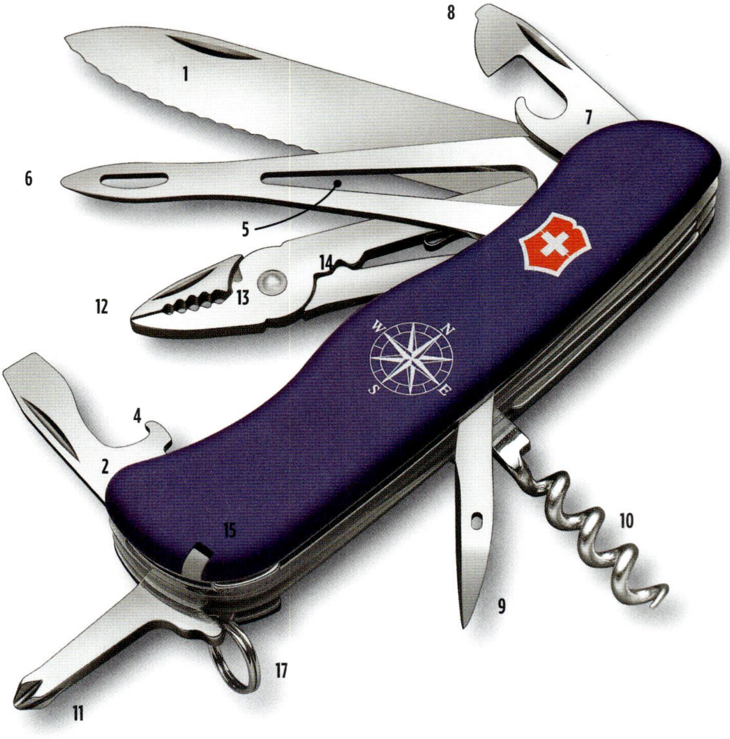

Die Spitze des Schäkelöffners dient dazu, Knoten und widerspenstigem Tauwerk zu Leibe zu rücken

Hunter Pro

Das Hunter Pro hebt sich von anderen Schweizer Taschenmessern ab, weil es eins der wenigen mit nur einer Klinge ist. Interessanterweise wurde es für Jäger in den USA entwickelt, die sehr hohe Ansprüche an ihre Jagdmesser stellen. Die Griffschalen aus Polyamid sind ergonomisch geformt und liegen nicht nur bestens in der Hand, sondern sorgen auch für sichere Handhabung der robusten, extrastarken Feststellklinge, die sich zudem mit nur einer Hand öffnen lässt.

WERKZEUGE UND FUNKTIONEN

1. **große Klinge**

Hunter Pro

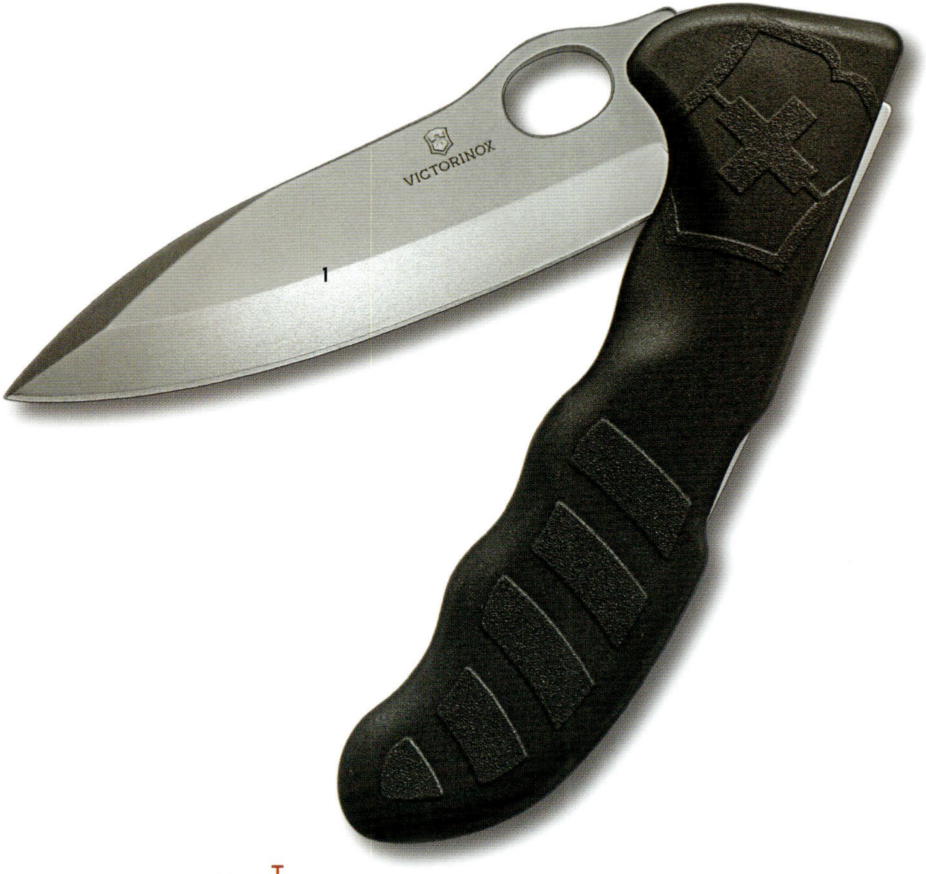

Das Hunter Pro ist das perfekte Messer für den professionellen Jagdführer oder Angelexperten

Schweizer Soldatenmesser 08

Dieses Schweizer Soldatenmesser ist die moderne Version dessen, womit alles begann. Einfach, robust und äußerst funktional im Felde – dieses Messer ist der Grund, warum sich Schweizer Soldaten seit über 100 Jahren auf Victorinox verlassen. Zurück zu den Wurzeln – in Besinnung auf das Wesentliche beweist dieses Soldatenmesser, dass sich mit nur wenigen Werkzeugen eine Menge Arbeit erledigen lässt.

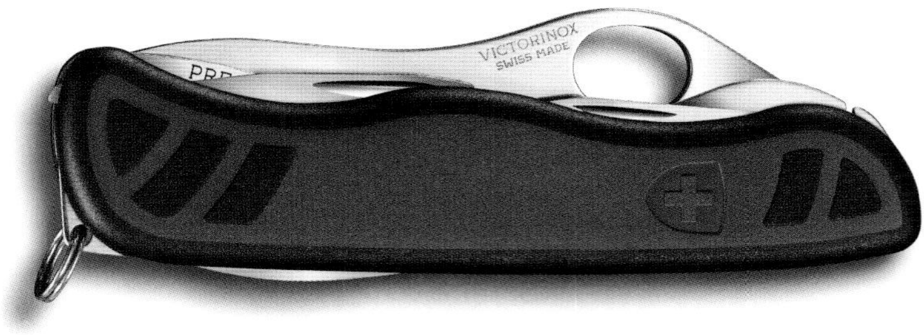

WERKZEUGE UND FUNKTIONEN

1. **große Klinge mit Wellenschliff**
2. **Stech-Reib-Ahle**
3. **Kapselheber (Flaschenöffner)**
4. **Schraubendreher 5 mm, feststellend**
5. **Drahtabisolierer**
6. **Holzsäge**
7. **Kreuzschlitz-Schraubendreher (Phillips) 1/2**
8. **Dosenöffner**
9. **Schraubendreher 3 mm**
10. **Schlüsselring**

Schweizer Soldatenmesser 08

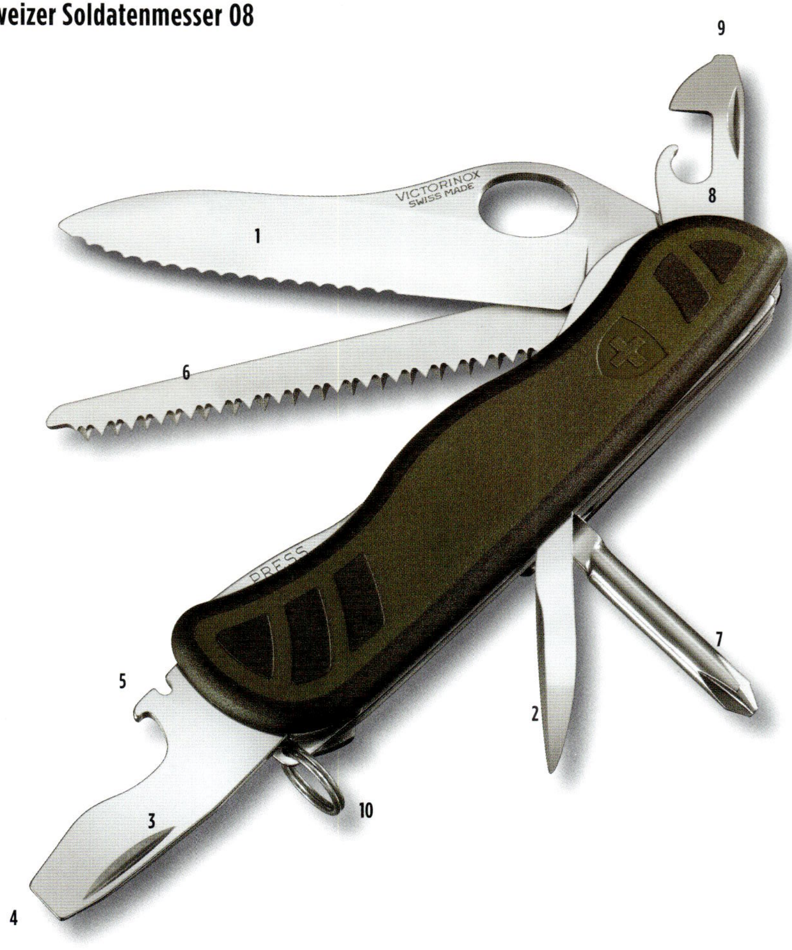

Sie werden Pinzette oder Zahnstocher vergeblich suchen, doch das tut dem Einsatz des Soldatenmessers keinen Abbruch

Funktionen und Werkzeuge der einzelnen Taschenmessermodelle

MODELL / Funktion	LED	Kugelschreiber	Schlüsselring	kleine Klinge	große Klinge	große Klinge mit Wellenschliff	Kapselheber	Dosenöffner	Korkenzieher	Drahtabisolierer	Drahtschneider	Hülsenpresser	Drahtschaber	Nagelfeile	Nagelreiniger	Zahnstocher	Pinzette	Mini-Schraubendreher	Kreuzschlitz 0/1, magnetisch	Kreuzschlitz 0/1, lang	Kreuzschlitz 1/2	Schraubendreher 2,5 mm	Schraubendreher 3 mm	Schraubendreher 3,5 mm	Schraubendreher 5 mm	Schraubendreher 5 mm, feststellend	Schraubendreher 6 mm	Muttergreifer	Gabelschlüssel M3, M4, M5	Schere	Reibahle	Stechahle	Nähahle	Lupe	Kombizange	Spitzzange	Hakenklinge (konkav gekrümmt)
Evolution S54			●		●		●	●	●	●	●	●		●	●	●	●				●		●	●	●			●	●	●	●	●	●	●	●		
Expedition Kit	●	●	●	●	●		●	●	●	●				●	●	●	●	●			●	●	●				●			●	●	●	●	●			
Fisherman			●	●	●		●	●		●						●	●				●		●				●			●	●	●	●				
Hercules			●		●		●	●	●	●	●	●				●	●			●	●		●			●				●	●	●			●		
Hunter Pro					●																																
Midnite Manager	●	●	●	●			●			●				●					●			●								●							
Ranger Grip Boatsman			●			●	●	●	●	●						●	●						●		●						●	●	●			●	
RescueTool			●			●	●		●	●						●	●				●					●					●	●					
Skipper			●			●	●	●	●	●	●	●				●	●				●		●			●					●	●			●		
Spartan			●	●	●		●	●	●	●						●	●						●				●				●	●	●				
Swiss Champ XLT		●	●	●	●		●	●	●	●	●	●	●	●	●	●	●	●			●	●	●				●			●	●	●	●	●	●		●
Soldatenmesser 08			●			●	●	●		●											●		●			●					●	●					
Hunter			●		●		●	●	●	●						●	●								●						●	●					
Locksmith			●		●		●	●		●						●	●				●		●			●					●	●					
Work Champ			●		●		●	●	●	●	●	●				●	●	●		●	●		●			●				●	●	●			●		

				■											Kabelklinge
				■											Pharmaspachtel
				■								■	■		Mehrzweckhaken
				■								■	■	■	Lineal
■	■	■	■	■							■		■	■	Holzsäge
				■									■		Holzmeißel (Beitel), 4 mm
■	■			■									■	■	Metallsäge
■	■			■									■	■	Metallfeile
				■									■		Stecknadel, Inox
				■											Bit, Schlitz 4
								■							Bit, Schlitz 4,5
				■											Bit, Kreuzschlitz (Phillips) 2
								■							Bit, Kreuzschlitz (Phillips) 3
				■											Bit, Kreuzschlitz (Phillips) 0
				■											Bit, Kreuzschlitz (Phillips) 1
				■											Bit, Torx 10
				■											Bit, Torx 15
				■											Bit-Halter
				■											Bit-Schlüssel
				■											Innensechskant 5 mm, für Verbinder
				■											Innensechskant, 4 mm, für Bits
				■											Bit, Sechskant 4
				■											Bit, Torx 8
													■		Abziehstein
													■	■	Kompass
													■		Thermometer
													■		Digitaluhr
													■		Wecker
													■		Countdown
													■		Stoppuhr (Timer)
													■		Altimeter
													■		Barometer
													■		Wasserwaage
				■								■		■	Fischentschupper
				■								■		■	Angelhakenlöser
														■	Visiervorrichtung
		■													kleine Waidklinge
						■		■							Schäkelöffner
						■		■							Marlspieker
							■								Gurtschneider
							■								Frontscheibensäge für Verbundglas
							■								Scheibenzertrümmerer
						■									Kordel

Zubehör

Jedes Werkzeug braucht von Zeit zu Zeit etwas Liebe und Pflege und das Schweizer Taschenmesser macht da keine Ausnahme. Mit dem Multi-Tool Oil von Victorinox (siehe Seite 49), das die Mechanik schmiert und vor Korrosion schützt, funktioniert Ihr Taschenmesser auch weiterhin so tadellos wie am ersten Tag.

Die Messerkette ist robust und elegant zugleich. Der Multiclip mit dem Victorinox-Logo passt perfekt auf jeden Gürtel. Kombiniert man Kette und Gürtelclip, kann man an einem der Karabinerhaken das Schweizer Taschenmesser befestigen und am anderen etwas anderes, beispielsweise einen Schlüssel.

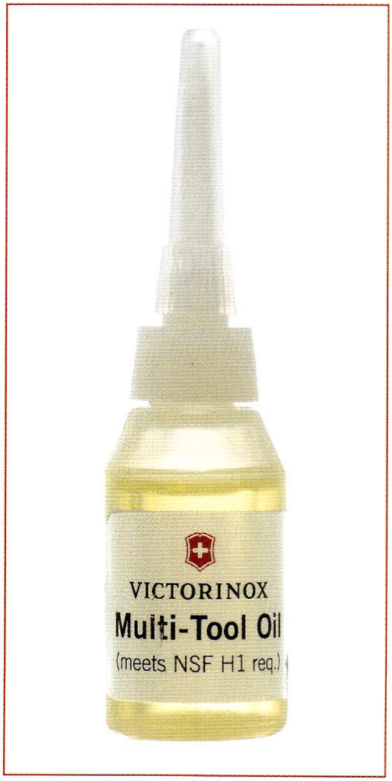

Für diese kleine Flasche sollte in jeden Rucksack Platz sein

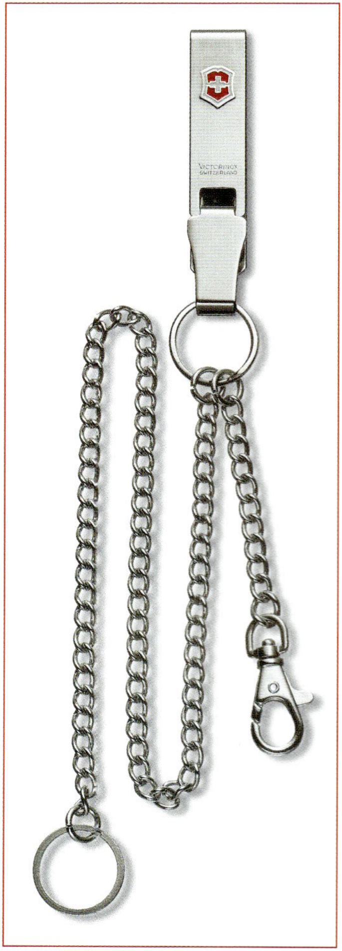

Gürtelclip und Metallkette sorgen dafür, dass Ihr Messer nicht verlorengeht. Karabinerhaken und Ringe können entfernt, neu kombiniert oder für andere Zwecke genutzt werden.

Keine Lust mehr, ständig in der Tasche und im Rucksack nach dem Schweizer Taschenmesser zu kramen? Ein Gürteletui schafft Abhilfe. Victorinox bietet verschiedene Ausführungen an: klein, groß, aus Leder, Kunstleder oder Nylon. So bleibt Ihr Messer geschützt und jederzeit griffbereit.

Weiterhin hat Victorinox einen äußerst kompakten Messerschärfer mit Doppelfunktion im Angebot – kaum größer als ein Kugelschreiber.

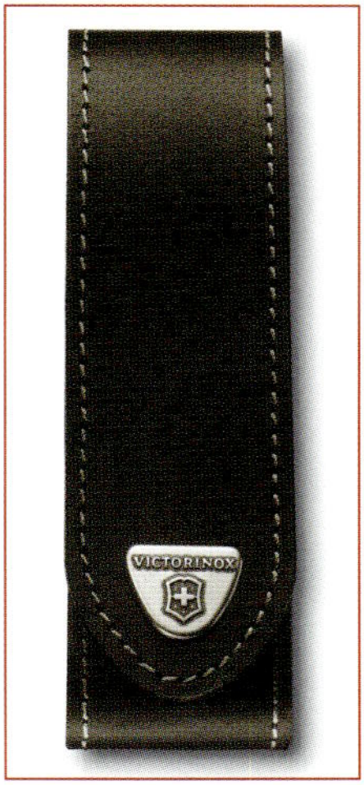

Die Innenseite des Lederetuis lässt sich auch als Streichriemen verwenden, wenn man das Messer mal unterwegs schärfen muss

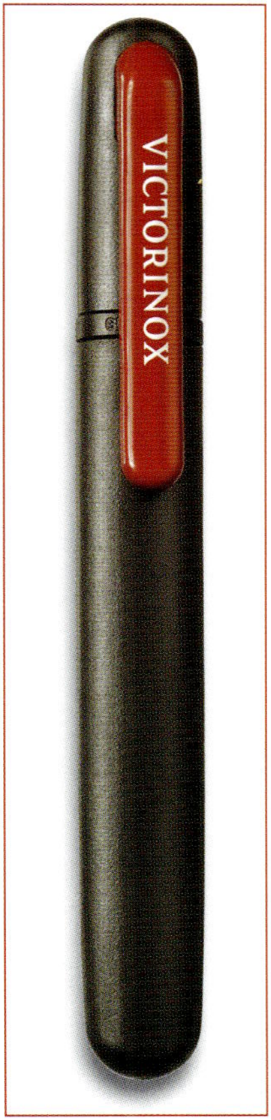

Der Clip sorgt dafür, dass der Messerschärfer immer an Ort und Stelle griffbereit ist

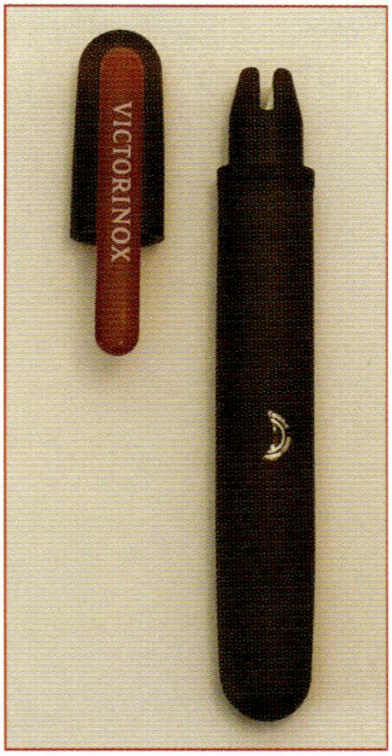

Öffnet man die Schutzkappe, steckt ein herausnehmbarer Messerschärfer mit zwei unterschiedlichen Enden in der Hülle

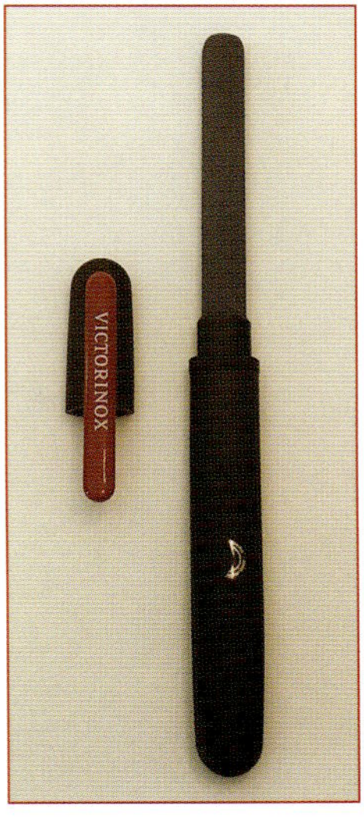

Dreht man den Messerschärfer um, erhält man einen Wetzstab für den Vor- oder Grobschliff, der beim Schärfen einer sehr stumpfen Schneide zum Einsatz kommt. Mir gefällt besonders, dass er eine Nut in der Mitte aufweist, an der sich sehr gut Angelhaken schärfen lassen.

Zubehör

Die kleinen Werkzeuge, die sich lose am Schweizer Taschenmesser befinden – Stecknadel, Kugelschreiber, Pinzette, Zahnstocher etc. – können leicht verloren gehen. Nicht, weil sie aus ihren Steckplätzen fallen würden, sondern weil sie so klein sind. Andere Kleinteile wie Scherenfedern oder Schlüsselringe werden nach Jahren des Gebrauchs irgendwann einfach müde. Doch es gibt Abhilfe, denn alle diese Teile können einzeln bei Victorinox nachbestellt werden. Der wahre Fan des Schweizer Taschenmessers, der mehrere Victorinox-Modelle sein eigen nennt, besitzt natürlich einen Ersatzteilkasten voller Zahnstocher, Pinzetten, Kugelschreibern, Schlüsselringen und Federn in den verschiedenen Größen. Alles übersichtlich in einem Sortimentskasten aus Kunststoff angeordnet, der Deckel mit einem Schiebeverschluss gesichert.

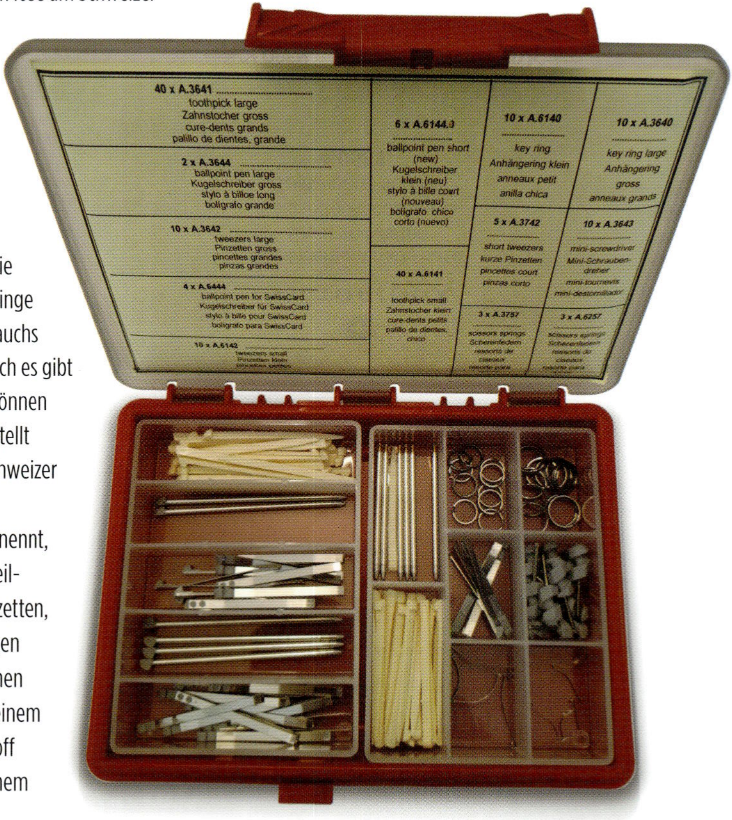

Den Kleinteilekasten ergänzt eine Inventarliste mit Angaben zu den verschiedenen Größen de· Teile und wo im Kasten sie zu finden sind – wie bei einer Sc achtel Pralinen

Eigenes Zubehör hinzufügen

Da das Schweizer Taschenmesser voller verschiedener Funktionen steckt, ersetzt es mehrere einzelne Werkzeuge im Rucksack, deren zusätzliches Gewicht einem somit erspart bleibt. Doch so praktisch das Schweizer Taschenmesser von Haus aus schon ist, kann man dies noch um einiges weitertreiben.

Unten abgebildet ist das, was ich gerne als die elementarste Überlebensausrüstung bezeichne. Es handelt sich um mein privates Swiss Champ, ein Modell, das ich für eins der besten halte, die Victorinox je auf den Markt gebracht hat und dem ich noch ein paar Gegenstände hinzugefügt habe. Feuermachen ist in vielen Situationen lebensnotwendig, also habe ich einen Feuerstahl drangehängt. Zusätzliche Schlüsselringe dienen dazu, weitere Werkzeuge anzuhängen und lassen sich zudem für alles Mögliche verwenden. Eine Signalpfeife weist laut auf meine Anwesenheit hin. Etwas Schnur kann man immer gebrauchen. Paracord ist zwar recht sperrig, aber straff zusammengeknotet passt es bequem in die Hosentasche. Die zusätzlichen Dinge lassen sich mühelos vom Schlüsselring lösen. Alles zusammen ergibt ein schön kleines Ausrüstungsset, mit dem ich immer das Nötigste dabeihabe.

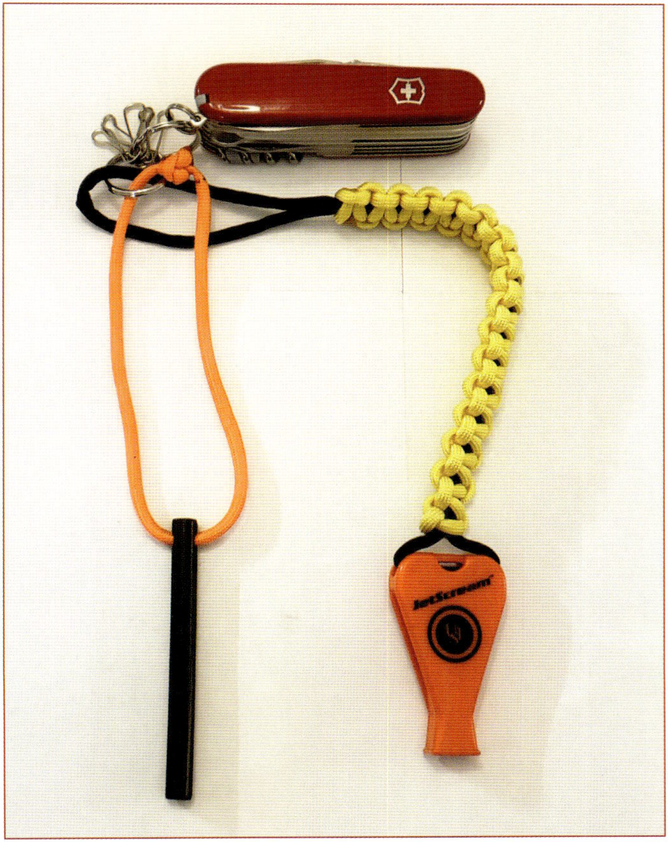

Mein Swiss Champ mit Feuerstahl, Signalpfeife, Paracord und zusätzlichen Schlüsselringen

HINWEIS

Abgesehen vom eigenen Verstand ist das Messer das wichtigste Werkzeug, das man haben kann. Das Schweizer Taschenmesser ist so nützlich, dass man es auf keinen Fall verlieren will. Tragen Sie es also lieber am Mann als irgendwo im Rucksack verstaut. Beispielsweise in der Hosentasche oder am Gürtel. Geht das Gepäck verloren oder wird der Rucksack gestohlen, kommt man mit nur dem Schweizer Taschenmesser noch ziemlich gut durch, besonders mit den von mir vorgeschlagenen Modifikationen.

So vollgepackt ein Schweizer Taschenmesser auch sein mag, es gibt immer noch hier und da ein Plätzchen, wo sich etwas verstauen lässt. Der Korkenzieher am Swiss Champ beispielsweise bietet Raum, um weitere Dinge unterzubringen. So lässt sich ein Feuerstahl entsprechend zurechtschneiden und dort hineinschieben. Auf vielfältige Weise lässt sich das eigene Taschenmesser noch verbessern und vervollständigen. Was erwarten Sie von Ihrem Schweizer Taschenmesser? Machen Sie Ihr ganz eigenes, individuelles Exemplar daraus!

NEUER LOOK GEFÄLLIG?

Sie wünschen sich ein flippigeres Aussehen für Ihr treues Taschenmesser? Alte Griffschalen hochhebeln und abnehmen, neue auf die Fixierungspunkte drücken bis sie einrasten, fertig.

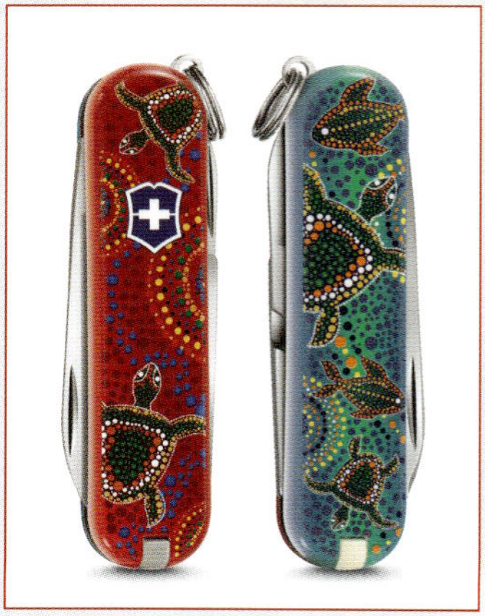

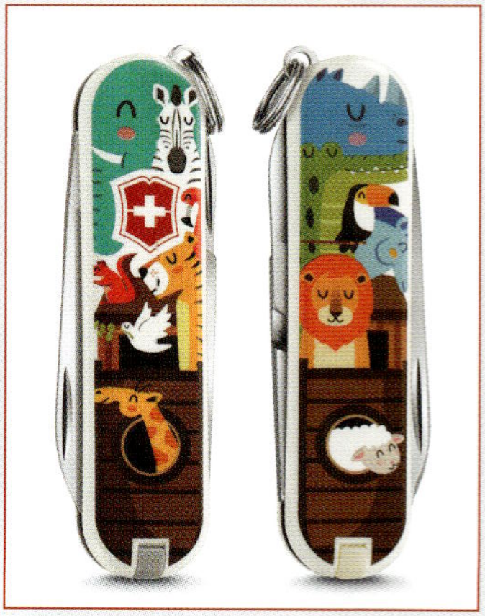

Frühere Gewinnerentwürfe des alljährlich ausgeschriebenen Design-Wettbewerbs für die Limited Edition der Classic-Modelle

TEIL 2:
VORBEREITUNG

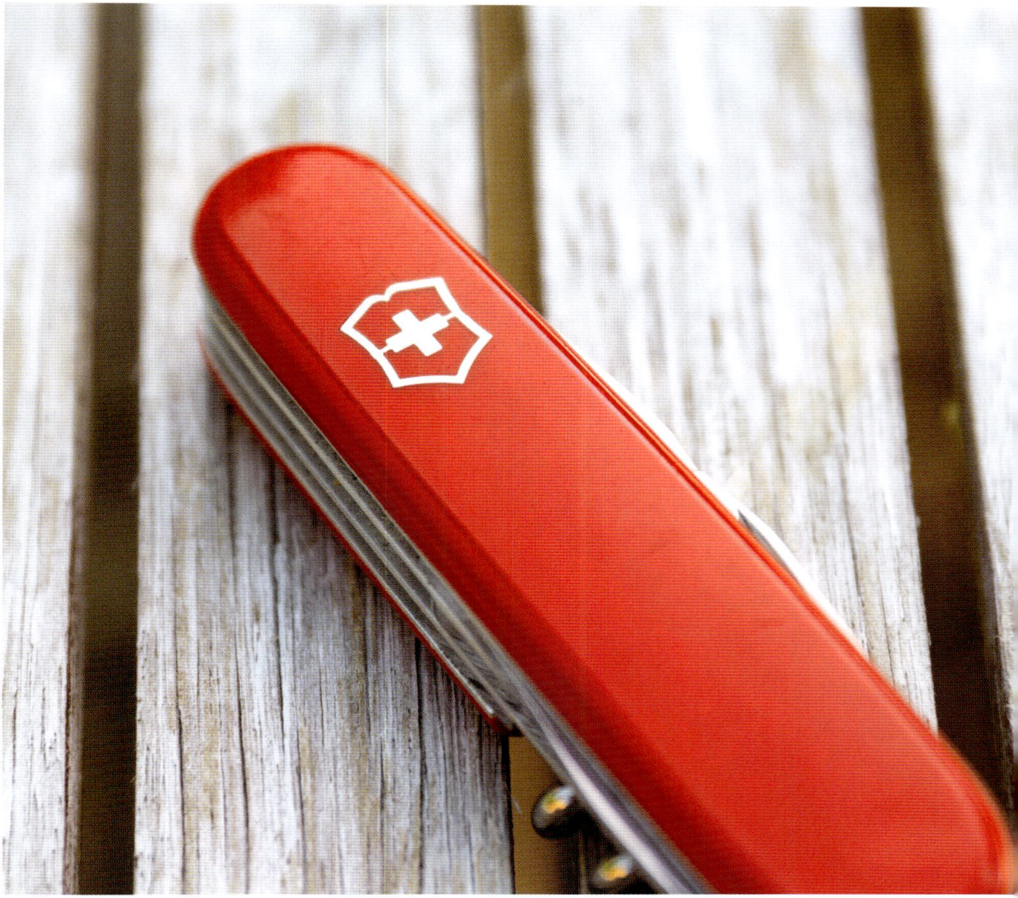

Egal wo, egal wie, egal wann – für jede Situation gibt es ein Schweizer Taschenmesser

Reinigen, schärfen und pflegen

Das Schweizer Taschenmesser säubern

Mit den Jahren dringen Schmutz, Sand und sonstige Krümel in die Ritzen und feinen Öffnungen des Taschenmessers ein. Das geht so lange, bis sich die verschiedenen Werkzeuge nur noch schwer öffnen lassen. Da das Schweizer Taschenmesser aus Qualitätsedelstahl und weiteren hochwertigen Materialien gefertigt wird, hält es bei richtiger Pflege mehrere Generationen lang. Regelmäßig gereinigt und geölt sieht es nicht nur wie neu aus, alle Teile funktionieren auch einwandfrei.

Entfernen Sie zum Reinigen zunächst alle Werkzeuge, die in den Griffschalen stecken. Diese werden separat gereinigt.

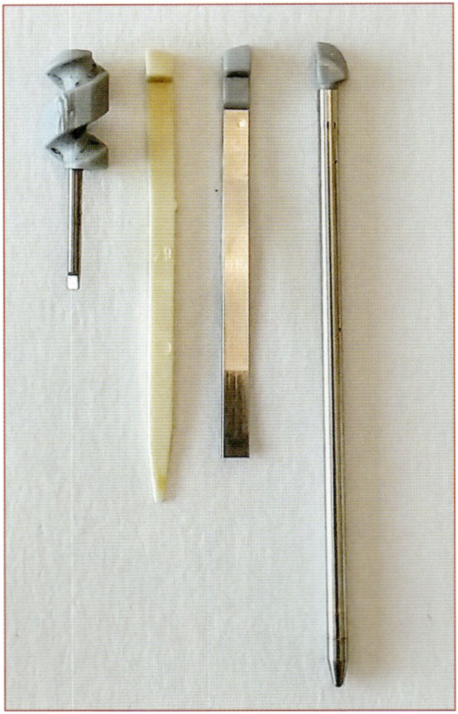

Von links nach rechts: Mini-Schraubendreher, Zahnstocher, Pinzette und Kugelschreiber

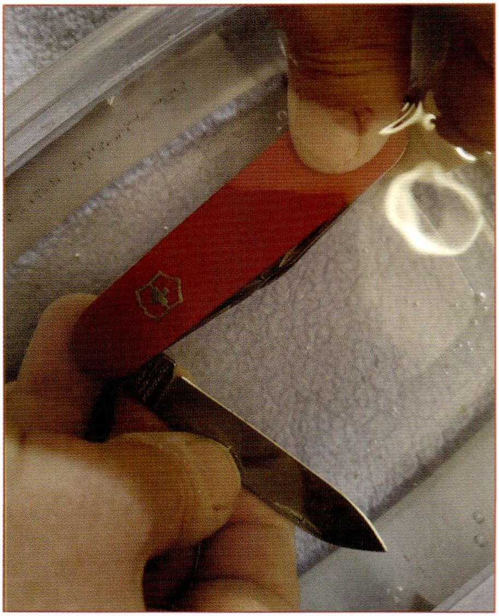

Ein kleines Gefäß, wie diese Kunststoffschale, reicht völlig aus

HINWEIS

Tauchen Sie Modelle mit LED-Taschenlampe oder digitalen Komponenten niemals unter Wasser.

Sofern es keine elektronischen Komponenten besitzt, legen Sie das gesamte Messer in ein Gefäß mit warmem Wasser und schwenken es umher. Öffnen und schließen Sie jedes einzelne Werkzeug mehrere Male unter Wasser, um Schmutzpartikel aus den Vertiefungen zu lösen.

Mit einem weichen Scheuerschwamm lassen sich Flecken und hartnäckiger Schmutz entfernen. Härtere Scheuerhilfen wie Stahlwolle oder Sandpapier sind tabu. Auch wenn sie aus Edelstahl bestehen, sind im Anschluss alle Werkzeuge sowie Rahmen und Griff mit einem Lappen sorgfältig trockenzureiben.

Geben Sie eine kleine Menge Multi-Tool-Öl auf alle Gelenke und beweglichen Teile. Die Drehachsen von Schere und Zange nicht vergessen! Zum Schmieren genügt ein einzelner Tropfen auf jedem Gelenk. Öffnen und schließen Sie die Werkzeuge mehrmals, damit das Öl hineinkriecht. Wischen Sie die losen Kleinteile – Zahnstocher, Pinzette etc. – mit warmem Wasser ab und stecken Sie sie zurück in den Griff. Nun ist das Taschenmesser fertig gereinigt. Falls Sie neue Griffschalen anbringen, drücken Sie vorsichtig solange mit einer Zange, bis sie an den Fixierungspunkten einrasten, legen

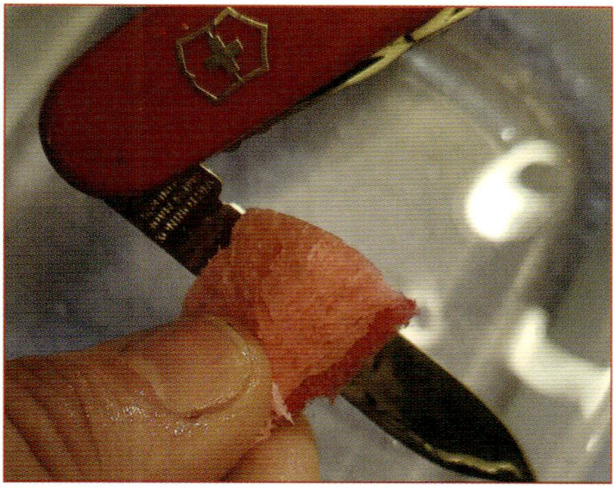

Schneiden Sie ein ca. 2,5 cm breites Stück von einem Schwamm ab

Sie aber ein Stück Stoff oder etwas anderes zum Polstern unter, damit Sie die neuen Griffschalen nicht beschädigen oder zerkratzen.

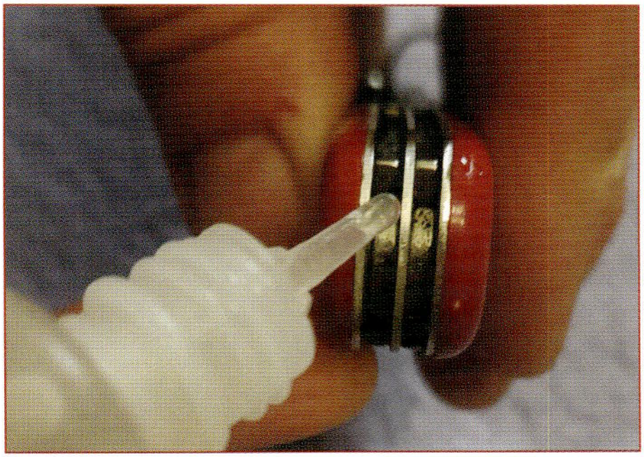

Nach dem Auftragen des Öls klappen Sie jedes Werkzeug mehrmals ein und aus, damit sich das Öl gut verteilt

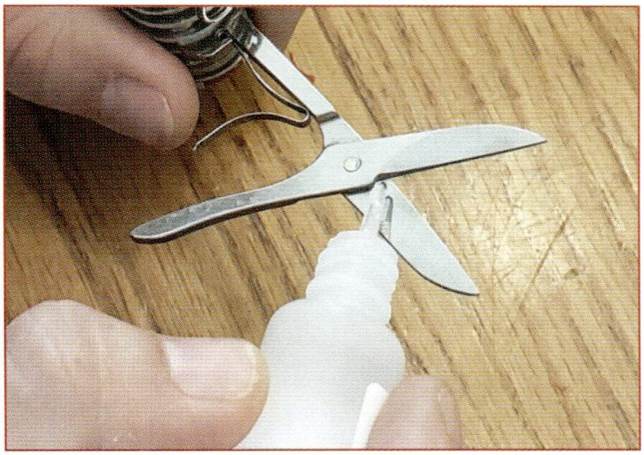

Nach dem Ölen des Scherengelenks führen Sie mehrere Schneidbewegungen aus, damit sich das Öl auch hier gut verteilt

Federn austauschen

Einige Werkzeuge wie Kombizange und Schere besitzen eine Feder, die leicht ausgetauscht werden kann, sobald ihre Spannung nachlässt. Beachten Sie, dass das Loch, in dem die Feder sitzt, konisch ist, also auf beiden Seiten unterschiedliche Durchmesser aufweist. Bei manchen Modellen darf man die Schere nur halb ausklappen, so dass sie im rechten Winkel zum Messergriff absteht, um an das Loch heranzukommen. Meist befindet sich die größere Öffnung auf der Seite ohne Victorinox-Logo. Merken Sie sich gut, auf welcher Seite bei Ihnen die größere Öffnung sitzt.

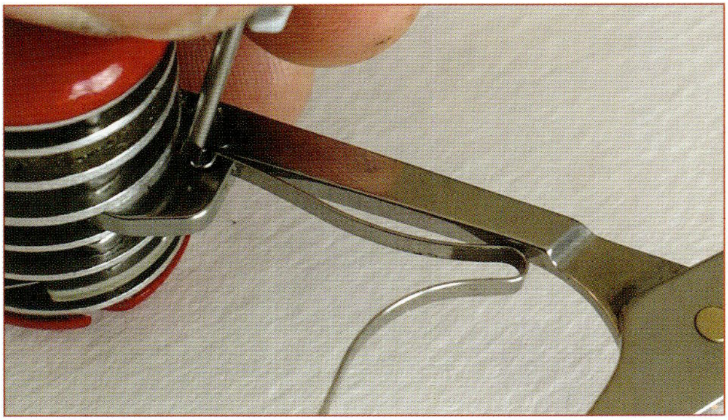

Der Mini-Schraubendreher ist klein genug, um die Feder aus dem Sockel zu drücken

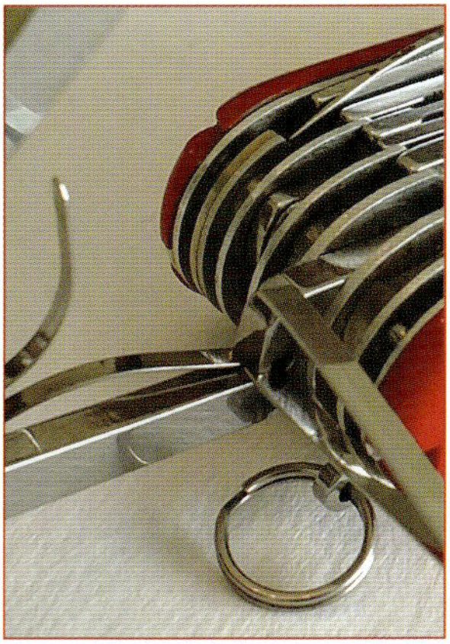

Eine Seite der Pinzette passt gerade so in den Spalt, wo der Sockel der Feder sitzt

Zum Entfernen der Feder wird diese von der kleineren Öffnung aus nach unten durch die größere herausgedrückt. Dazu eignet sich idealerweise ein kleiner Nagel. Haben Sie keinen zur Hand, tut es mit ein bisschen Geschick auch der Mini-Schraubendreher oder die Pinzette. Der ösenförmige Sockel der neuen Feder wird dann in die größere Öffnung eingesetzt und mit einer Kombizange vorsichtig hineingedrückt, während die andere Hand den Rest festhält. Ist keine Zange zur Hand, hilft auch hier der Mini-Schraubendreher.

HINWEIS

Die Federn haben unterschiedliche Größen! Bevor Sie eine Ersatzfeder bestellen, überprüfen Sie, ob die neue Feder wirklich für Ihr Modell und das fragliche Werkzeug geeignet ist.

Messerklingen nachschärfen

Jedes Schweizer Taschenmesser, das ich bisher gekauft habe, war bereits werkseitig scharf wie eine Rasierklinge und blieb auch viel länger so, als andere Messer, die ich ausprobiert habe. Und doch muss selbst ein Schweizer Taschenmesser irgendwann einmal nachgeschärft werden, denn vielfältiger und oft auch zweckentfremdeter Gebrauch hinterlässt Spuren. Es genügt nicht, das beste Werkzeug zu besitzen, man muss es auch pflegen. Mit einem stumpfen Messer steigt die Verletzungsgefahr, weil beim Schneiden viel mehr Kraft aufgewendet werden muss. Wenn man dann abrutscht, schneidet man sich mit eben dieser Wucht. Es mag komisch klingen, aber ich habe mich öfter mit stumpfen als mit scharfen Klingen geschnitten – und es schmerzt mindestens genauso! Dafür zu sorgen, dass ein Messer scharf ist, ist unabdingbar.

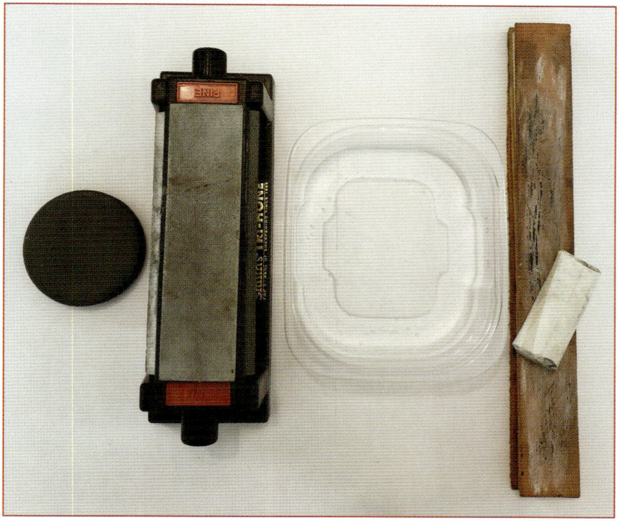

Von links nach rechts: ein kleiner Abziehstein mit zwei unterschiedlich gekörnten Seiten, eine 15 cm lange Schleifbank mit drei Steinen unterschiedlicher Körnung, ein Gefäß mit Wasser und ein lederner Streichriemen samt Poliermittel

WERKZEUGE ZUM MESSERSCHÄRFEN

- **Abziehsteine, Banksteine**
- **lederner Streichriemen**
- **Poliermittel**
- **Schleifpapier der Körnung 1000**
- **tragbare Messerschärfer**

SICHERHEITSHINWEIS

Tragen Sie beim Schneiden und Schärfen Handschuhe. Wenn Sie keine tragen, waschen Sie Ihre Hände nach dem Schärfvorgang, um Stein- und Metallpartikel von der Haut zu entfernen.

Abziehsteine

Schleifsteine, Wetzsteine, Abziehsteine, Banksteine – es gibt sie in den verschiedensten Ausführungen und mit unterschiedlichen Körnungen. Manche bedürfen eines Schmiermittels wie Öl oder Wasser. Das Schleifen mit Öl ist alles andere als eine saubere Sache und zieht eine größere Säuberungsaktion nach sich, deshalb halte ich mich an das Schleifen mit Wasser oder ans Trockenschleifverfahren. Wofür eignet sich der Abziehstein bzw. Bankstein, den man zur Verfügung hat? Nur wer das weiß, kann ihn richtig verwenden und möglichst lange erhalten. Beim Schärfen kommt es darauf an, nicht zu viel Druck auszuüben. Das Eigengewicht des Messers ist völlig ausreichend, denn schließlich soll ja der Stein die Arbeit machen.

Weist eine Schneide Kerben auf, muss sie geschliffen werden. Dazu kann man sie über eine Metallfeile ziehen, so als ob man hineinschneiden wollte. Ein grobkörniger Schleif- oder Wetzstein eignet sich natürlich auch, aber ich bevorzuge eine Metallfeile. Bei der Ahle (Näheres siehe Foto unten) konnte ich die Schneide wieder in Ordnung bringen, indem ich mehrmals erst mit einem grobkörnigen Stein (Körnung gröber als 1000) und dann mit einem mittleren (Körnung 1000–3000) geschliffen habe.

Je nachdem, wie stumpf die Klinge ist, entscheidet sich, mit welcher Körnung man beginnt. Ist sie neu und musste bisher nur mit kleineren Aufgaben fertig werden, bringt ein feinkörniger (Körnung 4000–8000) Stein schnell die nötige Schärfe zurück.

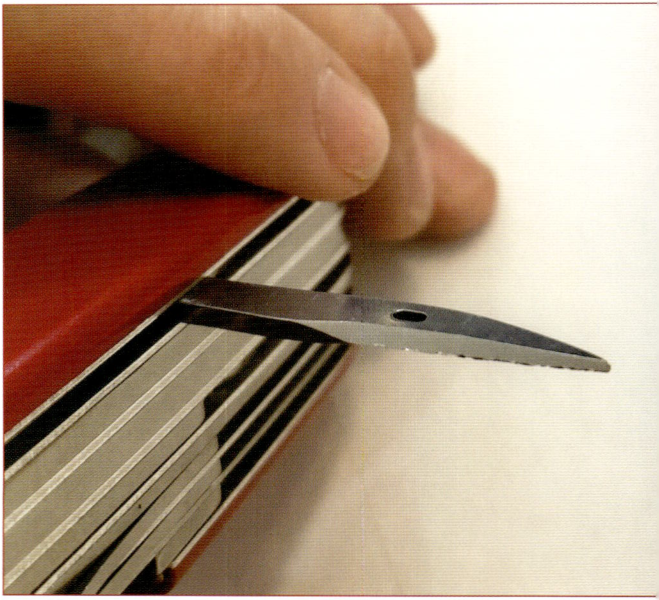

Die Schneide dieser Ahle ist mit Kerben nur so übersät. Ich hatte sie benutzt, um für ein Projekt Löcher in eine Blechdose zu stechen. Hätte ich sie einfach nur gerade ins Blech gestoßen und auch gerade wieder herausgezogen, sähe sie wohl anders aus, stattdessen habe ich die Ahle beim Durchstoßen des Blechs gedreht. Hätte ich nicht tun sollen.

1. Der Stein muss gut geschmiert sein. Manche legt man zuvor eine bestimmte Zeit lang in Wasser. Vorab also bitte die Gebrauchsanleitung des Steins lesen! Der Bankstein mit drei unterschiedlichen Körnungen, den ich für den Grundschliff verwende, wurde mit einem Fläschchen Öl geliefert, in der Anleitung stand allerdings, dass auch Wasser möglich sei. Was den leicht angestellten Winkel der Klinge beim Schleifen angeht, legt man die Klinge zunächst flach auf den Stein auf und kippt dann den Messerrücken ein wenig nach oben, so als wolle man einen dünnen Span von der Oberfläche des Steins schneiden. Victorinox empfiehlt einen Schleifwinkel von 20°. Mit zwei Fingern drücke ich gleichmäßig auf die Schneide und versuche so, den Winkel konstant zu halten.

2. Wenn der Winkel stimmt, schiebt man die Klinge in kreisenden Bewegungen ein paarmal auf dem Stein hin und her (oder immer nur in einer einzigen schneidenden Bewegung). Dann wenden und die andere Seite genauso bearbeiten. Vermeiden Sie, eine Seite stärker als die andere zu schleifen, denn dann würde die Schnittkante ungleichmäßig und damit weniger scharf. Bevor Sie zum Stein mit der nächst feineren Körnung wechseln, ziehen Sie die Klinge in einer einzigen schneidenden Bewegung schräg gegen die Schneide über den Stein, so als würden Sie die oberste Schicht abschneiden wollen. Das wiederholen Sie mehrmals auf beiden Seiten. Vergessen Sie nicht, während des gesamten Schleifprozesses den Stein immer wieder zu befeuchten. Nach der feinkörnigsten Seite des Abziehsteins (Körnung 4000–8000) folgt feines Schleifpapier (1000er Körnung), um Dellen und Grate im Metall zu entfernen und die Oberfläche der Klinge weiter zu glätten. Die Schleifbewegungen sind auf Schleifpapier dieselben wie auf den Schleifsteinen.

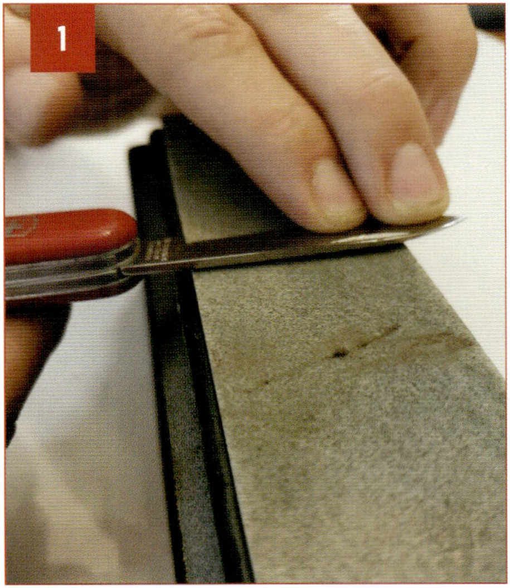

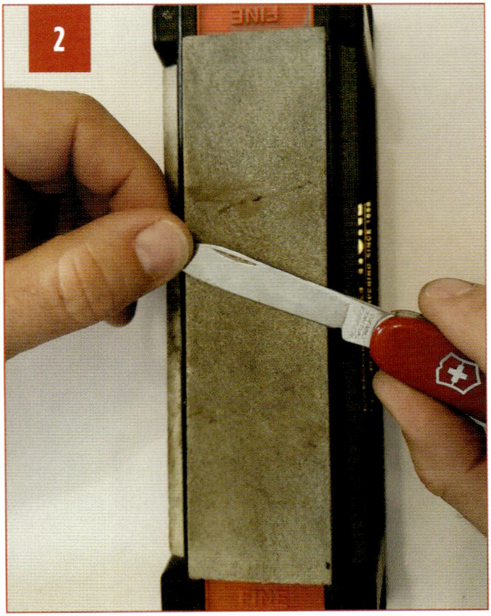

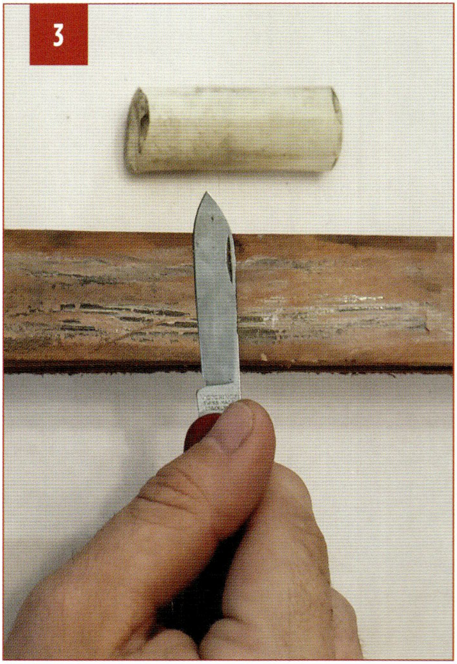

3. Verteilen Sie, falls Sie haben, etwas Poliermittel auf dem ledernen Streichriemen. Eine dünne Schicht genügt, aber unbedingt notwendig ist das Poliermittel nicht, es verleiht der Klinge vor allem Glanz. Ziehen Sie das Messer mehrere Male ab – immer in einer Richtung von der Schnittkante weg. Die Klinge im Anschluss abwischen und schon haben Sie eine saubere, glatte und vor allem scharfe Messerschneide.

Tragbare Messerschärfer

Größere Banksteine und das entsprechende Zubehör sind für unterwegs zu sperrig und schwer. Zum Glück gibt es auch leichtgewichtige Messerschärfer, die sich viel besser transportieren lassen. Taschen-, Reise- und sonstige mobile Messerschärfer sind lediglich für den Feinschliff einer Klinge gedacht, deren Schneide bereits im Vorfeld gut vorgeschliffen wurde. Weist sie Kerben und Ausbrüche auf, sind Durchzieh- bzw. Handmesserschärfer erst recht nicht so wirkungsvoll wie ein Bankstein.

Taschen-Messerschärfer sind klein und handlich. Meist besitzen sie zwei V-förmige Öffnungen, die durch Schleifelemente begrenzt werden. Diese bestehen bei der einen Öffnung aus Karbid für den Vorschliff und bei der anderen aus Keramik für den Feinschliff. Denn erst damit wird die Schneide wirklich scharf. Diese Durchziehmesserschärfer sind selbsterklärend, damit kommt jeder klar.

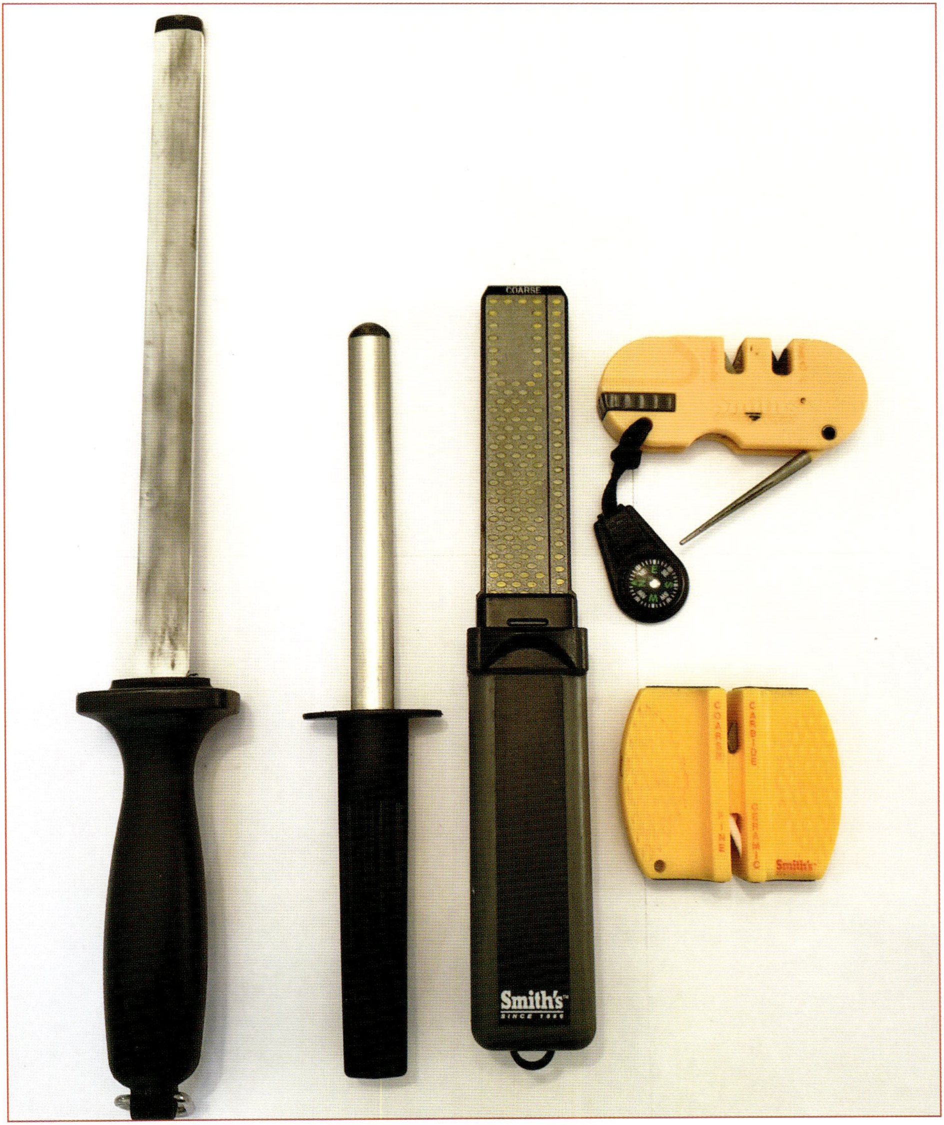

Von links nach rechts: Keramik-Wetzstab, diamantbeschichteter Wetzstahl, Diamant-Schärfstab und zwei Durchzieh-Messerschärfer

1. Das Messer wird einfach in die Schleiföffnung eingesetzt, die Messerspitze leicht nach unten gekippt und die Klinge so oft wie nötig durch die Schleifkerbe hindurchgezogen. Achtung, immer erst mit der gröberen Karbid-Seite schärfen und dann mit der feineren Keramikseite. Es gibt übrigens Handmesserschärfer, die ein drittes Schärfwerkzeug aufweisen, was ich persönlich für recht nützlich halte: einen ausklappbaren, dünnen konischen Abziehstahl für Sägemesser und Angelhaken – im Übrigen auch geeignet für die Holzsäge am Victorinox-Messer.

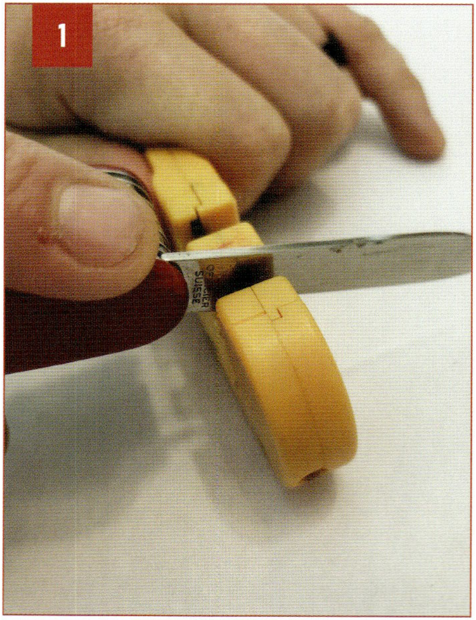

Sollten Sie keinerlei Messerschärfer dabeihaben, tut es zur Not auch ein Stein. Am besten ein möglichst flacher und glatter. Auch der Boden eines Kaffeepotts aus Keramik bietet sich an, sofern er nicht glasiert ist. Und schon hat eine stumpfe Klinge wieder Biss.

Andere Werkzeuge nachschärfen

Schere

Öffnen Sie die Schere so weit wie möglich und schärfen Sie jede Klinge einzeln auf einem Abziehstein nach. Der Anschliff wurde bei der Schere einseitig und mit einem relativ steilen Winkel ausgeführt, die Klinge ist beim Nachschärfen entsprechend steil aufgerichtet zu halten. Schleifen Sie zunächst ein paarmal mit kreisenden Bewegungen und zum Schluss mit ein paar geraden. Dann die Schere umdrehen und das Ganze mit der anderen Klinge wiederholen.

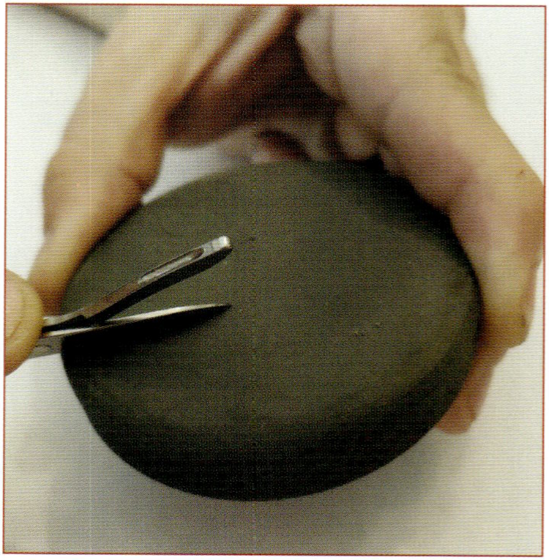

Dieser Abziehstein wartet mit einer feinen Körnung (4000–8000) auf der einen und einer gröberen (1000) auf der anderen Seite auf

Holzsäge

Zum Nachschleifen der Holzsäge verwenden Sie den kleinsten Diamant-Wetzstab (es gibt besonders winzige in Kugelschreiber-Format) oder die dünnste Rundfeile, die Sie finden können. Den Wetzstab leicht schräg in die Rundungen der Sägezähne legen und mehrmals in eine Richtung schieben. Achtung, die Oberseite der Sägezähne auf keinen Fall rundfeilen! Arbeiten Sie zunächst von einer Seite aus alle Zähne nach, dann Taschenmesser umdrehen und auf der anderen Seite dasselbe.

Dosenöffner und Holzmeissel

Zwei Werkzeuge, die beim Nachschärfen gerne übersehen werden, sind der Dosenöffner und der Holzmeißel (Beitel) – vielleicht liegt das daran, dass man sie nicht allzu häufig braucht. Ich schärfe die beiden mit zwei verschiedenen Methoden.

Für die winzige gerundete Klinge des Dosenöffners verwende ich einen transportablen Durchziehmesserschärfer. Wie beim Schärfen eines Messers zieht man die Klinge im richtigen Winkel in einer schneidenden Bewegung durch den Schärfer. Sofern vorhanden, glättet man die kleine Klinge dann noch mit einem Keramik-Abziehstab.

Aufgrund der Form des Holzmeißels verwende ich einen flachen Abziehstein zum Nachschärfen. Den richtigen Winkel zu finden ist hier ganz leicht, da der Anschliff nur einseitig und auch mit bloßem Auge deutlich erkennbar ist. Er ist steiler als bei den

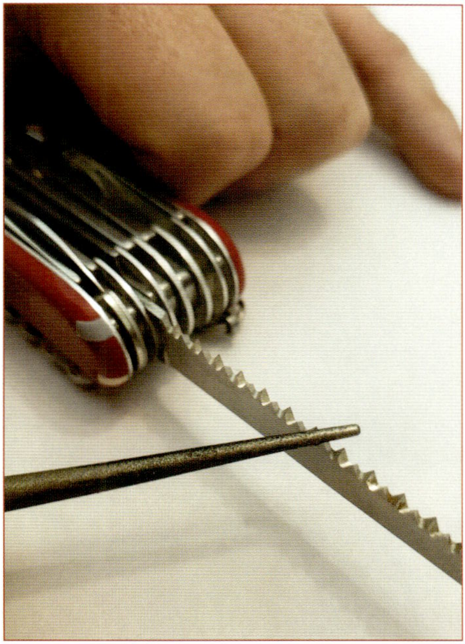

Beim Nachschleifen der Holzsäge muss man sich wirklich Zeit nehmen, um nicht aus Versehen die Sägezähne rundzuschleifen und die Säge damit stumpf und unbrauchbar zu machen

Messerklingen. Fahren Sie mit dem Stein so lange von der Spitze des Beitels nach hinten in Richtung Heft des Schweizer Taschenmessers, bis die Schneide die gewünschte Schärfe hat. Drehen Sie den Meißel um, legen Sie die andere Seite flach auf den Stein auf und reiben Sie mit dieser Seite nur ein paarmal leicht über den Stein, um den Grat von der nicht angeschliffenen Seite zu entfernen.

Hinweise zum Gebrauch der Messerklingen

Um das Schweizer Taschenmesser optimal zu nutzen, muss man es sicher gebrauchen. An einem Schweizer Taschenmesser finden sich allerlei scharfe und bewegliche Teile. Wie jedes Werkzeug birgt es Gefahren, sofern man nicht weiß, wie damit umzugehen ist. Viele der Funktionen haben keine Feststelleinrichtung. Jedoch hat Victorinox bei den mittleren und großen Modellen ein paar Feststellmechanismen eingebaut, was der Sicherheit im Umgang sehr zuträglich ist.

Kein Feststellmechanismus – kein Problem!

Eine nicht feststellbare Klinge ist an sich noch kein Sicherheitsproblem. Das Problem stellt sich erst, wenn man nicht weiß, wie man damit umzugehen hat. Da viele Werkzeuge am Schweizer Taschenmesser keinen Feststellmechanismus besitzen, ist jedes Werkzeug, wenn man es nicht mehr benutzt, immer sofort wieder einzuklappen. Fassen Sie das Taschenmesser immer nur am Griff, und zwar so, dass die Finger nicht eingeklemmt werden können. Klappen Sie nie mehr als ein Werkzeug auf einmal aus.

Für jede Aufgabe das geeignete Werkzeug verwenden!

Die Werkzeuge und Funktionen sollten nicht zweckentfremdet werden. Natürlich gibt es Ausnahmen von dieser Regel: In einer Notlage, wenn es keine andere Möglichkeit gibt, oder wenn das Messer mit seinen Funktionen nur leicht beansprucht wird (und beispielsweise der Schaden lediglich in einer stumpfen Klinge besteht). Wer die Spitze oder die Schneide einer Messerklinge als Schraubendreher, Brechstange oder Stemmeisen missbraucht, riskiert eine schwere Schädigung der Klinge, was natürlich zu vermeiden ist. Und wenn ein Messer oder ein Werkzeug abbricht, fliegen schnell mal scharfe Metallsplitter in alle Richtungen davon.

HINWEIS

Beim Ansetzen der Holzsäge greift sie mitunter nicht sofort, sondern rutscht nur übers Holz. Wenn dies passiert, bitte nicht hektisch losfitscheln, sondern die Säge mit Bedacht an der geplanten Schnittstelle aufsetzen und mehrere Male kräftig und bewusst nach hinten ziehen. Nur ziehen, nicht schieben! Damit setzen Sie einen definierten Anfangsschnitt und die Säge bricht im weiteren Verlauf nicht mehr aus. Um einem Steckenbleiben der Säge vorzubeugen, kann man vorher einen Unterschnitt (Keil) setzen, was etwas von der Last ableitet, die auf die Schnittkanten drückt. Wenn möglich, das Holz abstützen!

Schnitztechniken

Die goldene Regel kennt jeder: Immer vom Körper weg schneiden! Immer die Finger hinter der Klinge haben! Und wer erschöpft ist, sollte gar nicht mit einem Messer hantieren.

Hier im Buch empfehle ich bei vielen Projekten die Holzsäge. Hat Ihr Schweizer Taschenmesser keine, können Sie die Schnitte aber trotzdem ausführen. Zwar bewirkt die Holzsäge schnelle, saubere Schnitte, aber auch mit der Messerklinge und den im Folgenden beschriebenen Schnitttechniken kann man dasselbe erreichen, nur dauert es mitunter länger.

Mit dem Daumen kontrolliert nachdrücken

Diese Technik eignet sich besonders für sehr präzise, kleine Schnitte. Dabei legt man viel Kraft in den Schnitt selbst und schneidet trotzdem sehr kontrolliert. Legen Sie den rechten Daumen gegen den Messerrücken und den linken Daumen gegen den rechten. Das Holz wird mit der linken Hand gehalten und mit den Daumen von hinten gegen die Klinge gedrückt (bei Linkshändern umgekehrt). Kerben lassen sich mit dieser Technik besonders gut schneiden.

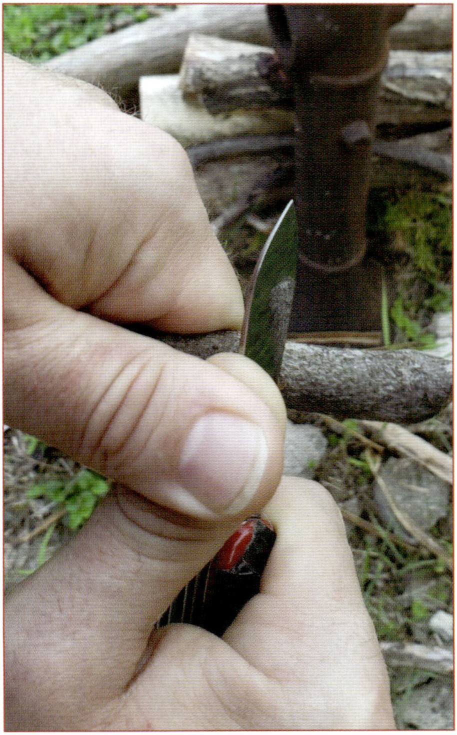

Das Nachdrücken mit dem Daumen eignet sich besonders für kleine Schnitte an kleinen Hölzern, für Detailarbeiten und um Kerben zu schnitzen

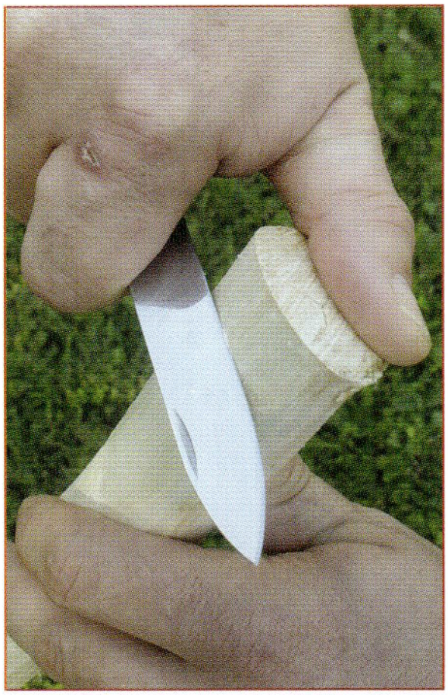
So wird ein ziehender Schnitt richtig ausgeführt. Rutscht das Messer ab, endet es nicht mit einem blutigen Daumen.

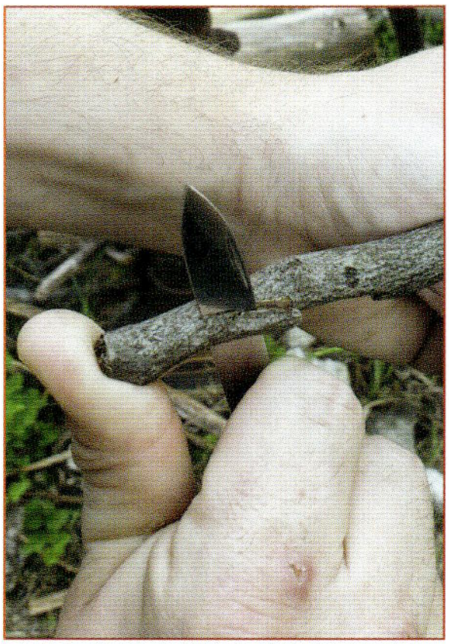
Hier ist die Daumenhaltung falsch, denn genau dort, wo das Messer das Holz wieder verlässt, liegt mein Daumen auf. Aua!

Ziehendes Schneiden

Diese Technik steht der goldenen Regel entgegen, da hier das Messer zum Körper hin geführt wird. Aber es handelt sich um einen kontrolliert und langsam ausgeführten Schnitt, die Wahrscheinlichkeit, sich dabei zu schneiden, ist also gering.

Verwenden Sie diese Technik, wenn Sie das Ende eines Holzstücks zuschneiden oder unter beengten Platzverhältnissen arbeiten. Rechtshänder nutzen den rechten Daumen als Ankerpunkt – als Halt gebendes Gegenlager – und ziehen das Messer kontrolliert zu sich heran.

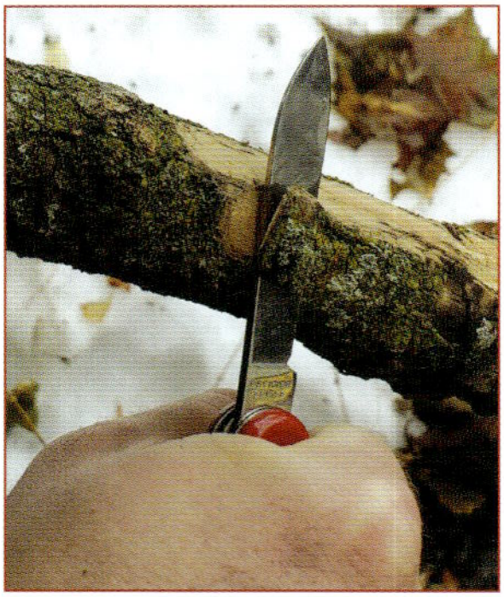
Gerade Schnitte eignen sich gut, um Holzspäne für Zunder zuzuschneiden

Gerade Schnitte

Diese Technik eignet sich besonders, um schnell viel Holz wegzuschneiden, ohne dass es allzu sehr auf Präzision ankommt. Halten Sie dabei das Handgelenk so gerade und steif wie möglich. Nicht scharf anwinkeln, das hätte zur Folge, dass das Gelenk nach einer Weile schmerzt, außerdem sind mit gebeugtem und instabilem Handgelenk keine kontrollierten Schnitte ausführbar.

Wenn Sie das Handgelenk zu sehr anwinkeln, dann schneiden Sie zu tief. Trifft man auf einen Astknoten, wird man den Seitenzweig wohl schwerlich mit einem einzigen Schnitt vom Hauptzweig trennen können. Stattdessen mit kleinen Schnitten von oben nach unten Stück für Stück wegschneiden.

Holz spalten (Batoning)

Ein Stück Holz lässt sich leicht mit dem Messer und einem weiteren Stück Holz spalten, das als Schlagholz zum Einsatz kommt. Damit schlägt man auf den Messerrücken. Kleine und mittlere Victorinox-Modelle lassen sich natürlich auch für diese Technik verwenden, aber am besten funktioniert sie mit den großen. Besondere Vorsicht ist geboten, wenn man mit nicht feststellbaren Klingen Holz spaltet.

> **HINWEIS**
>
> **Sollte die Klinge feststecken, dreht man das Holz mitsamt der Klinge einfach um und klopft vorsichtig mit einem anderen Stück Holz darauf, so dass sie sich löst.**

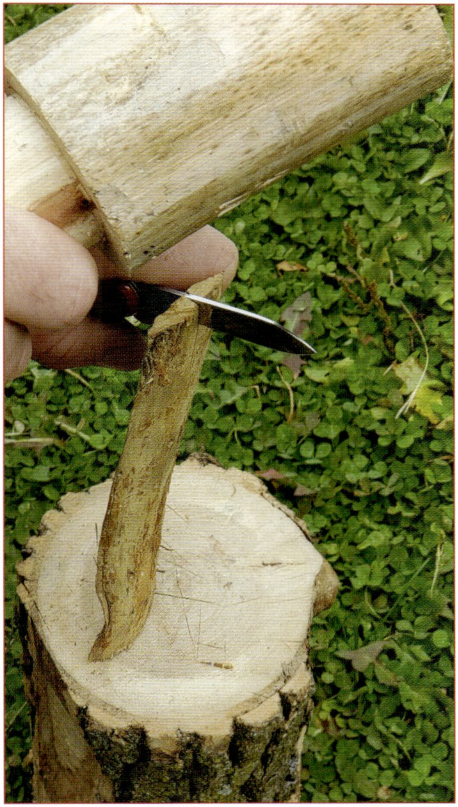

Holz lässt sich mit der kleinen ebenso wie mit der großen Klinge spalten, aber die große ist natürlich besser geeignet

TEIL 3:

EINSATZ IN DER WILDNIS

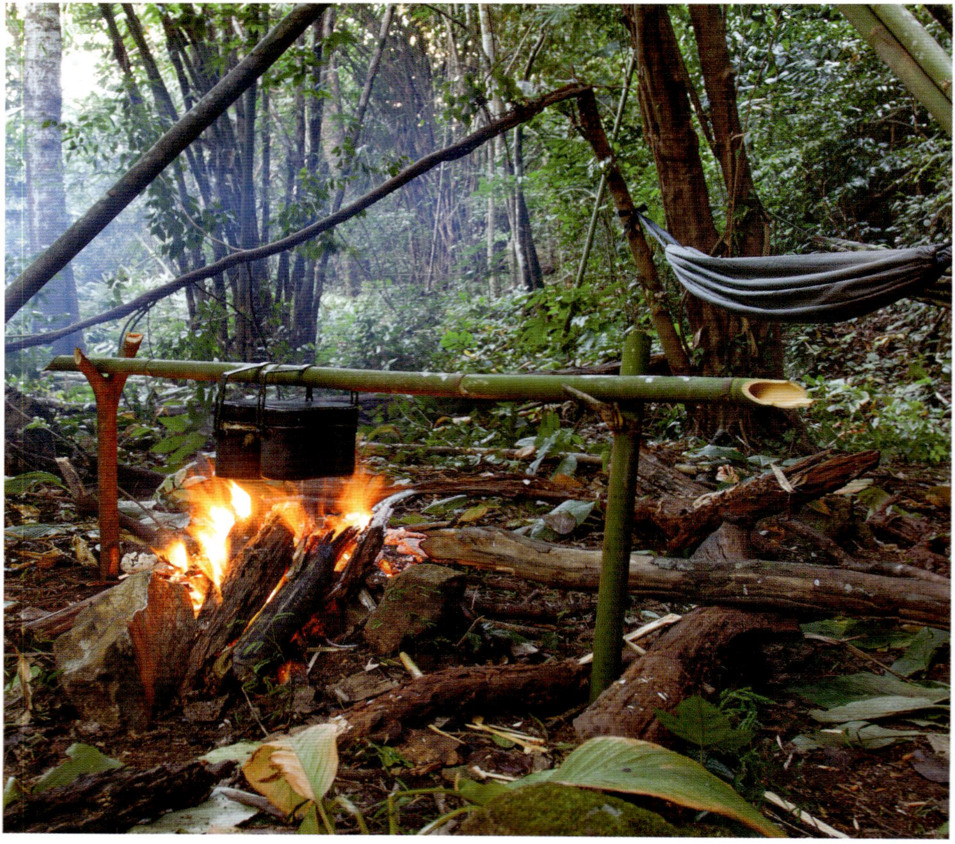

Um in solch unwegsamem Gelände klarzukommen, sollte man unbedingt ein Schweizer Taschenmesser dabeihaben

Bushcraft – Wildniswissen und Überlebenstechniken

Der Begriff Bushcraft ist inzwischen auch im Deutschen einigermaßen verbreitet, zumindest unter Insidern. Er beschreibt bestimmte Kenntnisse und Fähigkeiten, die man in der Wildnis braucht. Ein Bushcrafter bedient sich zwar vieler Überlebenstechniken, ist aber keineswegs in einer Notsituation, in der das (Über-)Leben auf dem Spiel steht. Nach meinem Dafürhalten geht es bei Bushcraft darum, es auch auf längere Sicht draußen in der freien Natur bequem auszuhalten und es sich dabei so angenehm und behaglich wie möglich zu machen – dadurch, dass man weiß, wie man eine Unterkunft, aber auch Möbel, Gebrauchsgegenstände und Werkzeuge aus den Materialien baut, welche die umgebende Natur bietet. Auf eine solche Situation ist man in der Regel vorbereitet, man hat die entsprechende Ausrüstung und die nötigen Werkzeuge dabei (z. B. Axt, Holzmeißel (Beitel), Sägen und weitere Holzbearbeitungsutensilien). Aus einer Notsituation will man dagegen so schnell wie möglich herauskommen, meist ist man auch gar nicht entsprechend vorbereitet oder ausgerüstet. Sicherlich treffen viele Aspekte diverser Wildnisfähigkeiten auch auf Überlebenstechniken in Notsituationen zu, meist kommen sie aber nicht in demselben Maße zur Anwendung. So wird man in einer Notsituation wohl kaum genauso viel Zeit, Kraft und Akribie in den Bau einer Behausung investieren, wie wenn man längere Zeit aus freien Stücken darin zubringen will.

„Den größten Teil der Geschichte sah sich der Mensch gezwungen, die Natur zu bekämpfen, um zu überleben, in diesem Jahrhundert beginnt er zu begreifen, dass er sie schützen muss, wenn er überleben will."
— Jacques-Yves Cousteau

Welches Messer nun eher für das Leben in der Wildnis geeignet ist und welches eher für den Notfall – auch darüber kursieren natürlich verschiedene Ansichten und die Grenzen verschwimmen. Ein Bushcraft-Messer ist meist etwas kleiner im Profil, wodurch es sich besser für Detailarbeiten und für die Holzbearbeitung eignet. Ein Survival- bzw. Überlebensmesser ähnelt dagegen eher einem Arbeits- oder Feldmesser, hat eine feststehende Klinge, ist größer und so stabil gebaut, dass man damit graben, schneiden, hauen, stechen, hacken, hebeln, stemmen usw. kann. Dies alles muss es können, weil es in einer Notsituation höchstwahrscheinlich das einzige verfügbare Werkzeug ist.

Nach meiner persönlichen Einschätzung ist ein Schweizer Taschenmesser weder ein richtiges Überlebens- noch ein Bushcraft-Messer. Stattdessen vereint es in gewisser Weise Eigenschaften beider in sich. Wenn ich die Wahl hätte und mich in einer Notsituation für ein einziges Werkzeug entscheiden müsste, würde ich jederzeit einem Schweizer Taschenmesser den Vorzug gegenüber einem großen Überlebensmesser mit feststehender Klinge geben. Weil ein Schweizer Taschenmesser einfach mehr kann und dabei sicherer und kraftsparender in der Anwendung ist.

Mit ihm lassen sich feine Detailarbeiten erledigen, was beim Herstellen bestimmter Hilfsmittel und Werkzeuge sowie bei der Reparatur von Ausrüstungsteilen von Vorteil ist.

Das Schweizer Taschenmesser dürfte wohl das erste Universalwerkzeug sein, das jemals hergestellt wurde und hat sich seit seiner einfachen und doch revolutionären Konzeption ständig weiterentwickelt. Nur eine einzige Aufgabe so perfekt zu erledigen wie ein Spezialwerkzeug – das kann es nicht leisten, was manchen frustrieren mag. Stattdessen sind Multifunktionswerkzeuge eher für leichte Beanspruchungen gedacht, dafür aber mit vielen Zusatzfunktionen, die dem Benutzer so viele Optionen wie möglich bieten, wenn ein Werkzeugkasten gerade nicht zur Hand ist – Zweckentfremdungen eingeschlossen. Und obwohl sie für leichte Arbeiten gedacht sind, können sie bei richtigem Gebrauch auch schwere Aufgaben erfüllen.

Da ich nahezu mein ganzes Leben lang ein Schweizer Taschenmesser benutze, kann ich den derzeit im Reality-Fernsehen kursierenden Behauptungen nichts abgewinnen, man bräuchte lediglich ein Messer, das ganze Bäume fällen, ein kleines Dorf zusammenzimmern und uns vor irgendeiner imaginären Macht schützen kann. Einer der Hauptgründe, warum ich bei den derart argumentierenden „Experten" im Fernsehen vorsichtig bin, ist, dass sie Messer benutzen, die für Aufgaben im Outdoor-Bereich gar nicht gedacht sind. Wenn es an die detailreichen Kleinarbeiten beim Campen, Wandern, Jagen, Angeln und in Notfällen geht, versagen diese nämlich meist. Eine große feststehende Klinge hat durchaus ihre Berechtigung, aber am besten ist sie als Ergänzung zu einem Multifunktionswerkzeug wie dem Schweizer Taschenmesser zu verstehen. Beide zusammen sind in ihrer Vielseitigkeit unschlagbar.

Meine persönliche Erfahrung

Im Alter von ungefähr sechs Jahren gab mir mein Dad mein erstes Taschenmesser – ein Schweizer Taschenmesser. Ein paar Tage lang benutzte ich es nicht, ich wollte, dass es für immer so blieb, wie es in meinen Augen war – makellos. Dass mir mein Dad eins seiner Werkzeuge anvertraut hatte, machte mich stolz. Ein eigenes Werkzeug zu besitzen fühlte sich für mich wie ein Übergangsritual an, ein Stück in Richtung Erwachsensein. Mein junges Gemüt gaukelte mir vor, ich sei nun endlich ein Mann!

Es wurde ein Teil von mir, ich ging grundsätzlich nirgendwo mehr ohne dieses Messer hin. Eine meine Lieblingsaktivitäten war, mit der Lupe Feuer zu machen. Zur Bestürzung meiner Mom fanden sich viele Brandflecken auf meinen Schuhen und Hosenbeinen. Na ja – ich musste ja schließlich die Grenzen des tollsten aller Werkzeuge, das ich je besessen hatte, austesten, oder etwa nicht?!

Ohne Handy oder Computer bestärkte mich dieses Messer, draußen im Freien zu sein und vermittelte mir bereits in jungen Jahren ein gewisses Verantwortungsgefühl. Jenes erste Messer weckte in mir die anhaltende Leidenschaft immer ein gutes Messer dabeizuhaben. Jetzt, da ich selber Vater bin, kann ich meine Kinder vergnügt dabei beobachten, wie sie ein Schweizer Taschenmesser benutzen, so wie ich es tat, als ich noch ein Junge war.

Den Verstand schärfen und den Mut nicht verlieren

In gewisser Hinsicht birgt jeder Tag eine Art Überlebenskampf: volle Terminkalender, knappe Zeitvorgaben, die unbedingt einzuhalten sind, die Familie, die man liebt und die ver- und umsorgt werden möchte, das Jonglieren mit Privatleben und Arbeitsalltag. Bis zu einem gewissen Grad lässt sich der Umgang mit diesem alltäglichen Stress durchaus planen. Richtige Notsituationen außerhalb der gewohnten heimischen Umgebung, bei denen es ums nackte Überleben geht, treffen uns dagegen meist unvorbereitet. Damit alles gut ausgeht, sollte man sich also noch zu Hause so weit wie möglich auf das Unerwartete in der Wildnis vorbereiten.

Sobald eine kritische Situation oder ein Notfall eintritt, ist man schnell überfordert: physisch, psychisch und emotional. Bin ich schon an einem normalen Tag tapsig und ungeschickt, werde ich in einer Notsituation vermutlich permanent über meine eigenen Füße stolpern. Wenn Körper und Geist ermüden, macht man leicht Fehler. Deshalb ist es extrem wichtig, sich in einer Notlage rechtzeitig auszuruhen und sich nicht zu übernehmen. Andererseits kann ein gewisses Phlegma genauso gefährlich sein. Ein Freund hat mal zu mir gesagt: „Abzuwarten ist wie eine Krankheit." Wenn ich träger werde, als mir guttut, versuche ich, mir dies wieder ins Bewusstsein zu holen.

Im Notfall funktionieren Geräte und Apparate womöglich nicht und Batterien halten definitiv nicht ewig. Im Folgenden empfehle ich ein paar Vorgehensweisen, die helfen, in einer kritischen Lage in der Wildnis leistungsfähig, aber auch ruhig und entspannt zu bleiben.

> *„Die Erde hält Musik bereit, für diejenigen die zuhören."*
> —George Santayana

Aufschreiben

Stift und Papier gehören vielleicht nicht zu den Dingen, welche man bezüglich des Überlebens in der Wildnis auf dem Radar hat, sind aber äußerst nützlich. Außerdem kann man Papier auf Tausende Arten zweckentfremden und nicht nur darauf schreiben. Die Batterien in den uns liebgewonnenen elektrischen und elektronischen Geräten halten nicht ewig, wenn man sich also anderweitig beschäftigt, kommt schon mal keine Langeweile auf. Das Swiss Champ ist mit einem Kugelschreiber ausgestattet, mit dem man sich alles von der Seele schreiben oder auch einfach nur Männchen malen und herumkritzeln kann – schon das hilft.

Neben der Bekämpfung der Langeweile besteht der wichtigste Aspekt von Schreibzeug in der Dokumentation der Reise. So viele wichtige Dinge werden leicht übersehen oder vergessen, wenn man sie nicht aufschreibt – wo man überall war, beispielsweise. Die Augen nach unten gerichtet, erschließen sich einem mehr Informationen als beim Blick auf eine Karte. Wenn Sie Orientierungspunkte, charakteristische Landschaftsmerkmale und dergleichen hilfreiche Informationen wie eine alte Brücke, Hütte oder einen Wildwechsel festhalten, hilft es Ihnen später, denselben Weg wieder- oder den Rückweg zu finden.

Wenn man unerwartet in eine Situation gerät, die von der alltäglichen Routine abweicht, kann einen das schon mal aus der Bahn werfen. Da ist es wichtig, sich kleine Ziele zu setzen, man muss sich schließlich motivieren. Schreiben Sie Listen, das hilft! Man ist gezwungen, über etwas nachzudenken, das beruhigt das rasende Hirn. Listen helfen, Prioritäten zu setzen und nichts zu vergessen. Ich streiche nur allzu gerne Dinge, die ich erledigt habe, auf meiner Liste durch. Es hebt die Stimmung ungemein, wenn man sieht, dass man etwas geschafft hat und es motiviert zum Weitermachen. Dieses befriedigende Gefühl ist in einer kritischen Situation ungemein viel wert.

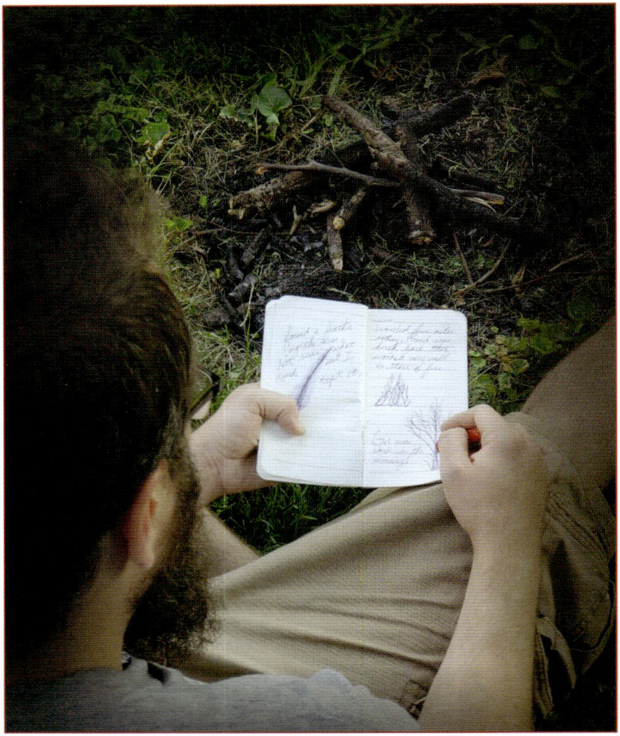

Mit dem Stift an meinem Victorinox-Modell Signature Lite mache ich mir Notizen zu meiner Tour – und kritzle auch mal ein bisschen herum

Welche Pläne und Techniken haben bei Schwierigkeiten in der Wildnis funktioniert, welche nicht? Schreiben Sie es auf! Erfahrung ist der beste Lehrer. Wenn ich etwas einmal mache, merke ich mir meist, wie es ging. Aber nicht immer funktioniert das, besonders wenn man älter wird. Wer da seine Aufzeichnungen zücken und nachsehen kann, wie er es schon einmal geschafft hat ein Feuer zu entzünden, ist fein raus. So ein Tage- oder Notizbuch ist ein Schatz.

Apropos Schatz – auch das Aufschreiben von Naturschätzen und wo sie zu finden sind hilft ungemein. Egal in welcher Situation Sie sind, es ist immer wichtig, natürliche Ressourcen zu notieren, sobald man sie entdeckt.

Vielleicht findet man ja eine Gegend, in der das Wasser gut und das Wild zahlreich ist, die aber jetzt zum Lagern ausscheidet. Wenn man dann nachschlagen kann, wie man bei Bedarf dorthin zurückfindet, spart man sich eine Menge Zeit. Also: Wer weiß, wie er den Weg und wo er bestimmte Lebensmittel und Materialien findet, hat einen großen Vorteil. Denn solcherart Informationen sind vor allem dann unbezahlbar, wenn der Verstand von ganz anderen Problemen in Anspruch genommen ist.

Schnitzen

Schnitzen ist eine jener klassischen Beschäftigungen, die wohl jeder, der in freier Natur unterwegs ist, irgendwann mal ausprobiert. Man stellt sich einen weise lächelnden Alten vor, der dasitzt und sich ein Pfeifchen schnitzt, um eine zu schmauchen. Oder der ein Vögelchen schnitzt und seinem Gegenüber ein Lächeln ins Gesicht zaubert. Wie gut man schnitzen kann (ich kann's nicht gut), spielt dabei überhaupt keine Rolle. Was zählt, ist der Weg, der Prozess. Es entspannt und macht Spaß, das genügt. Braucht man auf einer Wildnistour mal ein paar ruhige Minuten zum Verschnaufen, dann ist Schnitzen ideal. Es lässt einen tief durchatmen und über die nächsten Schritte nachdenken. Bei meiner improvisierten Gabel gingen Kunst und Semifunktionalität eine Symbiose ein. Auch einen kleinen Löffel zum Umrühren meines Morgenkaffees habe ich geschnitzt. Mit praktischen Aufhängern aus Schnur. Die Löcher dafür habe ich mit der Ahle gebohrt. Halten Sie die Augen offen, die Gabel kommt später im Buch noch einmal vor.

Wenn ich nur so zum Spaß schnitze, bevorzuge ich ein kleines bis mittleres Victorinox-Modell wie das Tinker. Wer tiefer ins Thema Schnitzen eintauchen möchte und auf der Suche nach Ideen ist, dem sei das Buch „Schnitzen mit dem Schweizer Taschenmesser" von Chris Lubkemann wärmstens empfohlen.

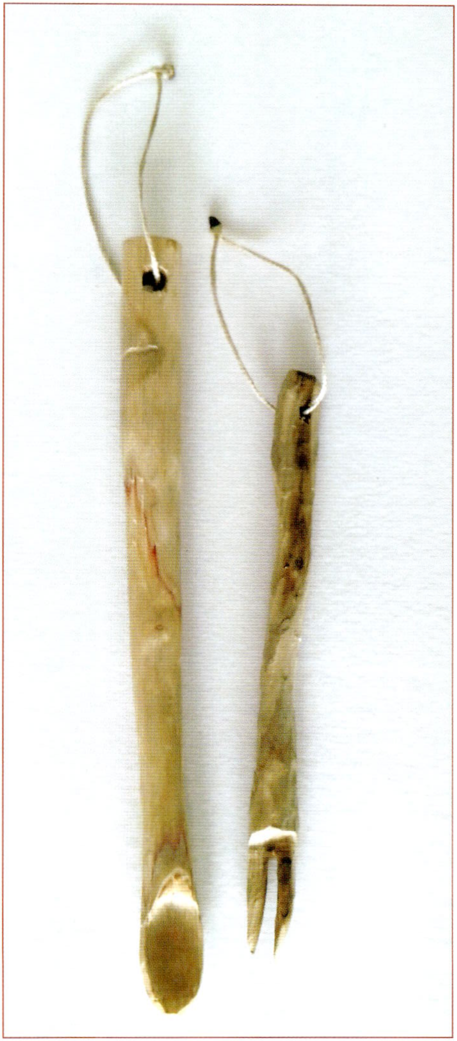

Mit der kleinen Klinge und dem Holzmeißel (Beitel) an meinem Swiss Champ habe ich diese Utensilien zugegebenermaßen recht grob zurechtgeschnitzt

Holz zerkleinern

Mit Messer und Holzsäge lässt sich Holz sehr schön zuschneiden, aber es gibt Momente, da will man einfach nur einen Ast in kleinere Feuerholzstücke zerbrechen, wie diese danach aussehen, ist dabei völlig egal. Ich erinnere mich an einen Abend am Lagerfeuer, als mich mein Dad auslachte, weil ich Schwierigkeiten hatte, ein Stück Holz zu zerbrechen. Als ich jung war, habe ich mich entweder auf ein Ende gestellt und das andere umgeknickt oder den Ast gegen mein Knie gedrückt und an beiden Enden gezogen. Mein Dad meinte, das sei viel zu anstrengend und gar nicht schlau. Er deutete auf einen nahen Baum und zeigte mir, wie man sich das Hebelgesetz zunutze macht: indem man den zu brechenden Ast zwischen die Astgabeln des lebenden Baumes steckt und dann an den Enden zieht. Das hat meinen Knien Jahre der Schmerzen erspart.

Schnelles Ausmessen von Dingen in der Natur

Nicht alle Schweizer Taschenmesser verfügen über ein Lineal. Und selbst wenn, dann dauert es viel zu lange, etwas Größeres damit auszumessen, denn es ist sehr kurz. Ein Trick, den mir mein Dad vor Jahren beibrachte, besteht darin, den eigenen Körper zum Ausmessen von Dingen in der Natur zu benutzen. Neben der allgemein bekannten Annahme, dass ein Fuß meist so um die 30 cm lang ist, gibt es noch drei weitere Referenzmaße, die ich recht oft nutze. Der Abstand zwischen meinen Fingerspitzen und meiner Achselhöhle beträgt 60 cm. Der zwischen meiner rechten Hüfte und den Fingerspitzen meiner linken Hand beträgt bei seitlich ausgestrecktem Arm 120 cm. Und der zwischen rechten und linken Fingerspitzen bei seitlich ausgestreckten Armen beträgt bei mir 150 cm. Jeder Mensch ist anders, deshalb messen Sie bitte Ihre eigenen Referenzmaße bei sich selber nach.

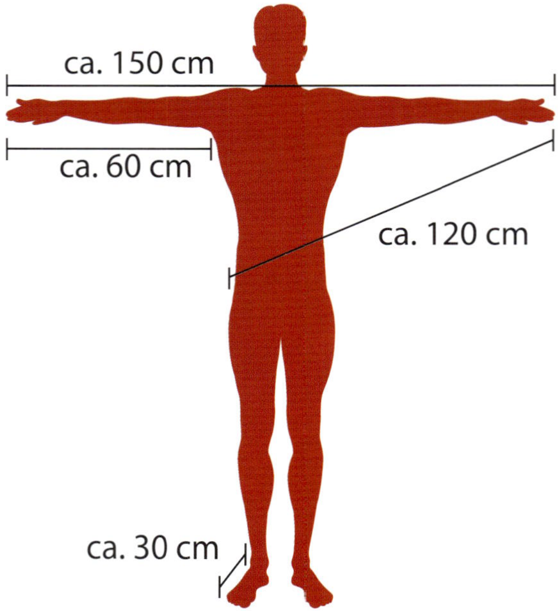

Etwas umwickeln

Selbst wenn Sie in einer Situation sind, in der Sie lieber getarnt bleiben möchten, schadet es nicht, etwas leuchtend Buntes im Gepäck zu haben. Farbe sticht in der Natur heraus und macht Sie besser sichtbar, wenn Sie das denn möchten. Ein verlegtes Werkzeug wiederzufinden geht schneller, wenn eine leuchtend bunte Kordel dranhängt. Und wer Dinge mit Paracord umwickelt, hat im Handumdrehen etwas gezaubert, das nicht nur optisch ansprechend, sondern griffig im wahrsten Sinne des Wortes ist.

Eine Griffumwicklung ist ganz einfach. Und die verwendeten Schnüre lassen sich schnell wieder lösen und für etwas anderes benutzen.

1. Auf welcher Länge soll der Griff umwickelt werden? Über diese Länge die Schnur doppelt und zu einer Schlaufe legen: Das kurze Schnurende ragt dabei etwas über das untere Ende der geplanten Umwicklung hinaus, die Schlaufe etwas über das obere.

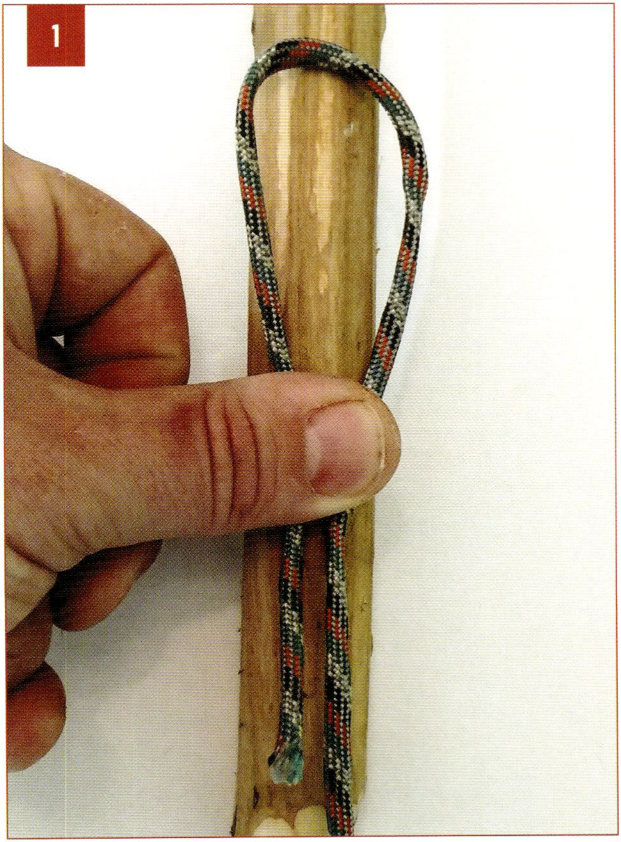

2. Beginnend am unteren Ende das längere Schnurende straff nach oben um Griff und Schlaufe wickeln. Die beiden Schlaufenstränge liegen unter den Umwicklungen sauber nebeneinander.

3. Sobald die Umwicklung das obere Ende des Griffs erreicht, das lose Schnurende von vorne nach hinten durch die Schlaufe fädeln. Dazu muss noch genügend Schnur übrig sein. Und alles immer straff halten.

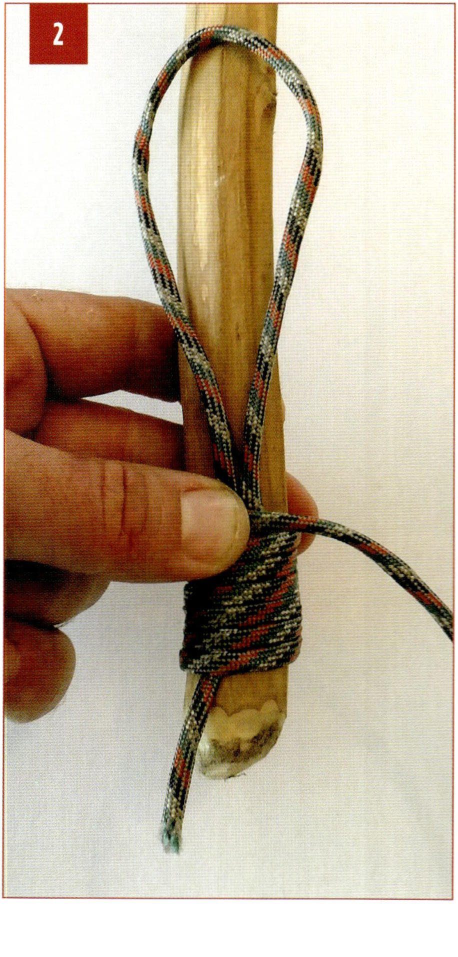

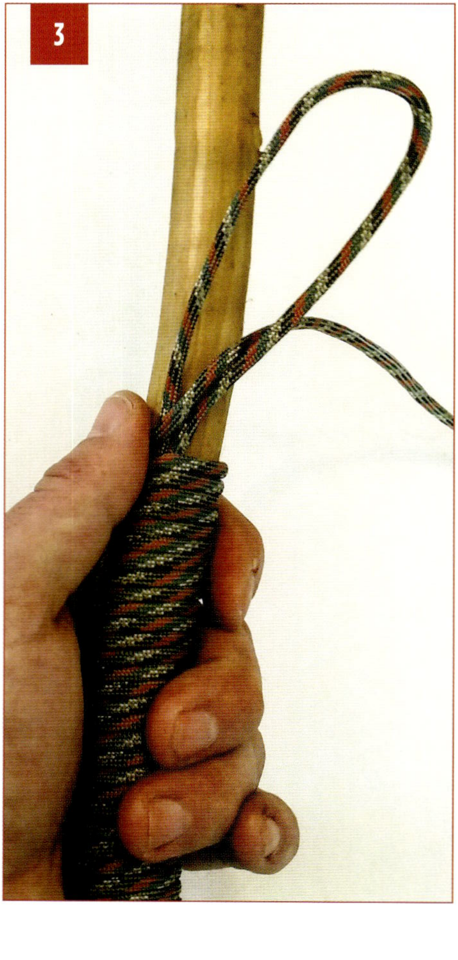

4. Bei straffer Umwicklung kann der nächste Schritt etwas knifflig sein: Das Schnurende, das unten aus der Griffumwicklung heraushängt, wird gerade nach unten gezogen. Dadurch schließt sich oben die Schlaufe und klemmt das obere Schnurende ein. Dieses Durchziehen erfordert Kraft. Mit der Kombizange des Schweizer Taschenmessers lässt sich das heraushängende Schnurende gut greifen. Oder, wenn es länger ist, um das Taschenmesser wickeln und dieses als Zuggriff einsetzen. Beim Ziehen die Umwicklungen festhalten, damit sie sich nicht verschieben. So weit ziehen, bis sich die Schlaufe oben vollständig zugezogen hat.

5. Nun die Enden der Paracord-Schnur mit der Schere nicht zu knapp abschneiden und mit einem Feuerzeug verschweißen. Nicht zu viel Schnur zum Schmelzen bringen, sonst bildet sich ein großer Klumpen klebrig-heißer Masse. Ist das Ende angeschmolzen, drücke ich die Masse, solange sie weich ist, mit der Seite des Feuerzeugs fest in die Umwicklung hinein, wo sie festklebt.

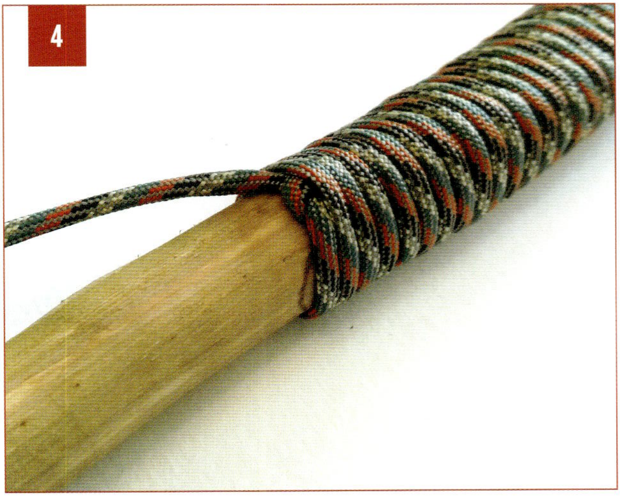
4

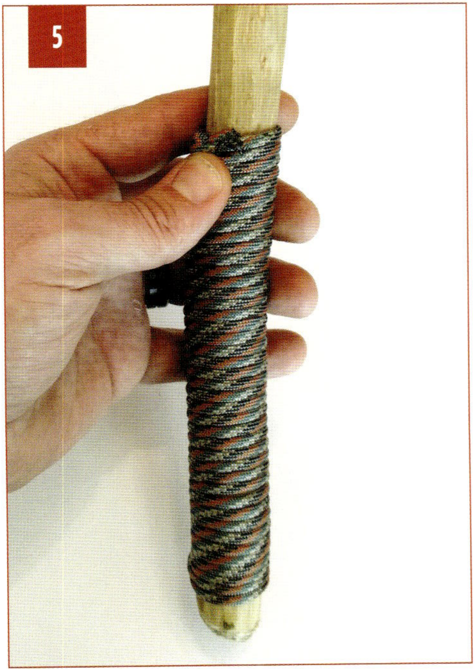
5

Durchhalten wollen!

Unter denjenigen, die sich mit Überlebenstechnik befassen, wird heftig über die richtige Ausrüstung und Methodik debattiert. So wie ich es sehe, sind sich bei einer Sache jedoch alle einig: Das Wichtigste ist reine Psychologie, nämlich der Wille zu überleben. Vielleicht haben Sie schon einmal von der Überlebenspyramide gehört. Sie besteht aus drei Teilen – Spitze, Mittelteil und Basis. Oben das Unwichtigste, unten das Allerwichtigste. Die Spitze, der kleinste Teil, setzt sich aus Notfallausrüstung, der Ausrüstung allgemein und den Vorräten zusammen. Der nächstgrößere mittlere Teil umfasst das Wissen. Der größte Teil am Fuße der Pyramide steht für den unbedingten Überlebenswillen. Eine einfache Grafik versinnbildlicht, was in einer Notsituation wirklich wichtig ist.

> ***„Wirf einen tiefen Blick auf die Natur und schon verstehst du alles besser.“***
>
> **—Albert Einstein**

DREIERREGEL DES ÜBERLEBENS

Der Mensch kann überleben:

- **drei Minuten** ohne Luft
- **drei Stunden** ohne Schutz (hier geht es um die Beibehaltung der Körperkerntemperatur)
- **drei Tage** ohne Wasser
- **drei Wochen** ohne Nahrung

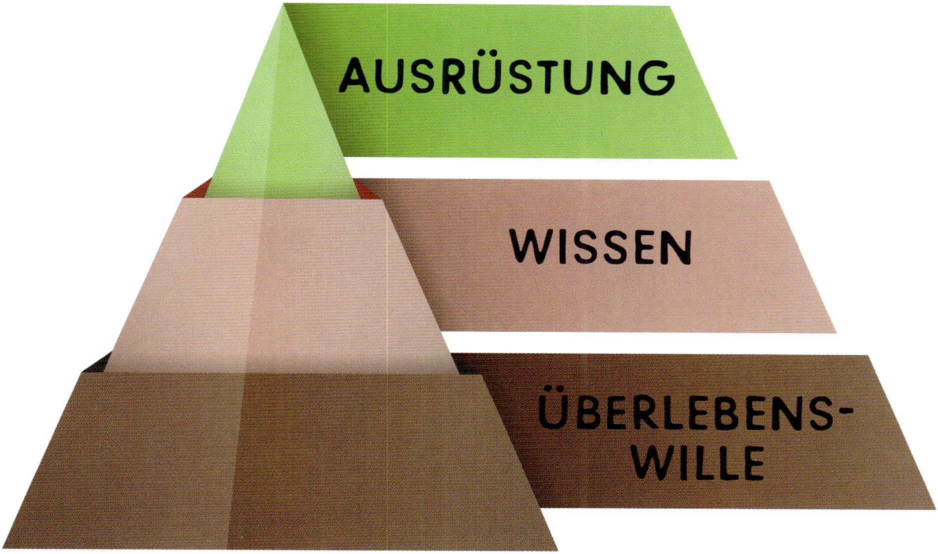

In einer Notsituation wiegt der Wille zu überleben alles andere auf

In einer Notsituation muss man sich immer wieder bewusstmachen, warum man überleben will. Indem man an seine Lieben denkt oder an andere bedeutsame Aspekte des eigenen Lebens. Egal wie schlimm die Dinge stehen, machen Sie das Beste draus, halten Sie Ausschau nach einer Gelegenheit, etwas zu Ihrem Vorteil zu wenden und versuchen Sie nach Möglichkeit, der schlimmen Lage etwas Positives abzuringen. Wer nicht singen kann, soll pfeifen, wer nicht pfeifen kann, soll summen. Im übertragenen Sinne bedeutet dies, dass es immer mehrere Wege gibt, um etwas zu erreichen. Aber auch im wortwörtlichen Sinne trifft dies zu. Wenn man schon ganz allein ist, warum soll man da nicht singen, pfeifen oder summen? Es hilft, die Anspannung abzubauen.

Orientierung und Notsignale

Wildnisabenteuer verlaufen nicht immer nach Plan. Man verliert schon mal die Orientierung und verirrt sich. Aber es gibt Möglichkeiten, denjenigen, die einen zu finden versuchen, Hinweise zu geben. Bewegung, Farbe und Geräusch sind die drei besten Freunde, die man in der Natur hat, wenn man sich bemerkbar machen will. Schenken Sie der Umgebung immer größte Aufmerksamkeit. Natürlich muss man in der Wildnis nach unten sehen und achtgeben, wo man hintritt, mindestens genauso wichtig ist es aber auch, den Blick schweifen zu lassen, um durch die Landschaft zu navigieren. Dabei bemerkt man Orientierungspunkte, an die man sich später erinnert und behält die Richtung im Auge. Apropos Orientierungspunkte: Man darf auf keinen Fall vergessen, hinter sich zu schauen, wenn man einen passiert hat, denn so manche Landmarke sieht aus verschiedenen Blickwinkeln und Richtungen ganz unterschiedlich aus. Besonders beim Versuch, den Rückweg zu finden, kommt einem dies zugute.

> *„Verlass die Hauptstraße, schlage Fußwege ein!“*
> *—Pythagoras*

Orientierungspunkte nutzen

Es gibt Berichte von Leuten, die einer Straße oder bewohnten Gegend ganz nahe waren, aber die Richtung nicht halten konnten und deshalb immer im Kreis gelaufen sind. Eine Methode, um die Richtung zu halten, besteht darin, sich je einen markanten Punkt vor sich und einen hinter sich zu suchen. Gehen Sie zu dem vor Ihnen, halten an, drehen sich um 180° und schauen nach hinten. Liegt der hintere Punkt noch genau hinter Ihnen? Suchen Sie nun den nächsten markanten Punkt vor sich und wiederholen Sie das Ganze so oft, bis Sie vertrautes Terrain erreicht haben.

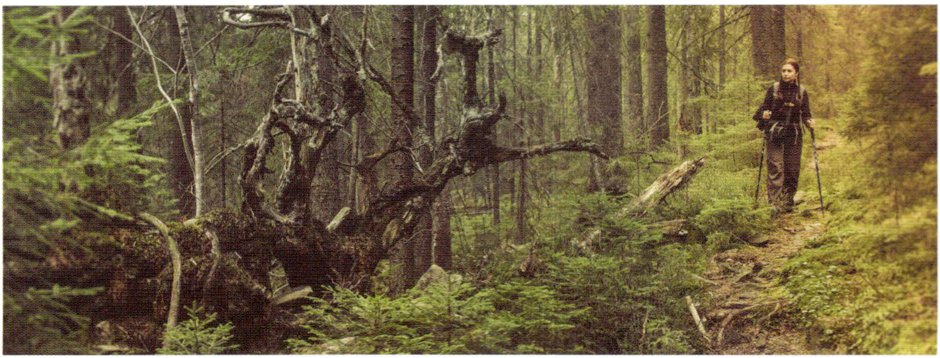

Ein umgestürzter Baum kann ein beachtenswerter Orientierungspunkt sein

Einen Kompass basteln

Ein Kompass ist nur dann hilfreich, wenn man weiß, in welche Richtung man gehen will oder wenn man eine Karte hat. Eine Karte – einer aus Papier gehen übrigens nie die Batterien aus! – oder zumindest eine Vorstellung von der Geografie der Gegend ist neben einem Kompass unabdingbar. Einige Victorinox-Modelle und -Sets verfügen über einen Kompass, wer also glücklicher Besitzer eines solchen Modells ist, mag diesen Abschnitt überspringen. Was aber, wenn der Kompass kaputtgeht? Ich persönlich habe immer das Swiss Champ dabei – ohne Kompass. Das Champ verfügt aber über etwas anderes, das mir weiterhilft: eine Stecknadel. Wenn ich diese magnetisiere, kann ich sie in eine Kompassnadel verwandeln. Dazu bieten sich folgende Möglichkeiten:

- **Die Nadel mehrmals an einem Stück Seidenstoff reiben.**
- **Die Nadel ein paarmal in immer derselben Richtung an einem Magneten entlangreiben.**

Sobald die Nadel magnetisiert wurde, legt man sie auf das kleinste Blatt das man finden kann und das die Nadel gerade noch so trägt und setzt das Blatt mitsamt der Nadel in eine Pfütze oder ein Gefäß mit Wasser. Wurde sie richtig magnetisiert, beginnt sich die Nadel mitsamt dem Blatt zu drehen. Sobald sie stillsteht, liegt sie in Nord-Süd-Richtung. Ich empfehle mehrere Versuche, um Messfehler auszuschließen.

Einen Zirkel basteln

Ein Zirkel ist hilfreich, wenn man Entfernungen auf Landkarten bestimmen will, erfüllt aber auch andere Funktionen. Da ich für mein Leben gern schreibe, skizziere und kritzele, habe ich immer drei Stifte dabei: einen hölzernen Bleistift, einen Kuli und einen Filzstift. Das empfehle ich jedem, denn Stifte sind nützlich. Wahrscheinlich ist deshalb auch Victorinox dazu übergegangen, einen Kugelschreiber in einige Modelle zu integrieren.

Bei Modellen mit ausfahrbarer Kugelschreibermine klappt man einfach eins der spitzen Werkzeuge ein Stück

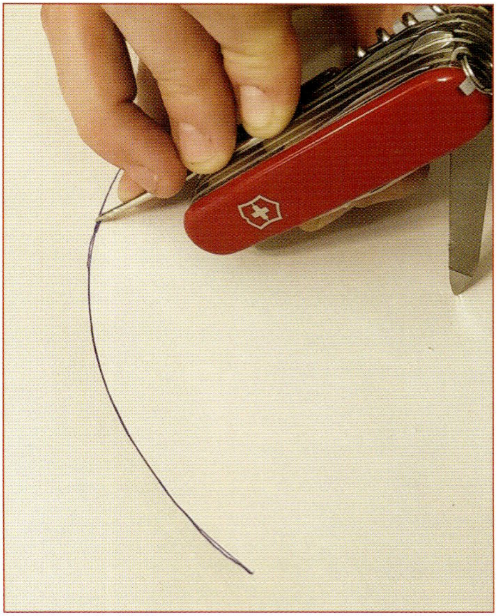

Das Taschenmesser als Zirkel – funktioniert sogar ohne integrierten Kugelschreiber

aus und sticht es als Zirkelnadel im Kreismittelpunkt ein. Der ausgefahrene Kugelschreiber dient als beweglicher Schenkel und zeichnet Kreisbögen. Mit beiden Schenkeln lassen sich Distanzen messen.

Besitzt das Taschenmessermodell selbst keinen Kugelschreiber, lässt es sich mit einem externen Stift als Zirkel verwenden, den man mit Schnur oder Klebeband am Griff des Messers befestigt.

Notsignale

Signalisieren mit leuchtenden Farben

Leuchtend bunte Farben fallen in der Natur mit ihren gedeckten Tönen auf. Wer sich verirrt hat, kann sein legendäres rotes Schweizer Taschenmesser an einen exponierten Ast eines Baumes hängen oder in offenem Gelände auf einen Felsen legen. Wenn die Gegend mit dem Fernglas abgesucht wird, entdeckt man es vermutlich. Klappen Sie vorher alle Werkzeuge aus, um eine größere Oberfläche zu schaffen, die Lichtstrahlen reflektiert.

Rettungskräfte erspähen solche Lichtreflexionen aus weiter Entfernung, sogar von einem Flugzeug aus. Haben Sie keinen Signalspiegel dabei, springt auch hier das Schweizer Taschenmesser mit der Messerklinge oder einem anderen blankglänzenden Werkzeug ein. Es wird ausgeklappt, die Fläche in Richtung nahender Rettungskräfte gehalten und so hin- und hergekippt, dass sie das Sonnenlicht einfängt und reflektiert. Ist die Metalloberfläche stark zerkratzt oder schmutzig, kann man sie vorab mit sehr feinem Sand o. ä. polieren.

Den Weg markieren

Manchmal liegt die Rettung einfach darin, zu gehen und die Notsituation hinter sich zu lassen. Markieren Sie den Weg, den sie gekommen sind und den, den Sie nun einschlagen – für den Fall, dass Sie die Orientierung verlieren und den Weg zurückgehen müssen oder Rettungskräfte auf Ihren Pfad stoßen. Pfeile oder andere Markierungen lassen sich mit der Klinge oder anderen Werkzeugen des Schweizer Taschenmessers in Bäume einritzen. Stoffstücke kann man abschneiden und wie Markierungsfähnchen in Bäume hängen. Auch Äste oder exponierte Pflanzen abzubrechen gehört zu den

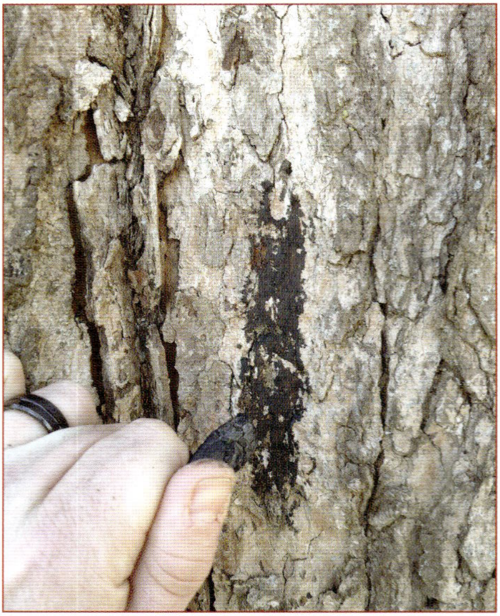

Noch eine Markierungsmethode: Verkohltes Holz vom letzten Lagerfeuer dient als Markierungskreide auf Oberflächen wie Baumrinde oder Felsen. Von Nachteil ist, dass der nächste Regen sie wohl abwäscht.

Wegmarkierungsmethoden. Alles, was unnatürlich aussieht, zieht die Aufmerksamkeit anderer auf sich und erhöht die Chancen, gefunden zu werden.

Zettelchen hinterlassen

Bei einigen Victorinox-Modellen ist ein Kugelschreiber integriert. Sofern etwas Beschreibbares wie Papier vorhanden ist, kann man entlang des Weges Notizen hinterlassen: In welche Richtung man geht oder ob man medizinische Hilfe benötigt beispielsweise. Die Zettelchen sollten mit einem Stein beschwert oder an bzw. mit einem Zweig festgepinnt werden.

Ein Schreibgerät lässt sich auch problemlos improvisieren: Einen Zweig mit dem Messer spitz schnitzen und dieses Ende so lange ins Feuer halten, bis es ausreichend angekohlt ist. Damit lässt es sich auf harten Oberflächen fast wie mit einem Bleistift schreiben und zeichnen – es erinnert ein wenig an die Straßenmalkreide von Kindern.

Signalfeuer

Signalfeuer sollten möglichst in offenem Gelände und etwas erhöht angelegt werden, schließlich sollen der Rauch und auch das Feuer selbst weithin sichtbar sein. Ein Blätterdach zerstreut die Rauchsäule. Auch ist vorab genug Feuerholz bereitzulegen, ebenso genügend Zunder, damit das Feuer schnell brennt. Zum Anzünden kann die Lupe oder ein Feuerstahl verwendet werden (siehe den Abschnitt zum Feuermachen ab Seite 82). Sobald ein stabiles Glutbett vorhanden ist, wird grünes Laub verbrannt, um eine Säule dichten weißen Rauchs zu erzeugen, die weithin sichtbar ist.

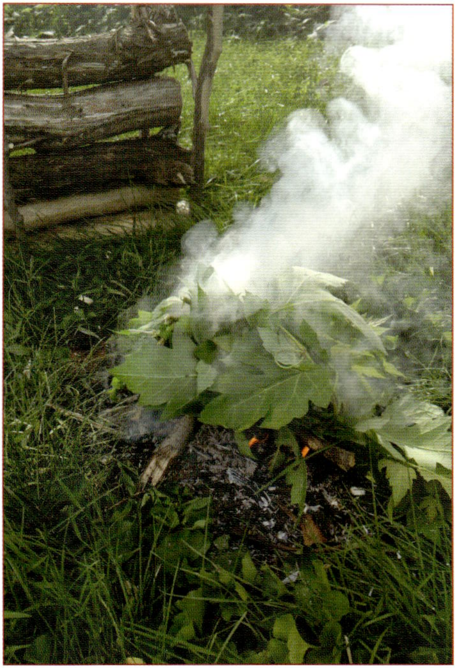

Selbst wenige grüne Blätter erzeugen schon viel weißen Qualm

SIGNALSPIEGEL

Benötigt werden

- **Getränkedose aus Aluminiumblech**
- **Messer oder Schere**
- **Ahle**

ZEITAUFWAND

5–10 Minuten

Ein Signalspiegel ist ein einfaches und doch sehr wichtiges Ausrüstungsteil. Er besteht aus reflektierendem Material und weist in der Mitte ein Loch auf. Verwendet wird er, um durch Reflexion des Sonnenlichts einer potentiellen Rettungsmannschaft den eigenen Standort auch über große Distanz anzuzeigen. Wer in der Wildnis unterwegs ist, hat meist einen Signalspiegel dabei, ansonsten muss man eben improvisieren und gleich noch etwas Müll einer neuen Nutzung zuführen – leider findet man menschliche Hinterlassenschaften selbst in den abgelegensten Regionen dieser Welt.

1. Zunächst mithilfe eines spitzen Werkzeugs am Schweizer Taschenmesser ein kleines Loch in die Seite der Dose stechen. Da ansetzen und die Getränkedose der Länge nach aufschneiden. Ziel ist ein rechteckiges Stück Blech.

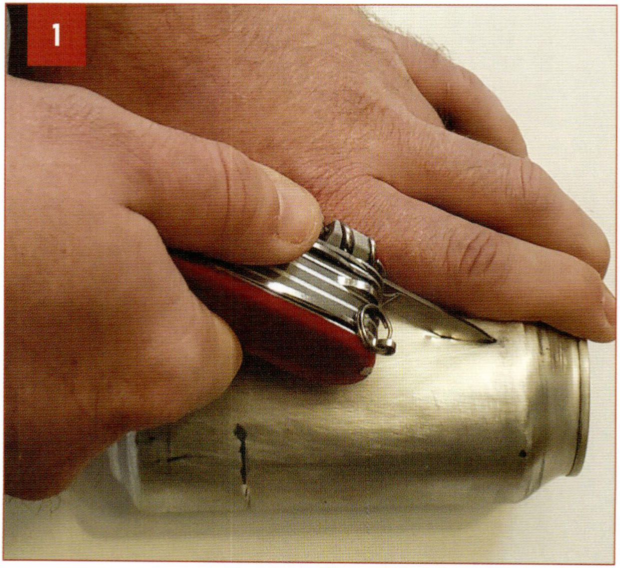

2. Nun mit der Schere im rechten Winkel zum ersten Schnitt am oberen und unteren Ende der Dose entlangschneiden. Nach mehreren Zentimetern erneut die Schnittrichtung um 90° wenden und einen zweiten Längsschnitt setzen – und schon hält man ein rechteckiges Stück Blech in Händen. Da eine glänzende, reflektierende Oberfläche benötigt wird, verwende ich die Innenseite des Dosenblechs als Vorderseite des Signalspiegels, die beim Signalgeben nach vorn gerichtet ist. Wenn man nun von der Rückseite aus ein kleines rundes Loch in die Mitte des Blechrechtecks schneidet (siehe Schritt 3), entstehen kleine scharfe Blechgrate, die aber nach vorn zeigen, wo sie mich nicht weiter stören. Am Auge möchte man diese Grate hingegen nicht haben. Sicherheit geht vor.

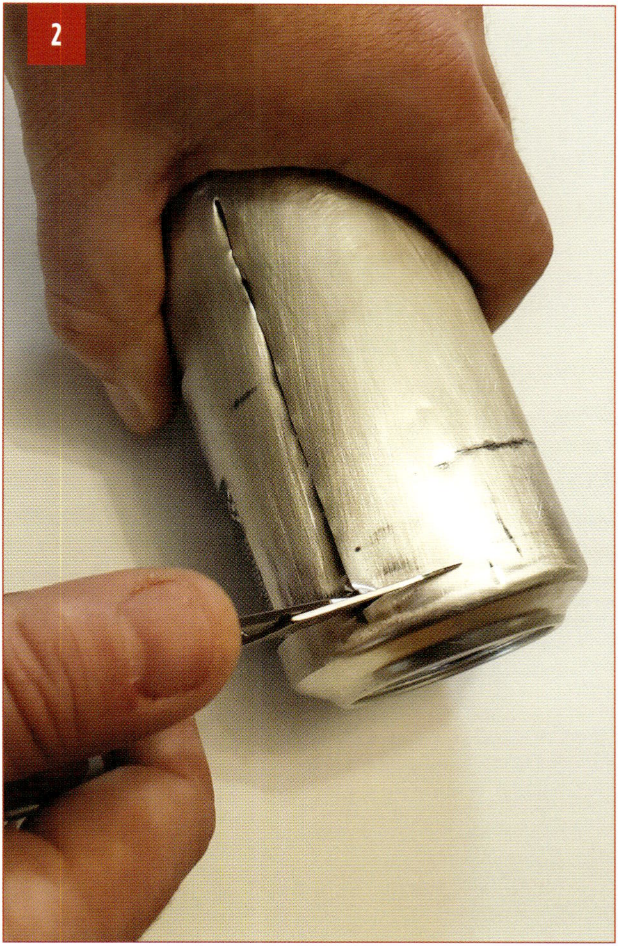

3. Mit Ahle oder Messerklinge ein Loch in die Mitte des Blechrechtecks schneiden. Und voilà, der Signalspiegel ist fertig!

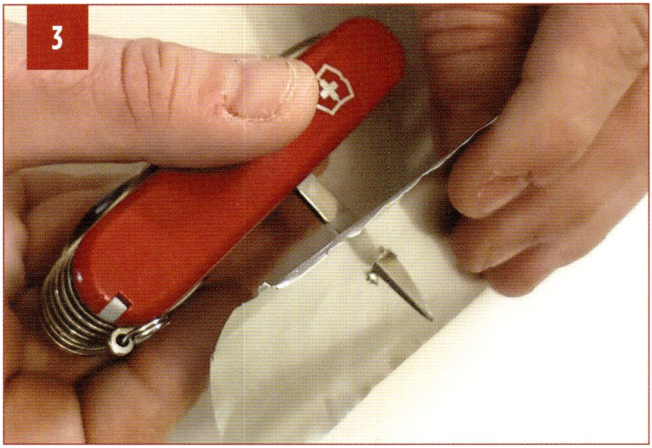

Aber wie funktioniert dieses Ding nun? Halten Sie sich den Spiegel so vors Gesicht, dass sie mit einem Auge hindurchsehen können. Mit der anderen Hand bilden Sie aus Zeige- und Mittelfinger ein V und halten es auf Armeslänge vor den Spiegel. Das ist Ihre Peileinrichtung. Bewegen Sie die ausgestreckte Hand so, dass Sie die Rettungsmannschaft, das Boot, das Flugzeug, den Hubschrauber etc. zwischen den beiden Fingern im V sehen. Ihr Auge, das Loch im Spiegel, Ihre gespreizten Peilfinger und derjenige, dem Sie Signale senden wollen, sollten also alle auf einer Linie liegen. Nun bewegen Sie den Spiegel, kippen ihn etwas hoch und runter. Über geringere Distanzen können Sie die Reflexion des Sonnenlichts an ihrer Hand und zwischen den V-förmig gespreizten Fingern auf- und abhüpfen sehen. Diese hell aufblitzende Sonnenlichtreflexion ist auch über sehr große Distanzen sichtbar.

Reflektiert die Oberfläche das Licht nicht ausreichend, sollten Sie sie mit der Hand ein wenig nachpolieren. Natürliche Poliermittel wie sehr feine lockere Erde oder Sand lassen sich ähnlich wie Schleifpapier verwenden, am besten natürlich am Wasser, um die Rückstände abspülen zu können.

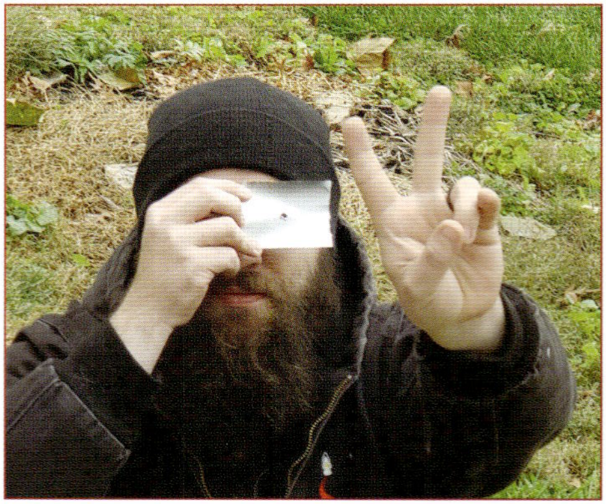

Bei Sonne funktioniert es am besten, aber auch bei bedecktem Himmel kann man damit Aufmerksamkeit erregen

HINWEIS

Das dünne Blech der Getränkedose ist extrem scharf und im Nu hat man sich geschnitten. Seien Sie also besonders vorsichtig und tragen Sie, sofern vorhanden, Handschuhe.

SIGNALPFEIFE

Benötigt werden

- **ein kleines Stück von einem Ast**
- **kleine oder große Klinge**
- **Holzsäge**

ZEITAUFWAND

20 Minuten

Signalpfeife vergessen? Kein Beinbruch! Aus Naturmaterialien lässt sich leicht eine basteln. Schneiden Sie ein mindestens bleistiftdickes Stück von einem Ast ab und schnitzen Sie eine Schallkerbe in die Oberseite. Zunächst nicht allzu tief schneiden, nur die Form andeuten. Für das Mundstück wird das vordere Zweigende schräg gegenüber der Schallkerbe im Winkel von ca. 45° angeschrägt.

Nun ist die Borke im Ganzen zu entfernen, also ohne die Röhrenform zu zerstören. Schneiden Sie sie dazu am hinteren Ende rundherum ein, ohne ins Holz selbst zu schneiden. Nun ist sie mit dem Heft des Taschenmessers oder besser mit einem weiteren Stück Holz weichzuklopfen. Beherzt rundherum und über die gesamte Länge auf die Rinde klopfen. Das macht die innerste Borkenschicht weich und löst sie, so dass die Rinde an einem Stück vom Holzkern abgezogen werden kann. Beim Ziehen die Rinde leicht hin- und herdrehen, das erleichtert diesen kniffligen Schritt.

Wenn die Rindenhülse lose ist, legen Sie sie für später zur Seite. Mit dem Messer tragen Sie nun vom Mundstück aus längs eine dünne Schicht bis hin zur Schallkerbe ab. Mit diesem Schnitt entsteht der Luftkanal vom Mundstück zur Schallkammer. Höhlen Sie den Rest der Schallkammer vorsichtig aus.

Wenn die Schnitzerei im Innern der Pfeife fertig ist, schieben Sie leicht drehend die Rindenhülse vorsichtig wieder darüber, und zwar so, dass die Schallkerbe in der Rinde und ihr Pendant im Holzkern genau übereinanderliegen. Um den gewünschten Ton zu erzeugen, muss man beim Schnitzen von Schallkammer und Luftkanal sicher etwas herumprobieren. Aber wenn man schließlich den Bogen heraushat, macht die Pfeife einen ziemlich lauten Ton.

Alternative Signalpfiffe

Es gibt eine weniger arbeitsintensive Methode, laute Pfeifgeräusche zu erzeugen. Schneiden Sie dazu mit dem Messer in chirurgischer Präzision einen besonders breiten Grashalm ab. Klemmen Sie den Grashalm so zwischen die Daumen, dass er von deren Spitzen und den Daumenballen gehalten wird. Drehen Sie die Daumen leicht nach innen, damit sich ein kleiner Kanal bilden kann. Der Mittelteil des Grashalms liegt darin frei. Beugen Sie die Spitzen der Daumen und benutzen Sie die Daumenknöchel als Mundstück, hier blasen Sie hinein. Ein fiependes Geräusch entsteht, das ziemlich laut sein kann. So zu pfeifen habe ich schon als Kind gelernt und häufig angewandt.

Feuer entfachen

Feuer ist eines der ältesten und wichtigsten Hilfsmittel der Menschheit. Die Fähigkeit, in einer Notlage ein Feuer anzuzünden, kann nicht hoch genug bewertet werden. Denn ganz sicher möchte man sich gerade in so einer Situation warmhalten, etwas zu essen kochen, wilde Tiere und Insekten fernhalten und per Rauchzeichen auf sich aufmerksam machen. Außerdem begeistert es mich, auf wie viele verschiedene Arten man Feuer machen kann.

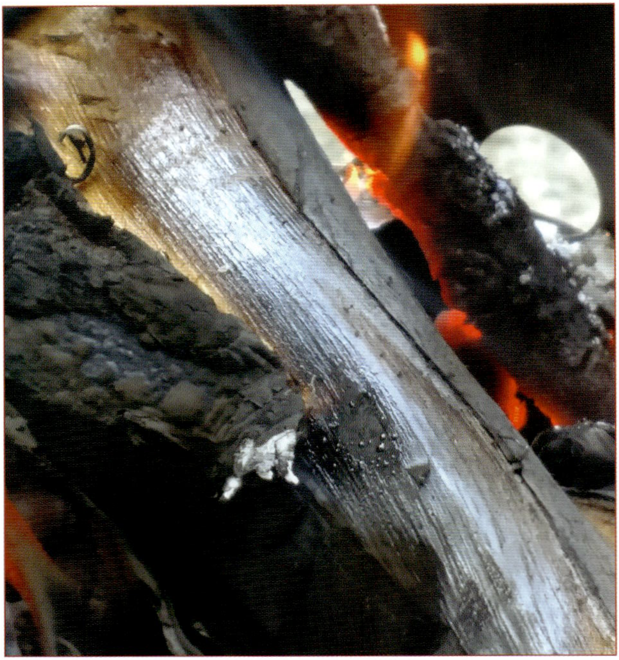

Meine persönliche Erfahrung

Ich war mal zu einer Party mit großem Lagerfeuer eingeladen. Man bat eins der Kinder, das Feuer in Gang zu bringen. Er schnappte sich einen grünen Ast und hielt ein Feuerzeug dran. Nachdem ich ein paar Minuten zugeschaut hatte und niemand Anstalten machte einzuschreiten, tat ich es. Ich erklärte ihm, warum das mit frischem Holz niemals funktionieren kann. Er hätte das gesamte Feuerzeugbenzin aufbrauchen können, und doch hätte der Ast kein Feuer gefangen. In einer Notsituation sind Dinge wie Feuerzeugbenzin kostbar und um jeden Preis zu schonen.

Gewiss kennen Sie das Sprichwort „Wo Rauch ist, da ist auch Feuer". Aber wenn man versucht, ein Feuer anzuzünden, stimmt es nur bedingt. Sollten Sie je versucht haben, ein Feuer mit unkonventionellen Methoden zu entzünden, wissen Sie, wovon ich rede. Deshalb hier ein paar nützliche Tipps:

- **Geduld haben! Ein Feuer zu entzünden, ob nun mithilfe von Funken, durch Reibung oder mit einem Feuerzeug, ist nicht immer einfach. Wenn dazu noch widrige Umstände kommen (man friert vielleicht, ist hungrig, müde usw.), kann dies schnell zu einer mehr als nur frustrierenden Erfahrung ausarten.**
- **Immer genügend Brennmaterial bereithalten!** Wenn die ersten Flämmchen erst einmal züngeln, will man nicht losstürzen müssen, um Brennmaterial herbeizuschaffen. Auch ein großes Zundernest und ein Stapel Anmachholz sollten bereitliegen. Ein großes Stück Holz braucht eine Weile, ehe es zu brennen beginnt, Zunder und Anmachholz hingegen brennen schnell an, so kommt das Feuer in Gang.
- **Das Feuer nicht ersticken!** Wie schön, wenn das Feuer erst einmal brennt. Aber wenn man vor lauter Freude die Geduld verliert und zu schnell zu viel Brennholz auflegt, kann dies das Feuer ersticken und es erlischt. Zunächst einmal muss man es hätscheln und ihm die Chance geben, in Ruhe zu wachsen.

NÜTZLICHE ERGÄNZUNGEN

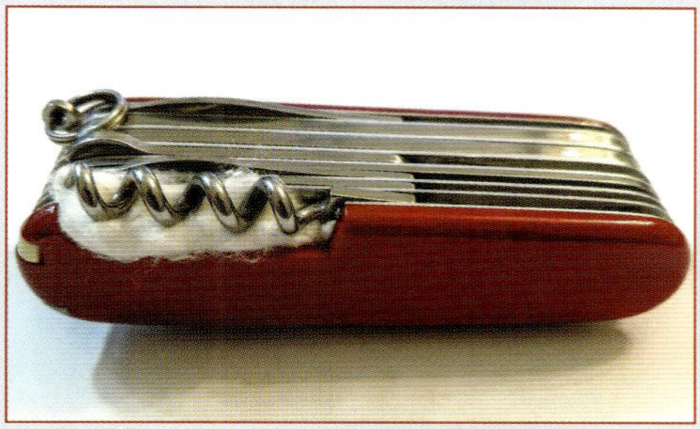

Ein klein wenig Watte, unter dem Korkenzieher platziert, dient als Zunder. Da Watte sich gut komprimieren lässt, kann man auch gleich einen ganzen Wattebausch auf den Korkenzieher aufziehen.

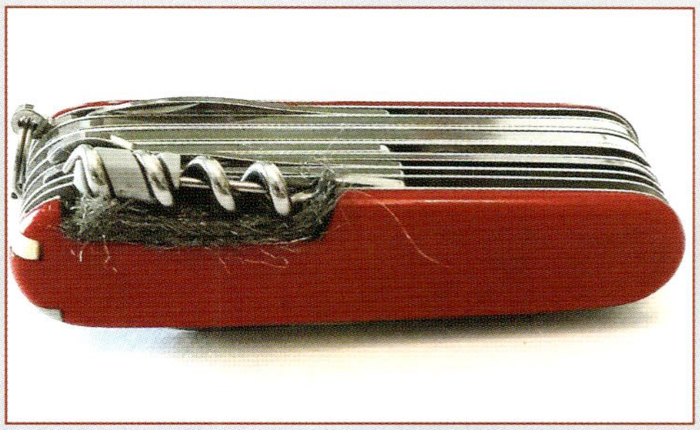

Ein bisschen Stahlwolle, unter dem Korkenzieher aufbewahrt, ergibt in Verbindung mit einer Batterie einen hervorragenden Feueranzünder

Materialien zum Feuermachen sollte man immer dabeihaben. Zwar kann es selbst unter besten Voraussetzungen schwierig sein, ein Feuer in Gang zu bekommen und unter widrigen erst recht, aber mit den richtigen Hilfsmitteln stehen die Chancen zumindest besser.

Ich habe festgestellt, dass das, was man sich zu Hause selbst zusammenstellt, nicht nur billiger ist, sondern auch besser funktioniert als die meisten Feuermach-Sets, die man fertig zu kaufen bekommt. Man kann so ein Päckchen so groß oder so klein halten, wie man möchte und nur das hineintun, womit man gut zurechtkommt. Unten abgebildet sind ein paar Dinge, die auf keinen Fall fehlen sollten. Wer ein Gürteletui für sein Schweizer Taschenmesser besitzt, kann ein paar Feuermachutensilien auch da mit hineinpacken. Grundsätzlich gehören mindestens zwei Sachen hinein: etwas, um Funken oder eine Flamme zu erzeugen, und etwas, das als Zunder dient.

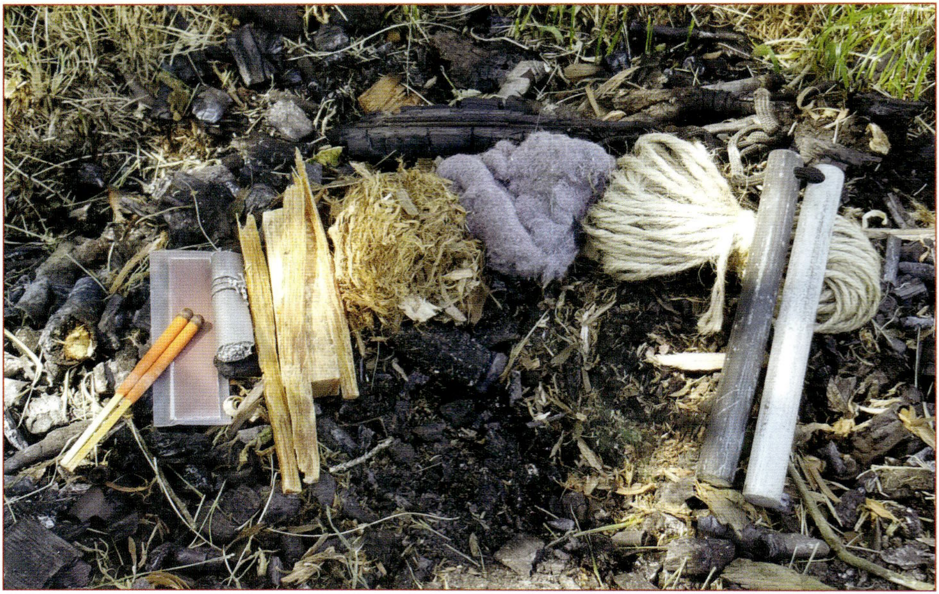

Von links nach rechts: Sturmstreichhölzer mit Reibefläche, Magnesiumspäne eingewickelt in Gewebeklebeband, Kienspäne (harzreiches Nadelholz), zerfaserte Zedernrinde, Wäschetrocknerflusen, Juteschnur, zwei Feuerstähle (links aus Auermetall, rechts aus Mischmetall mit höherem Magnesiumanteil) und Holzkohlestückchen. Was fehlt? Natürlich das Naheliegendste, das immer dabei sein sollte: ein Feuerzeug!

Der Grundstock eines Feuers

Holz, das unmittelbar auf dem Erdboden gelegen hat, ist meist feucht, deshalb sollte man lieber Feuerholz sammeln, das luftig oder etwas erhöht lag. Wenn man ein Feuer anmachen will, braucht man aber erst einmal ein Zundernest und Anmachholz, diese beiden bilden den Grundstock eines jeden Lagerfeuers. Zunder zu finden ist gewöhnlich schwieriger als Anmachholz, denn er muss aus einem sehr feinen und trockenen Material bestehen – wie eben ein Vogelnest. Und ja – wer ein echtes Vogelnest findet, findet vielleicht auch noch ein paar Eier zum Frühstück?

> *„Die Natur mag Einfachheit. Und die Natur ist nicht dumm."*
> —Isaac Newton

Doch es geht auch ohne Vogelnest: Einfach mit dem Messer trockene Rindenspäne von Ästen und Zweigen schälen, diese dann in der Hand zusammendrücken, verwursteln, wie einen Teigklumpen umeinanderrollen und mit dem Daumen eine Vertiefung hineindrücken. Schon hat man ein selbstgemachtes Zundernest. Anmachholz besteht aus trockenen kleinen Holzscheiten, nicht dicker als ein Finger. Wenn man einen Zweig zerbricht und er

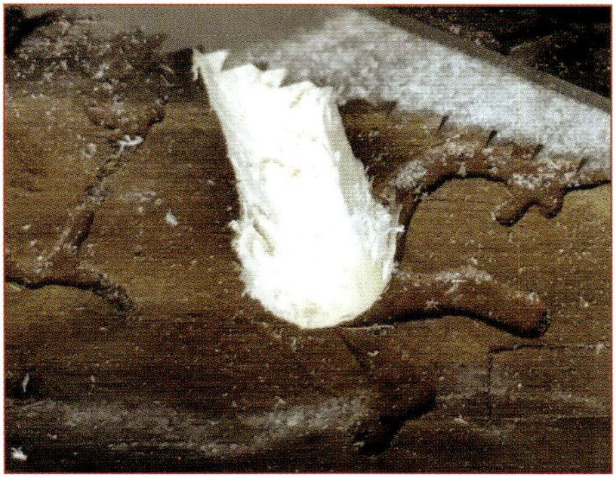

Zunder mit der Säge zu gewinnen funktioniert natürlich am besten mit trockenem Holz, aber aufgrund der extrem vergrößerten Oberfläche der Späne kann man sogar frisches Holz nehmen

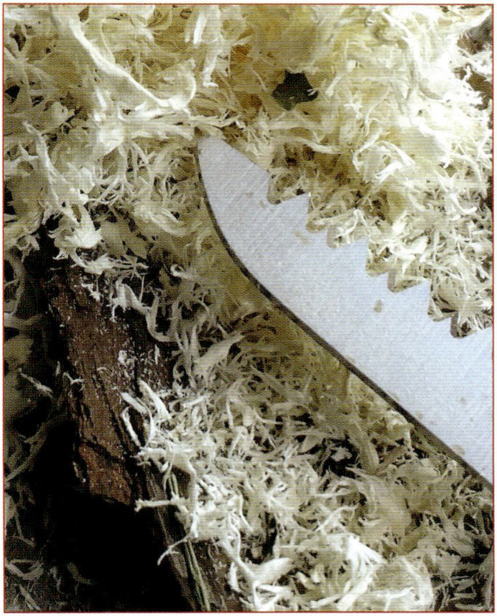

Derart feine Holzspäne brennen sehr schnell ab, deshalb einen großen Haufen davon bereithalten!

dabei charakteristisch knackt, kann man davon ausgehen, dass er ausreichend trocken ist.

Ein Werkzeug, mit dem man wunderbar Zunder herstellen kann, ist die Holzsäge. Zum Sägen setzt man sie ja eher senkrecht zum Holz an. Anders bei der Zundergewinnung: Man stellt ein Stück Holz senkrecht auf den Boden und schabt fast parallel zum Holz von oben nach unten. Zum Auffangen der feinen Späne eignet sich ein untergelegtes Stück Rinde, ein Blatt oder ein Taschentuch.

Diese Späne sind sehr leicht entzündlich und in der Mitte eines Zundernests höchst wirkungsvoll.

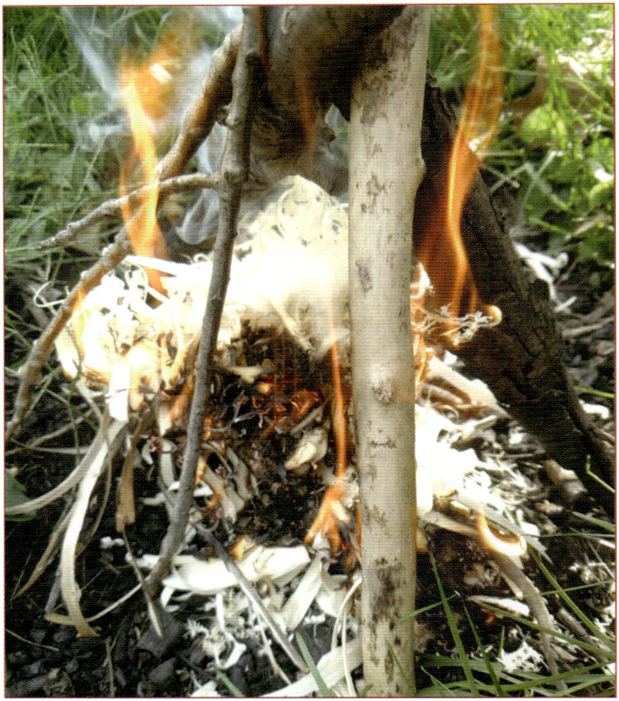

Dies sind die Späne, die ich mit der Holzsäge abgeschabt habe. Obwohl es an jenem Tag sehr windig war, gelang es mir, sie mit einem einziger Streichholz in Brand zu setzen.

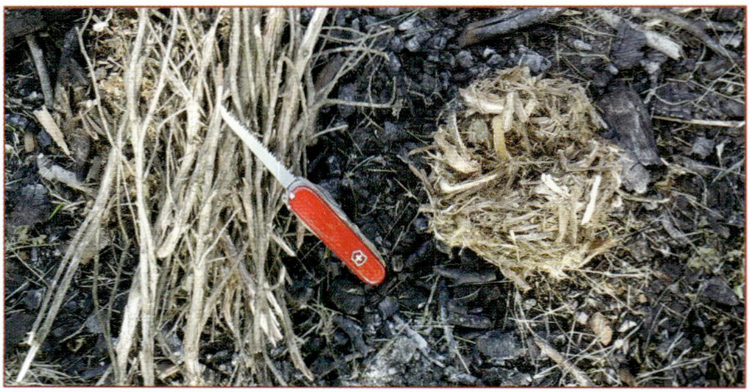

Von links nach rechts: Anmachholz, Swiss Champ und zu einem Zundernest zusammengedrehte Rindenspäne

Spanbäumchen zum Feuermachen, in Fachkreisen Feathersticks genannt, helfen besonders bei starkem Wind, die ersten Flammen am Brennen zu halten. Um Feathersticks zu schnitzen, beginnt man an der Spitze eines Zweiges dünne Späne abzuheben, ohne sie jedoch komplett abzutrennen. Mit dem Daumen drückt man kontrolliert nach (siehe Seite 59). Die Späne kringeln sich nach außen und werden nach unten hin größer. Mit derselben Methode lassen sich auch Streichhölzer in Feathersticks verwandeln. Besonders die kleine Klinge eignet sich für derart winzige Schnitzereien.

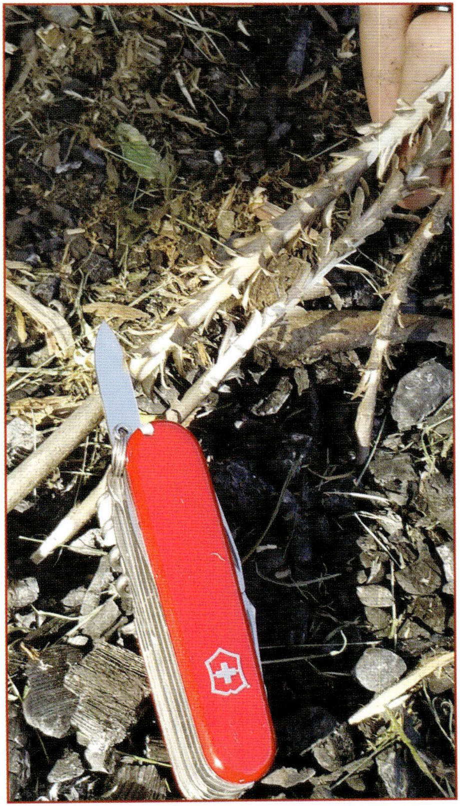

Drücken Sie beim Schnitzen mit dem Daumen kontrolliert nach, um die kleinen Spankringel nicht abzutrennen

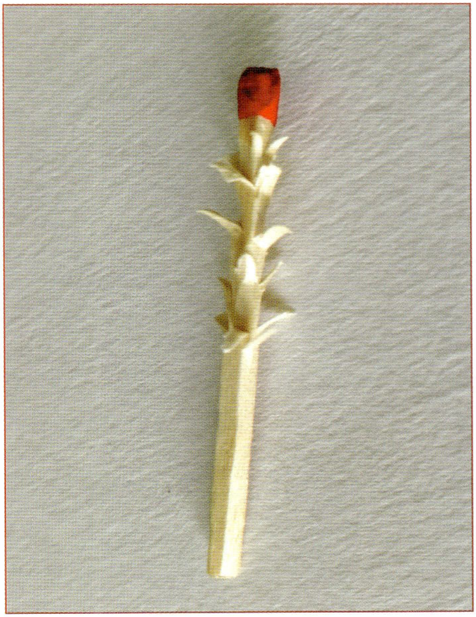

Ein zum Spanbäumchen umfunktioniertes Streichholz erzeugt eine größere Flamme. Vorsichtig anzünden, damit das Streichholz nicht zerbricht!

FEUERSTAHL

Benötigt werden

- **Feuerstahl**
- **Schaber aus Metall**
- **Zunder**

ZEITAUFWAND

1 Minute unter Idealbedingungen, mit optimalen Materialien und Erfahrung

Feuerstahl besteht heutzutage meist aus einer unter dem Namen Auermetall bekannten Cer-Eisen-Legierung. Wenn man mit einem weiteren Stück Metall daran entlangschabt, bilden sich Funken. Viele Wildnisfreunde haben einen Feuerstahl immer dabei, da er sich kaum verbraucht und sogar bei Feuchtigkeit funktioniert. Feuerstähle sind in verschiedenen Größen und Formen im Handel erhältlich.

Die Feuerstähle, die ich verwende, haben ein Loch und lassen sich einfach mit einem Stück Paracord am Schlüsselring des Schweizer Taschenmessers befestigen. Normalerweise verwende ich als Schaber den Messerrücken, nicht jedoch den des Schweizer Taschenmessers. Aus zwei Gründen: Zum einen lassen sich mit einem Schaber aus Edelstahl kaum Funken erzeugen und zum anderen sind viele der Klingen am Schweizer Taschenmesser nicht arretierbar und würden zuklappen und die Finger einklemmen, wenn man ihren Rücken mit Druck gegen den Feuerstahl riebe. Deshalb empfehle ich die Verwendung der Metallsäge wie unten abgebildet oder auch ihren Rücken. Halten Sie den Feuerstahl so, dass sein Ende das Zunderbündel berührt und schaben Sie mit der Metallsäge kräftig und schnell am Feuerstahl entlang, um Funken zu erzeugen. Sobald Rauch aufsteigt, sachte hineinblasen, damit sich die Glut vermehrt und Flammen entspringen.

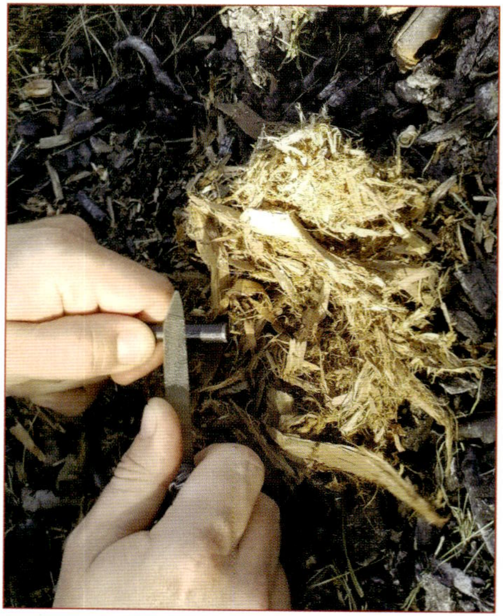

Der Feuerstahl muss eigentlich viel näher an den Zunder gehalten werden als abgebildet

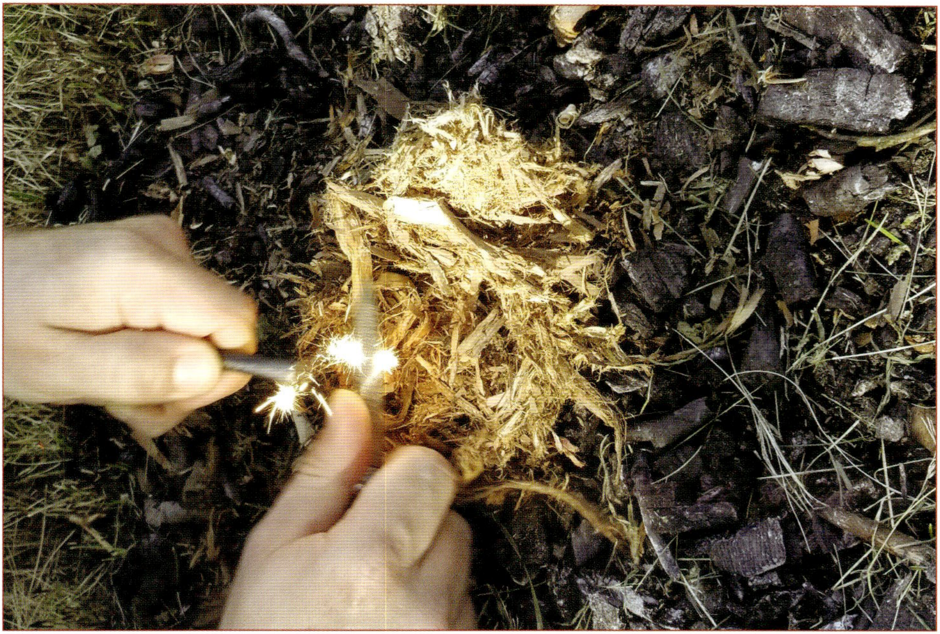

Wird der Feuerstahl richtig nah an den Zunder gehalten, fliegen die Funken, die auf dem Foto erkennbar sind, direkt in die Mitte des Zundernests

Sollten Sie Schwierigkeiten haben, Funken zu erzeugen, dann sollten Sie den Schaber in der Nähe des Zunderbündels festhalten und den Feuerstahl unter dem Schaber platzieren. Ziehen Sie den Stab nun über den Schaber hinweg zu Ihrem Körper hin.

HINWEIS

Nicht mit so viel Schwung am Feuerstahl entlangschaben, dass Sie mit dem Schaber den Zunder wegschieben. Beim Funkenschlagen geht es mehr um Druck zwischen Schaber und Feuerstahl als um Geschwindigkeit. Als ich mit dieser Technik anfing, ist mir dieser Fehler häufig unterlaufen. Sollten Sie Schwierigkeiten haben, Funken zu erzeugen, dann sollten Sie den Schaber in der Nähe des Zunderbündels festhalten und den Feuerstahl unter dem Schaber platzieren. Ziehen Sie den Stab nun über den Schaber hinweg zu Ihrem Körper hin.

BOGENBOHRER

Benötigt werden

- **zwei Hölzer** (ein Stück Hartholz für die Bohrspindel und ein Stück Weichholz für das Bohrbrett)
- **Druckstück zum Festhalten** (ein Stein, eine Muschelschale, ein Stück Holz o. ä.)
- **ein Stück Schnur**
- **Zunder**
- **Messer und Holzsäge**

ZEITAUFWAND

10 Minuten unter Idealbedingungen, mit optimalen Materialien und Erfahrung

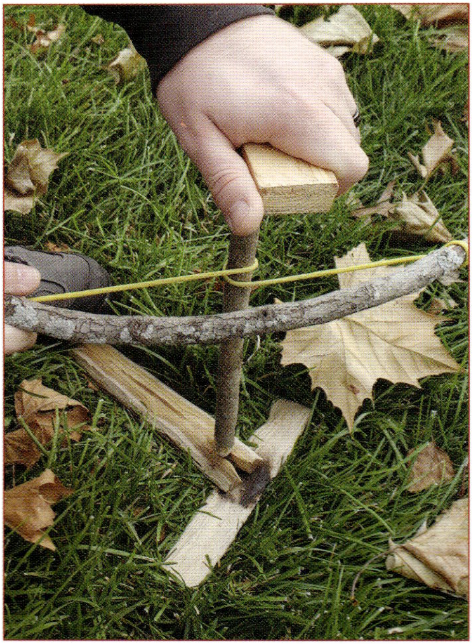

Bei Feuermachtechniken, die auf Reibung basieren, gelangt man schnell an die Grenzen der eigenen Kraft. Deshalb wenigstens bequem hinhocken!

Einen Bogenbohrer, auch Fiedelbohrer genannt, zum Feuermachen zu benutzen, ist zwar recht archaisch, aber wirksam. Es erfordert jedoch Geduld. Wie bei den meisten Wildnisfertigkeiten empfehle ich dringend, im Vorfeld zu üben, ehe die Technik wirklich gebraucht wird. Selbst in einer geschützten Atmosphäre (zu Hause) hatte ich so meine Schwierigkeiten mit dieser Methode. Entweder es klappt sofort oder gar nicht. Innerhalb weniger Minuten hatte ich einen qualmenden Haufen Holzstaub produziert, musste nach einer Stunde verzweifelten Bohrens dann aber doch aufgeben.

Suchen Sie zunächst nach einem geeigneten Ast für den Bogen, wenn möglich, aus trockenem Holz. Frisches Holz ist zu elastisch und überträgt die Zugkraft nur ungenügend auf die Bohrspindel.

Nun kommt die Bohrspindel an die Reihe. Schnitzen Sie mit dem Messer das untere Ende eines Hartholzstocks konisch zu. Das obere etwas abrunden, damit sich der Bohrer später leichter dreht. Ins Weichholzstück schneiden Sie nun mit der Holzsäge eine V-förmige Kerbe. Gleich oberhalb der Kerbe bohren Sie mit der

Messerspitze ein kleines Loch ins Holz, hier wird der Bohrer eingesetzt. Der Schlitz sorgt für Luftzufuhr beim Erwärmen und gleichzeitig wird das verkohlte Holzmehl, das beim Bohren entsteht, durch diesen Kanal gezielt gesammelt.

Machen Sie eine Schlinge, indem Sie die Bohrspindel einmal um die Schnur drehen. Mit einem Stein, einer Tasse oder einem Stück Holz halten Sie die Spindel am oberen Ende fest. Dieser als Druckstück verwendete Gegenstand sollte eine Vertiefung aufweisen, in der das abgerundete Ende der Spindel sitzt. Durch Schmierung verringert sich die Reibung zwischen Druckstück und Bohrspindel. Lippenbalsam, Vaseline, Öl oder Tierfett bieten sich hier an. Das Bohrbrett sollte auf einer trockenen Ebene ruhen, zum Beispiel auf einem Stück Baumrinde. Hier ist Feuchtigkeit unbedingt zu vermeiden. Bei angenehmen Temperaturen kann man das Bohrbrett mit nackten Füßen festhalten.

Knien Sie sich mit einem Bein hin und stellen Sie den anderen Fuß ein ganzes Stück vom Bohrloch entfernt aufs Bohrbrett. Der Arm, der das Druckstück hält, ruht auf diesem Bein. Bewegen Sie den Bogen nun hin und her, die Spindel dreht sich dabei. Üben Sie über das Druckstück Druck auf die Bohrspindel aus. Um das richtige Gefühl für diese Technik zu bekommen, muss man ein wenig üben, aber bald schon stellt sich der richtige Rhythmus ein. Dann bildet sich feines Holzmehl, von dem, wenn es heiß genug ist, kleine Rauchwölkchen aufsteigen. Jetzt auf keinen Fall aufhören – wenn es zu rauchen anfängt, müssen Sie erst recht weitermachen! Der Rauch, den man zuerst sieht, entsteht an der Reibefläche der beiden Hölzer, es ist noch nicht das Holzmehl, das brennt.

Machen Sie ca. 30 Sekunden lang weiter, um das Holzmehlhäufchen zu vergrößern. Erst wenn vom heißen Holzstaub etwa eine Minute lang Rauch aufgestiegen ist, darf man ihn vorsichtig in die Mitte eines Zundernests geben. Falten Sie das Zundernest in der Mitte zusammen, ohne das heiße Holzmehl zu zerdrücken, und blasen Sie sacht hinein, damit sich die Glut ausbreitet.

HINWEIS

Der rauchende Holzstaub ist sehr fein und wird oft versehentlich wieder zum Verlöschen gebracht. Blasen Sie, bevor Sie ihn ins Zundernest legen, niemals direkt hinein. Wedeln Sie nur mit der Hand leicht darüber hinweg, um etwas Sauerstoff zuzuführen.

LUPE

Benötigt werden

- **Schweizer Taschenmesser mit Lupe**
- **Zunder**

ZEITAUFWAND

Abhängig von den gegebenen Umweltbedingungen

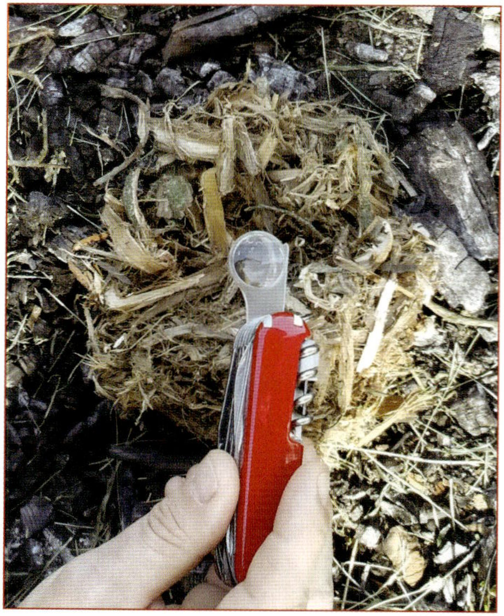

Mit etwas verkohltem Material wie Stoffzunder oder Holzkohle in der Mitte des Zundernests entsteht bei dieser Methode sehr schnell Glut

Als ich ein kleiner Junge war, habe ich am liebsten mit der Lupe Feuer gemacht (um ehrlich zu sein – es ist immer noch so). Diese Methode kann sehr schnell zum Erfolg führen und erfordert keinerlei körperliche Anstrengung, ist aber sehr vom Wetter abhängig, da sie nur bei Sonnenschein funktioniert. Am besten mittags, wenn die Sonne im Zenit steht.

Halten Sie die Lupe so, dass die stark gebündelten Sonnenstrahlen auf den Zunder treffen. Tragen Sie möglichst eine Sonnenbrille, der Lichtpunkt ist extrem hell. Intensität der Sonneneinstrahlung, Zundermaterial und Stärke der Linse bestimmen, ob und wie schnell diese Methode funktioniert. Mit der Lupe an meinem Swiss Champ und einem Stück Holzkohle habe ich schon innerhalb von dreißig Sekunden eine ordentliche Glut hinbekommen. An manchen Tagen dauerte es aber auch erheblich länger, weil sich Wolken vor die Sonne schoben. Sobald Rauch aufsteigt, ist der Glutkern sachte und gleichmäßig anzublasen, damit die Glut wachsen kann, bis eine Flamme aus ihr entspringt und den Zunder in Brand setzt.

HINWEIS

Staub auf der Linse reduziert die Wahrscheinlichkeit, ein Feuer damit zu entfachen. Beide Seiten der Lupe also vorher abwischen.

FEUERREIBE

Beim Feuerreiben entsteht, wie der Name schon sagt, Hitze durch Reibung. Diese Methode erfordert jedoch den höchsten körperlichen Einsatz. Man reibt buchstäblich zwei Stückchen Holz aneinander, bis es brennt. Also, die Ärmel hochgekrempelt und los geht's – Feuermachen wie in der Steinzeit!

Benötigt werden

- **ein Stück Weichholz für das Reibebrett**
- **ein Stück Hartholz für den Reibestab**
- **Messer**
- **Holzmeißel** (Beitel)
- **grüne Blätter und Pflanzenteile oder ein Stück Stoff zum Abpolstern der Hand**

ZEITAUFWAND

10 Minuten unter Idealbedingungen, mit optimalen Materialien und Erfahrungen

1. Man benötigt zwei Holzstücke. Das erste, idealerweise aus Weichholz, möglichst flach und eben, fungiert als Reibebrett. Das zweite ein gerader, runder Stock, idealerweise aus Hartholz. Ritzen Sie mit dem Messer die äußeren Umrisse der Furche, in welcher der Reibestock später hin- und hergerieben wird, ins zukünftige Reibebrett ein.

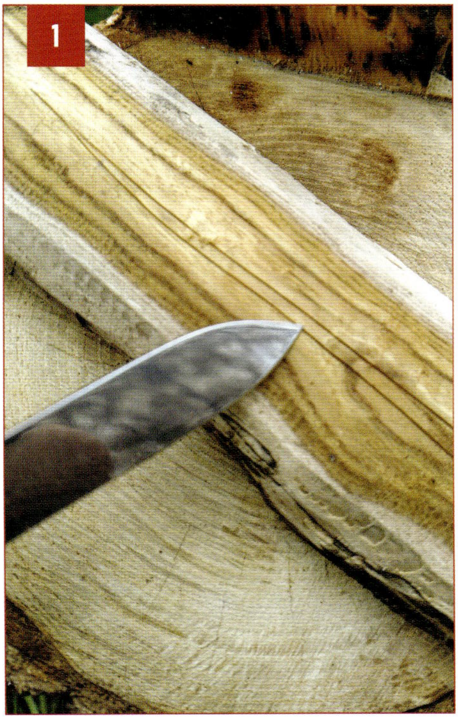

2. Sie fertigen also zunächst das Reibebrett. Legen Sie es flach auf eine Unterlage und schneiden Sie mit dem Holzmeißel des Schweizer Taschenmessers eine schmale Furche der Länge nach hinein. Mit dem Messer geht das auch, aber mit dem Beitel ist es sicherer und man schont die Messerspitze. Allzu glatt braucht die Furche nicht zu werden.

3. In dieser Furche wird mit dem Hartholzstock entlanggerieben bzw. „gepflügt“, um Reibungswärme zu erzeugen. Schnitzen Sie den Reibestock mit dem Messer an einem Ende konisch zu. Aber nicht so spitz wie einen Bleistift, nur so, dass er in die Furche passt.

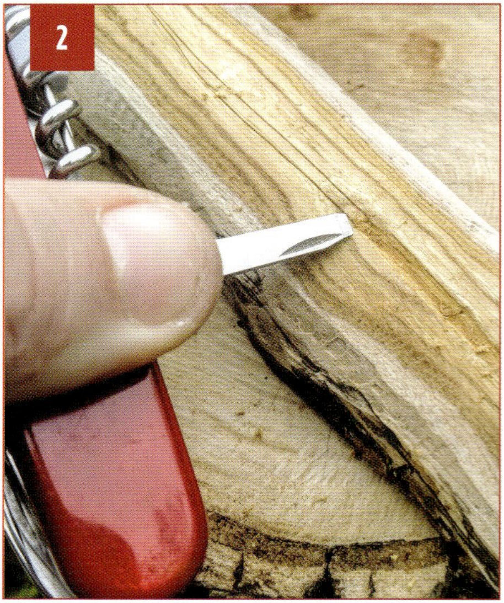

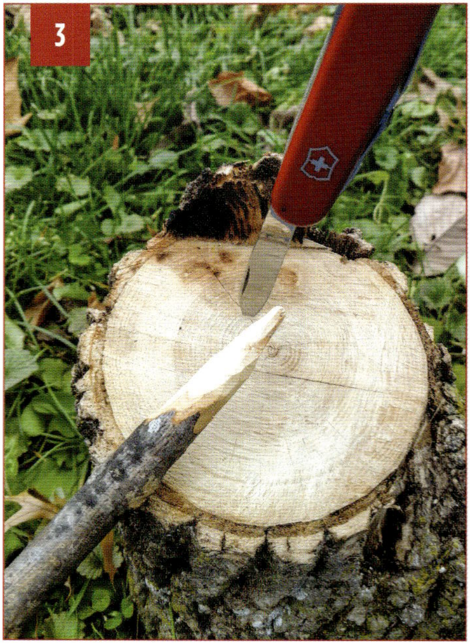

4. Polstern Sie zum Schutz der Handfläche das obere, nicht angespitzte Ende des Reibestocks mit grünen Blättern, Pflanzenteilen oder einem Stofftuch ab. Umfassen Sie das gepolsterte Ende mit einer Hand und halten Sie mit der anderen den Reibestock in der Mitte fest. Ein Wegrutschen des Reibebretts verhindern Sie, indem Sie sich auf das Ihnen zugewandte Ende stellen oder knien. Halten Sie den Stock schräg und reiben Sie ihn unter gleichmäßigem Druck die Rinne entlang. Wie Sie hier sehen, ist die Furche gar nicht so lang, nur ein paar Zentimeter. Ein längerer Reibeweg würde einen höheren Wärmeverlust und mehr Anstrengung bedingen. Durch das Reiben bildet sich feines Holzmehl am Ende der Rinne – das ist bereits ein Teil des Zunders.

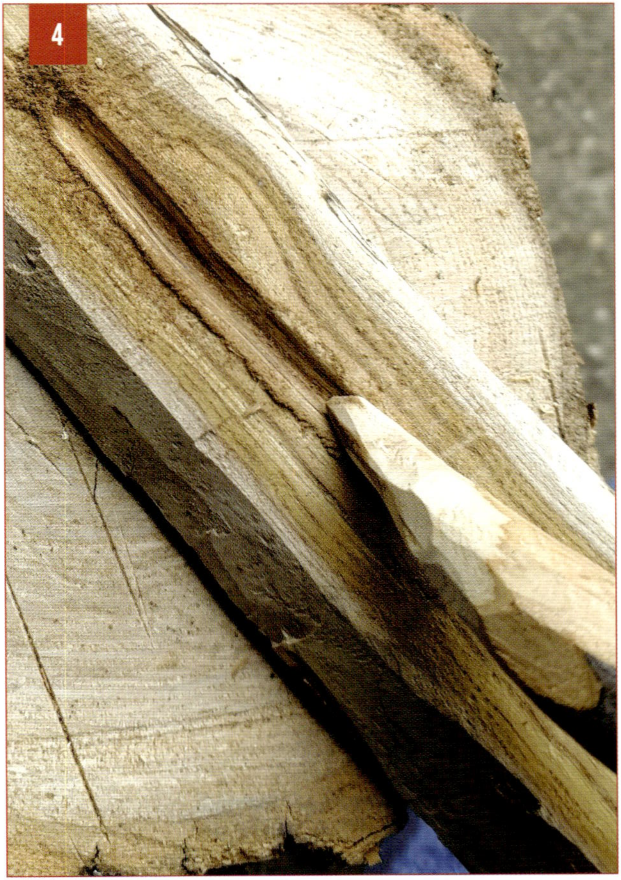

5. Reiben Sie jedes Mal nur so weit nach vorne, dass die Spitze des Reibestocks das Holzmehlhäufchen gerade so berührt, aber nicht vom Reibebrett schubst. Wenn sich genügend Holzmehl angesammelt hat und genügend Reibungswärme erzeugt wurde, bildet sich ein winziges Glutnest im Holzmehlhäufchen. Die Glut selbst ist meist nicht erkennbar, aber das Rauchwölkchen, das irgendwann aus dem Häufchen aufsteigt. Geben Sie die Glut in ein vorbereitetes Zundernest und blasen Sie sie sachte an, bis Flammen züngeln.

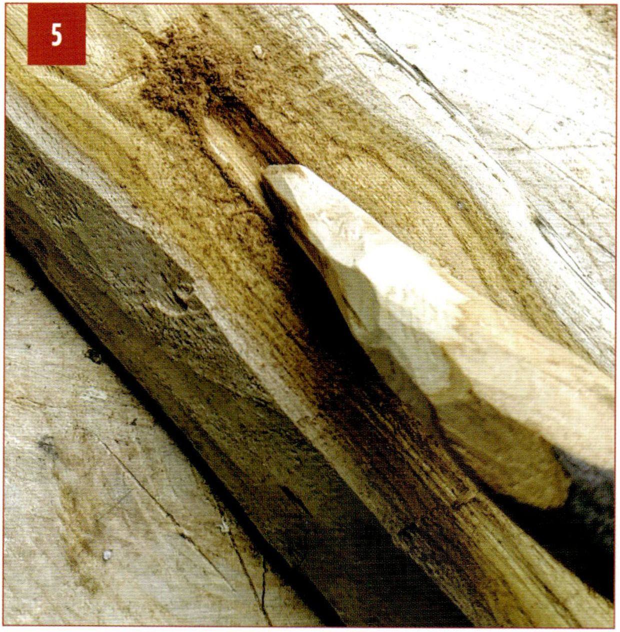

HINWEIS

Bei den auf Reibung beruhenden Methoden des Feuermachens lässt schnell die Kraft nach. Beginnen Sie langsam und gleichmäßig, damit das Holz erst einmal warm wird. Später erhöhen Sie Geschwindigkeit und Druck. Sobald das Holz schwarz wird und Rauch aufsteigt, noch mindestens 15 Sekunden lang weiterreiben! Sollte, wenn Sie dann aufhören, kein Rauch mehr aufsteigen, müssen Sie sofort wieder anfangen, ehe sich alles abkühlt.

EINEN HITZEREFLEKTOR BAUEN

Benötigt werden

- **vier Holzstöcke als Pfosten**
- **Holzsäge**
- **Messer**
- **Stämme zum Auffüllen der Wand**

ZEITAUFWAND

30 Minuten

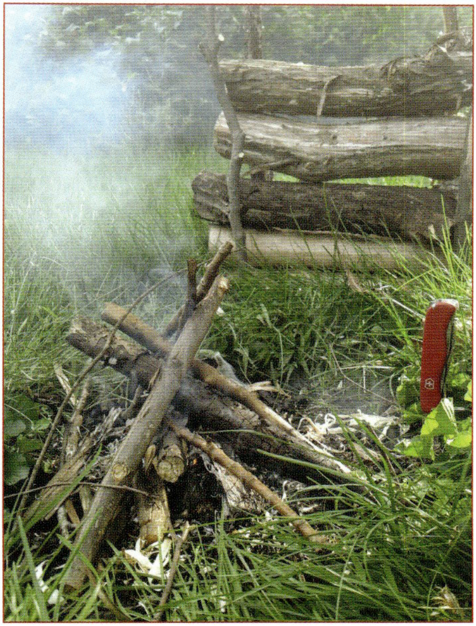

Ein recht kleiner Hitzereflektor mit dem Victorinox-Modell Hercules, das Wache hält

Wenn man längere Zeit an einem Ort verweilt, lohnt es sich, eine Wand zu bauen, die als Hitzereflektor fürs Lagerfeuer fungiert. Anstatt ungenutzt zu entweichen, wird die Wärme durch den Reflektor zum Unterschlupf zurückgestrahlt. Die Wand sollte ein Stück vom Feuer entfernt errichtet werden.

Vier Stöcke dienen als Pfosten, die mit der Holzsäge ungefähr gleich lang zuzusägen sind. Je ein Ende wird spitz zugeschnitzt, allzu perfekt muss es aber nicht sein. Die vier Pfosten werden paarweise in den Boden geschlagen.

Messen Sie den Abstand zwischen den beiden Pfostenpaaren mithilfe eines weiteren Stocks oder eines Stücks Schnur aus, sägen Sie die Stämme entsprechend zu und legen Sie sie waagerecht so hinein, dass sie von den Pfostenpaaren gehalten werden. Je länger und höher die Wand, desto besser funktioniert sie als Hitzereflektor. Ich baue sie meist mindestens einen guten Meter lang und ebenso hoch. Verletzen Sie sich nicht beim Heranschleppen zu großer, schwerer Stämme. Sobald das Gewicht der Stämme die Pfosten auseinanderzutreiben beginnt, sind diese oben zusammenzubinden, was dann auch die gesamte Stapelwand stabilisiert.

STOFFZUNDER HERSTELLEN

Benötigt werden

- **Blechdose mit Blechdeckel**
- **Stoff aus 100 % Baumwolle**
- **Schweizer Taschenmesser**
- **Feuer**

ZEITAUFWAND

Ungefähr 15 Minuten

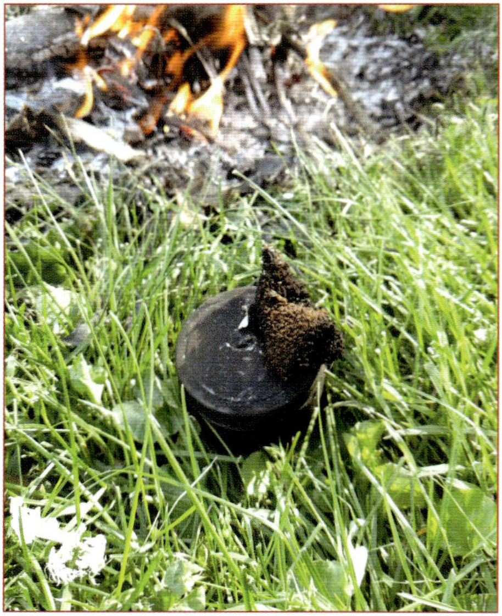

Ein paar Lagen Stoff haben ca. fünf Minuten gebraucht, um schwarz zu werden. Stoffzunder herstellen zu können ist hilfreich, deshalb habe ich gerne zwei Blechdosen im Rucksack

Stoffzunder wird aus reinem Baumwollstoff, Leinen oder Jute hergestellt. Wenn der Stoff verkohlt, verwandelt er sich in ein Zundermaterial, das extrem gut Funken annimmt. Alte Unterwäsche, Socken oder T-Shirts aus 100 % Baumwolle eignen sich optimal dafür.

Stechen Sie mit der Ahle ein Loch in den Deckel der Blechdose. Ich habe hier mit der Schere kleine Stücke von einem alten Handtuch abgeschnitten. Schichten Sie die Stoffstücke in die Dose und schließen Sie den Blechdeckel.

Setzen Sie die Dose ins oder nahe ans Feuer. Sie soll nicht zu lange „braten". Zunächst steigt Rauch aus dem Loch im Deckel auf, das muss auch so sein. Aber sobald kein Rauch mehr aufsteigt, muss die Dose vom Feuer genommen werden. Sehen Sie nach, was sich darin getan hat. Sollten Teile des Stoffes noch die Originalfarbe aufweisen oder nur braun sein, wird die geschlossene Dose noch einmal kurz ins Feuer gestellt.

Ist der Stoff durchweg verkohlt, ist er als Zunder verwendbar. Schlagen Sie mit dem Feuerstahl einen Funken oder bündeln Sie mit der Lupe am Schweizer Taschenmesser das Sonnenlicht, um im Stoffzunder Glut zu erzeugen. Legen Sie ihn dann in ein Zundernest und voilà, das Feuer brennt.

Feuer transportieren

Es hat viel Mühe gemacht, das Feuer in Gang zu bekommen und am Brennen zu halten. Und was nun, da es Zeit ist, das Lager abzubrechen und weiterzuziehen? Wenn Sie das Feuer löschen – und selbstverständlich müssen Sie immer das Feuer löschen – ist die beste Methode, es zu ersticken. Wasser ist nicht immer in ausreichender Menge vorhanden und außerdem verursacht das Löschen mit Wasser sehr viel Qualm. Am schnellsten und einfachsten löscht man ein Lagerfeuer, indem man lockere Erde mit etwas Wasser mischt und daraufschaufelt. Glut kann Stunden später noch glühen und aufflammen, wenn nur trockene Erde verwendet wird.

Doch man kann das Feuer auch mitnehmen, denn umso schneller brennt das nächste. Suchen Sie ein Stück Holz, das leicht angerottet und damit weich und krümelig ist. Schneiden Sie mit dem Messer eine Vertiefung hinein. Bevor Sie das Lagerfeuer löschen, nehmen Sie ein Stück Glut heraus und legen sie in diese Vertiefung. Das faulige Holz brennt nicht, sondern schwelt und glimmt nur. So können Sie die glühende Holzkohle transportieren. Das spart am nächsten Lagerplatz Zeit und Kraft. Einfach etwas Zunder auf die mitgebrachte Glut legen.

Eine weitere Möglichkeit, Feuer zu transportieren, ist eine Fackel (siehe nächste Seite). Man kennt den Anblick aus Filmen – oft sieht man sie in den Händen grimmiger Dorfbewohner.

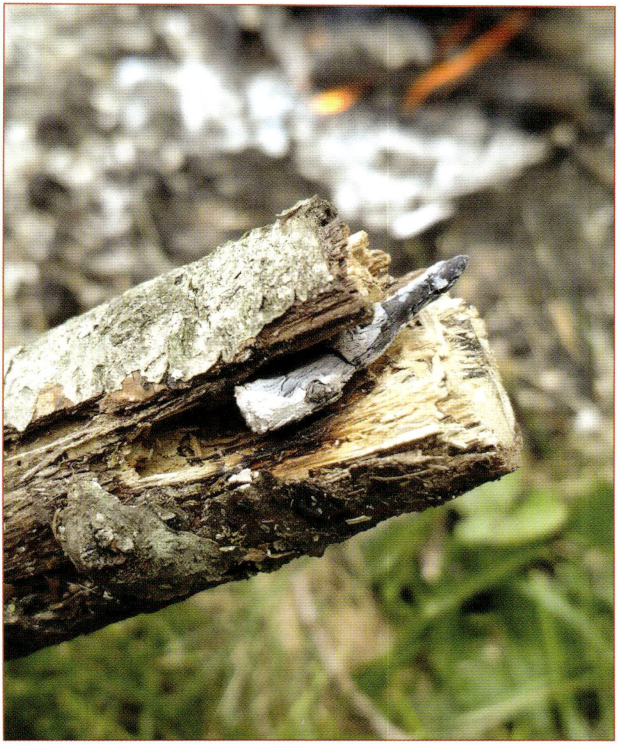

Stellen Sie vor Löschen des Feuers sicher, dass das leicht faulige Holz glimmt und sich gut transportieren lässt

EINE FACKEL BAUEN

Benötigt werden

- **Holz für den Fackelgriff**
- **Messer oder Holzsäge**
- **Stoff für den Docht** (vorzugsweise 100 % Baumwolle)
- **Brennstoff**

ZEITAUFWAND

30 Minuten

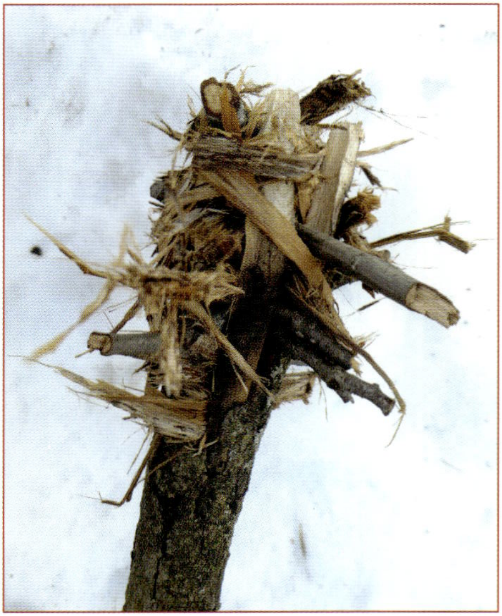

Diese Fackel war im Handumdrehen gebastelt. Der Kopf besteht aus mehreren Lagen Zweigen und Zedernrinde. Das Stockende wurde mit der Schlagholz-Methode in vier Zinken aufgespalten (siehe Seite 61), zwischen denen das Brennmaterial feststeckt.

Eine Fackel ist ein wertvolles Hilfsmittel, sie gibt Licht, hilft beim Transport des Feuers, hält wilde Tiere und Insekten fern und gibt Notsignale, wenn man gerettet werden möchte. Man muss sie sich wie eine große Kerze vorstellen: Ein Griff zum Tragen, Brennstoff als Nahrung und ein Docht zum kontrollierten Abbrennen.

METHODE 1

Mit der ersten Methode ist eine Fackel schnell und einfach gebaut, doch ist der Brennstoff nicht immer und überall verfügbar. Bei beiden Methoden muss der Fackelgriff aus frischem, grünem Holz bestehen, damit er nicht selbst Feuer fängt, und einen guten Meter lang sein, damit man die Fackel gut vom Körper weghalten kann. Mit der Holzsäge wird ein Ast auf die richtige Länge zugeschnitten. Mit dem Messer schneidet bzw. reißt man als Docht ein Stück Stoff zu (100 % Baumwolle). Synthetische Stoffe sind nicht geeignet, weil sie den Brennstoff nicht aufsaugen und außerdem schmelzen. Der Stoff wird um ein Ende der Fackel gewickelt und dann mit einer beliebigen brennbaren Flüssigkeit getränkt. Nun das Fackelende mit einem Feuerzeug oder einem brennenden Zweig anzünden. Je nach verwendetem Brennstoff brennt die Fackel ca. fünfzehn bis zwanzig Minuten lang.

METHODE 2

Die zweite Methode ist etwas komplizierter, dafür umso wirkungsvoller. Ein Stück frisches Holz, einen guten Meter lang, wird am Ende mit der Schlagholz-Methode (siehe Seite 61) zweifach und über Kreuz gespalten, so dass vier Zinken entstehen. Zwei Holzstücke, in die Spalten gesteckt, halten die Zinken auseinander. Nun wird Brennstoff beschafft, beispielsweise Kiefernharz, und ein Docht, das kann ein Kiefernzapfen sein, ein Rohrkolben, ein Stück nicht benötigte Kleidung, ein großes Stück trockenes verrottetes Holz oder ein dickes, zusammengewickeltes Bündel Rindenspäne.

Harz findet man an verletzten Stellen eines Baumes. Er sondert es als Schutzwall gegen Insekten und Krankheitserreger ab, die sonst in die Wunde eindringen könnten. Mit der großen Klinge lässt sich das Harz abschaben und in einem Gefäß sammeln. Ich versuche immer, mit Naturmaterialien so bewusst wie möglich umzugehen und nur so viel zu nehmen wie ich brauche. Eine dünne Harzschicht sollte am Baum verbleiben.

Das Harz lässt sich auf zwei Arten verwenden. So zäh und klebrig, wie es ist, kann man es über den gesamten Docht verschmieren, oder man erhitzt es, da wird es flüssig. Die Fackel brennt nach meiner Wahrnehmung etwas länger, wenn es verflüssigt wurde, weil es weiter in den Docht eindringt. Zum Verflüssigen gibt man es in ein Gefäß und erhitzt es langsam am Rande des Feuers. Nicht direkt ins Feuer stellen, das Harz könnte Feuer fangen! Sobald es geschmolzen ist, wird es so über den Docht gegossen, dass er sich damit vollsaugt. Der Docht wird dann in das viergeteilte Fackelende gesteckt und die Abstandshalter entfernt, so dass die vier Zinken den Docht festhalten. Nun die Fackel anzünden, sie sollte zehn bis fünfzehn Minuten brennen.

Ist weder Harz noch brennbare Flüssigkeit zur Hand, lässt sich die Fackel mit jedem erdenklichen brennbaren Material bestücken. Baumrinde, Holzspäne, Rohrkolben, trockenes Laub etc. fest zwischen die Zinken gestopft und anzünden. Allerdings brennen diese Materialien sehr schnell ab.

VORSICHT!

Wenn die Fackel brennt, fallen brennende Teile herunter. Achten Sie beim Tragen einer brennenden Fackel immer auf die unmittelbare Umgebung, besonders in sehr trockenem Gelände. Einen Wald- oder Buschbrand, der schnell außer Kontrolle geraten kann, will niemand verursachen. Halten Sie die Fackel immer vor sich und vom Körper weg. Nicht senkrecht nach oben oder unten halten!

Bevor sich der Tag dem Ende neigt, sollte man einen geeigneten Lagerplatz finden, das Lager aufschlagen und einen Unterschlupf bauen, so lange es noch hell ist. Dieser schützt nicht nur vor den Unbilden der Natur, sondern sorgt mit etwas Behaglichkeit und Ruhe auch für erholsamen Schlaf. Nur bei ausreichend Tageslicht kann man Gefahren abschätzen, die eventuell am gewählten Platz lauern.

Nie zu nahe an Flüssen und Bächen lagern, da der Wasserstand unvermittelt ansteigen kann! Besonders in Gegenden, wo plötzliche flutartige Überschwemmungen auftreten, sind Schluchten, Hohlwege und Altarme tabu. Und immer auch nach oben schauen: Nie unter großen halb abgebrochenen oder toten Ästen campieren, die noch am Baum hängen! Im englischen Sprachraum wird so etwas als „Witwenmacher" bezeichnet! Ich benutze diesen Ausdruck für alles, was herunterfallen und einen erschlagen kann, also auch für potentiell lose Felsen an einer Felswand.

Ich schaue mir auch immer den Boden an und achte auf Zeichen heruntergefallenen Materials, giftige Pflanzen, kleine Baue von Tieren oder gar eine ungewöhnlich hohe Konzentration von Insekten. Ich erinnere mich noch gut, wie ich eines Morgens aufwachte und mein ganzer Körper gejuckt hat. Den riesigen Ameisenhaufen gar nicht weit von meinem Nachlager hatte ich am Abend zuvor glatt übersehen.

Bei Dunkelheit ist das Umherstreifen selbst mit einer Taschenlampe gefährlich. Deshalb Feuerholz sammeln und Feuer machen, solange es noch hell ist! Da wir dabei die Hilfe des Schweizer Taschenmessers zu schätzen gelernt haben, soll es uns nun auch beim Bau eines Unterschlupfes zu Diensten sein.

Unterstände und Schutzhütten

Wenn man nicht gerade längere Zeit an einem Ort zubringen will, braucht der Unterstand weder ein architektonisches Meisterwerk noch besonders groß zu sein. Oft genügt ein einfaches Schutzdach, gerade groß genug, um bequem ausgestreckt darunter zu liegen.

Legen Sie sich nie direkt auf den feuchten, kühlen Boden, der Ihnen zu viel Körperwärme entzieht. Mit Säge oder Messer lässt sich Holz, Rinde oder Gras abschneiden und als Isolierschicht zwischen Körper und Boden legen. Luftgefüllte Hohlräume isolieren am besten. Und so unbequem es auch klingen mag, selbst eine Schicht kleiner Baumstämme oder Äste ist besser als gar nichts.

„Ich glaube, es gibt in der Natur einen sanften Magnetismus, der uns, wenn wir uns ihm unbewusst anvertrauen, ans rechte Ziel führt."
—Henry David Thoreau

Wer eine Plane, eine einzelne Zeltbahn oder ein Tarp (das Wort stammt aus dem Englischen und bedeutet Persenning oder

Abdeckplane) benutzt, braucht eventuell Pfosten und ein paar Pflöcke zum Abspannen. Mit dem Messer wird das Ende eines Holzstücks spitz zugeschnitzt und mit einem Stein oder einem anderen größeren Stück Holz leicht schräg in den Boden geschlagen. Eine kleine Kerbe ins andere Ende geschnitzt verhindert, dass die Befestigungsschnur herunterrutscht. Hängen Sie das Tarp immer wie ein Dach mit starker Neigung auf, damit Regen und Schnee gut ablaufen können.

Wer Zeit und Kraft sparen will, bezieht natürliche Gegebenheiten wie einen großen Baumstamm oder einen umgestürzten Baum mit ein. Gerade bei einem liegenden Baum genügt es meist, ein Dach darüberzudecken und die Seiten zu schließen. Selbst ein simpler Unterstand in Form eines Pultdachs, aus Ästen gebaut und beispielweise an einen Felsen angelehnt, mag genügen, um gut durch die Nacht zu kommen.

Wenn Dach und Seitenwände vor Regen schützen, also einigermaßen wasserdicht sein sollen, muss man das Deckmaterial – beispielsweise viele stark belaubte Zweige – von unten nach oben und vor allem einander überlappend aufschichten. Nur so kann das Wasser wie auf den Schindeln eines Daches abfließen. Holzsäge und Messer helfen beim Zuschneiden des benötigten Holzes für die Schutzhütte. Auf Präzision kommt es hier aber nicht an.

Sollte das Bodenprofil eine Vertiefung oder Kuhle aufweisen, die groß genug ist, um darin zu liegen, ist ein Schutzdach schnell errichtet, indem man einfach Stämme oder Äste darüberlegt. Bei drohendem Regen ist eine Bodensenke allerdings zu meiden.

Auch Zeltbesitzern leistet ein Schweizer Taschenmesser gute Dienste: Man kann sich Heringe und Zeltstangen zurechtschnitzen, einen eingeklemmten Reißverschluss lösen, Löcher im Zeltstoff flicken, sonstige Schäden reparieren und bei Bedarf für zusätzliche Lüftung sorgen.

Sicherheit am Lagerplatz

Das Schweizer Taschenmesser kann auch dazu beitragen, die Sicherheit am Lagerplatz zu erhöhen. Welche Maßnahmen Sie treffen hängt davon ab, wie lange Sie an einem Ort verweilen wollen und welche Gefahren, beispielsweise in Form von wilden Tieren, dort lauern. Eine Art improvisierte Alarmanlage ist schnell rund ums Lager gebaut. Sie warnt Sie, sobald sich etwas Fremdes nähert.

Wenn Sie Brauchbares finden, nehmen Sie es mit. Vielleicht liegen unterwegs ja ein paar Blechdosen im Gebüsch. Die sollten Sie unbedingt auflesen, denn daraus lässt sich leicht eine Alarmanlage basteln. Blechdosen, ein langes Stück Schnur und ein paar Steine – das ist alles, was für ein Wildnisabenteuersicherheitssystem benötigt wird.

Bohren Sie mit der Ahle nahe dem oberen Rand seitlich jeweils zwei gegenüberliegende Löcher ins Dosenblech. Legen Sie mehrere kleine Steine in die Dosen. Fädeln Sie die Schnur durch die Löcher. Je mehr Dosen Sie haben, desto besser. Werfen Sie die Schnur über einen Ast und befestigen Sie das Dosenbündel so an deren Ende, dass es ca. 30 cm unterhalb des Astes frei schwingt. Ziehen Sie das lange Schnurende als Stolperdraht auf einer Höhe von ca. 30 cm über dem

Boden kreuz und quer durch die Bäume und Büsche rund um den Lagerplatz. Das Ende befestigen Sie an einem Baumstamm oder einem schweren Objekt. Wenn ein Tier über den Stolperdraht steigt und ihn berührt, bewegt er sich und die Dosen an seinem Ende fangen an zu schaukeln. Wenn sie sich dabei gegenseitig anstoßen, klappern sie und die Steine darin. Da dies ein Frühwarnsystem sein soll, ist es ca. 30 bis 40 Meter vom eigentlichen Schlafplatz entfernt zu installieren. Sind die Stolperdrähte zu nahe, hat man nicht genügend Zeit zu reagieren. Hängen die Dosen zu weit weg, hört man den Alarm nicht.

Wer länger an einem Ort in der Wildnis zubringt, braucht etwas handfestere Sicherungsanlagen, die vielleicht sogar ans Mittelalter erinnern. Im Abschnitt zum Feuermachen habe ich beschrieben, wie man einen Hitzereflektor baut. Dieselbe Technik und dieselben Materialien eignen sich, um rund ums Lager einen dichten Zaun zu errichten. Er fungiert auch als Windschutz. Längere und dickere Pfosten und Stämme erhöhen Stabilität und Robustheit des Schutzwalls.

Wenn man vermeiden will, dass große Tiere ins Lager eindringen und darin herumspazieren, kann man die Wand auf der Außenseite mit einer zusätzlichen Schutzeinrichtung versehen: einer Barriere aus zugespitzten Stämmen. Sie sollten einen Durchmesser von mindestens 2,5 cm haben. Schnitzen Sie ein Ende mit dem Messer spitz zu und rammen Sie es schräg in den Boden, wo die Äste gut festsitzen sollen. Schnitzen Sie nun auch das andere, herausragende Ende wie eine Speerspitze zu. Stecken Sie zur maximalen Abschreckung so viele dieser Speere wie möglich in verschiedenen Winkeln und Höhen in den Boden.

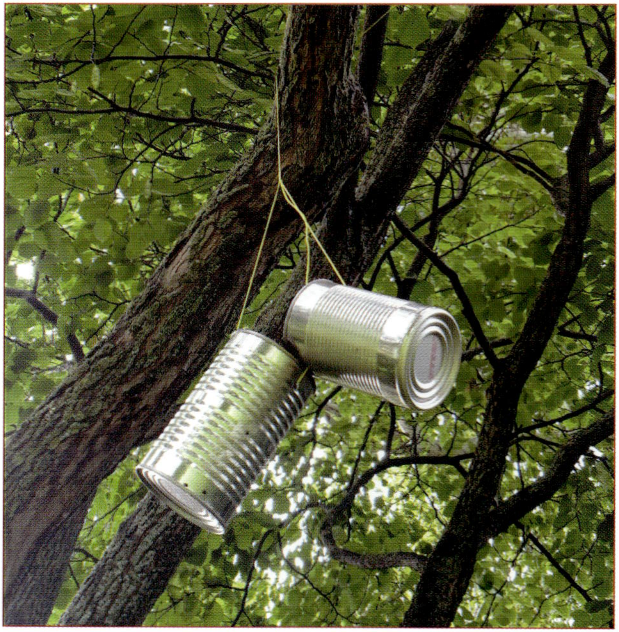

Mit der Ahle werden Löcher in Blechdosen gebohrt. Eine einfache Schnur genügt, um sie über einen Ast zu hängen und herabbaumeln zu lassen.

Solcherlei Abschreckungsbauwerke sollten natürlich nur im absoluten Notfall und in sehr gefährlichen Gegenden und Ländern gebaut werden. Sichern Sie diese Anlagen immer mit bunten Stoffen und zusätzlich mit reflektierendem Material. Sie wollen ja nicht, dass sich im Dunkeln ein Jäger an den spitzen Stöcken verletzt. Dass diese Konstruktionen nach dem Lagern wieder restlos abgebaut werden, versteht sich eigentlich von selbst; immer getreu dem Motto „Leave no Trace“.

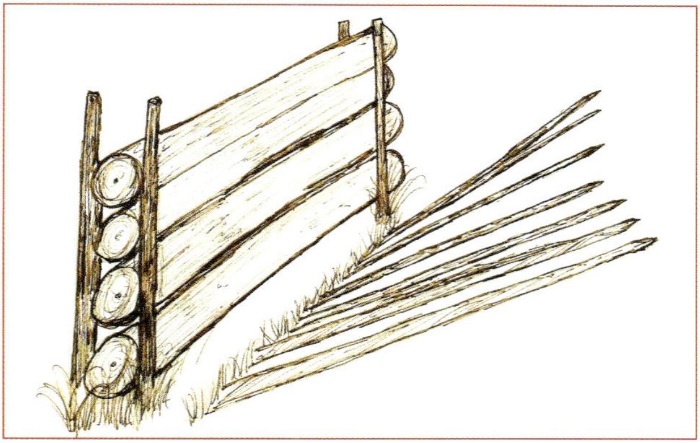

Auch eine zusätzliche Lage Dornengestrüpp rund um die Außenseite der Wand hilft neugierige Tiere fernzuhalten

Nützliches fürs Lagerleben

Wer Nützliches fertigt und die eigene Lage stetig zu verbessern sucht, übersteht auch schwierige Zeiten. Doch ohne die richtigen Hilfsmittel kann das schnell in Frust ausarten. Gewiss, das Schweizer Taschenmesser ist der rettende Miniwerkzeugkasten, hat aber leider auch Grenzen. Wenn man sich die verschiedenen Kulturen anschaut, die den Erdball bevölkert haben und noch bevölkern, dann weiß man, welche einfachen Hilfsmittel für unsere täglichen Bedürfnisse am wichtigsten sind. Angelhaken, Fischernetze, Sammelbehälter sind nur ein paar Beispiele für Dinge, die in der Wildnis einen großen Nutzen haben. Leider liegen solcherart Gegenstände nicht in den Tiefen des zusammengeklappten Schweizer Taschenmessers versteckt, so wie bei einem Superagenten-Gadget. Mit den vielfältigen Funktionen, die ein Schweizer Taschenmesser bietet, können wir jedoch vieles selber herstellen, das uns nicht nur zu überleben hilft, sondern auch manchen leiblichen Genuss verspricht.

> **Benötigt werden**
>
> - **Baumrinde** (in meinem Beispiel habe ich Zedernrinde verwendet)
> - **Messer**
>
> **ZEITAUFWAND**
>
> 20 Minuten (variiert je nach Menge der zu fertigenden Schnur)

Egal, was man in den Rucksack packt, es gibt ein paar Dinge, die von unschätzbarem Wert sind, weil sie in den unterschiedlichsten Situationen auf die vielfältigste Weise gebraucht werden. Schnüre gehören dazu. Wollte ich alles aufzählen, wozu man Schnur benutzen kann, würde das den Rahmen dieses Buches sprengen. Ich begnüge mich mit folgender kurzen Liste:

- **Griffe und Henkel**
- **Schutzhüttenbau**
- **Floßbau**
- **Schuhmacherei**
- **Hebezeug, Seilwinde, Flaschenzug**
- **Fallenbau**
- **Steinschleuder**
- **Schlingen, Riemen, Gurte**

Schnüre lassen sich aus diversen Naturmaterialien wie Gras, Kletterranken oder Baumrinde fertigen. Ich nutze den in meiner Heimat verfügbaren Zedernbast, also die inneren hellen Fasern der Zedernrinde, weil dieser extrem fest und haltbar ist. In Deutschland ist beispielsweise Weidenbast gut geeignet. Das Umweltbewusstsein gebietet mir, den Rindenbast immer nur von einer Seite des Baums zu schälen und dies auch nur im Notfall. Ein Baum mag sich von vielen Schädigungen erholen, aber wenn man die Rinde rundherum einschneidet, stirbt er mit Sicherheit ab.

Ich habe diese schmalen Streifen mit der großen Klinge vom Stamm einer Zeder geschält. Je nachdem, wie lang die Schnüre werden sollen, sind erheblich längere Streifen abzuschneiden. Sobald die ersten Schnitte gesetzt sind, lässt sich die innere Bastfaserschicht leicht vom Stamm lösen. Die äußere Schicht, die Borke, ist dann noch von den Bastfasern zu trennen. Wer genügend Zeit

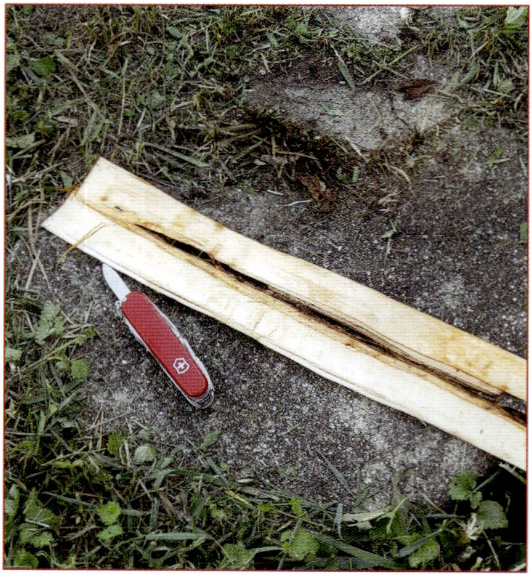

Mit der kleinen Klinge gelingen kleine, kontrollierte Schnitte am besten

hat, weicht das Ganze in Wasser ein, dann lässt sich die Borke besser lösen.

Die traditionelle Vorgehensweise ist, die helle Bastschicht ein paar Tage trocknen zu lassen, ehe man sie zu Schnüren flicht, denn feucht geknüpfte Schnüre schrumpfen zusammen. Mit der kleinen Klinge lassen sich die einzelnen Streifen, die man zum Flechten braucht, besonders gut zurechtschneiden.

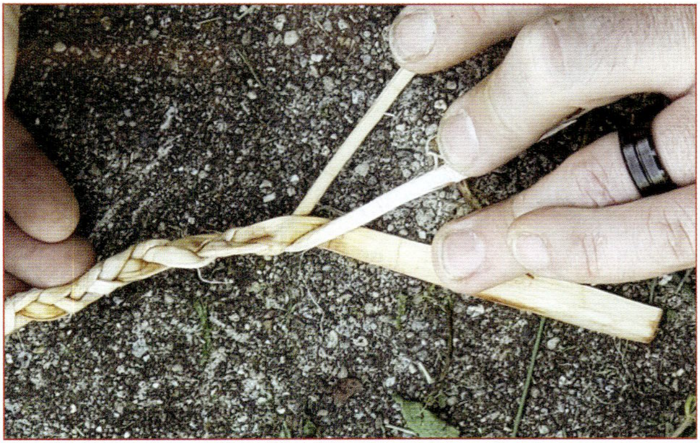
Normalerweise wähle ich sehr schmale Einzelstränge für meine Schnüre (5–6 mm). Nur zur besseren Veranschaulichung misst der breiteste Strang auf dem Bild gut 12 mm.

Schnüre kann man knüpfen, flechten oder verzwirnen, der Techniken gibt es mehrere. Ich mag geflochtene Zöpfe (siehe Abbildung), eine Technik, die mit dem Weben verwandt ist. Dabei werden die äußeren der drei Einzelstränge immer abwechselnd von rechts und links über den jeweils mittleren Strang geschlagen. Die resultierenden Schnüre sind dicker als die Summe der Einzelstränge und eignen sich gut für Schlingen, Riemen, Gurte, Henkel und Allzweckleinen. Je dünner die einzelnen Stränge, desto leichter lassen sie sich flechten. Klopft man den Rindenbast mit einem hammerartigen Gegenstand weich, lässt er sich besser in dünnere Faserstränge teilen.

Und hier kommt eine Methode, wie Sie durch Verzwirnen aus kürzeren Strängen längere Schnüre fertigen können. Nehmen Sie ein Stück Bast zur Hand und falten Sie es in der Mitte. Die so entstehende Schlinge sichern Sie mit einem Überhandknoten. Drehen Sie den einen Strang mehrmals um sich selbst und winden ihn dann in entgegengesetzter Richtung um den anderen Strang. Der Richtungswechsel ist sehr wichtig, wenn diese Methode des Zwirnens funktionieren soll.

Dann mit dem anderen Strang dasselbe und immer abwechselnd weiter, bis das Ende fast erreicht ist. Dann ein neues Stück Bast um den kürzeren verbleibenden Strang legen, den längeren um den neu angesetzten winden und wie oben beschrieben weitermachen, bis die Schnur die gewünschte Länge hat. Ans Ende setzen Sie einen weiteren Überhandknoten, um ein Aufdröseln zu verhindern.

HINWEIS

Fertigen Sie immer mehr Schnur an, als sie zu benötigen meinen. Schnüre kann man nie genug haben!

BOOTSHAKEN

Benötigt werden

- **ein bis zwei Holzstücke**
- **Schnur**
- **Holzsäge**
- **Messer**

ZEITAUFWAND

20 Minuten

Das Wort Bootshaken mag zwar seltsam klingen, wenn man in Wald und Flur oder gar im Gebirge unterwegs ist, umso praktischer ist das Werkzeug aber. Landratten mögen so einen Haken am Stiel Asthaken oder Pflückhaken nennen oder ganz anders, die Funktion ist dieselbe. Wenn es gilt, schnell, sicher und mit geringem Kraftaufwand an etwas weiter Entferntes heranzukommen, ist der Haken unbezahlbar. Ein einfaches Werkzeug, das sich gerade auch in Notsituationen als nützlich erweist. Man kann damit nach einem Ast voller Obst angeln und ihn zum Pflücken zu sich heranziehen. Oder eine Wasserflasche in den Haken einhängen und zu einem schwer erreichbaren Wasserloch hinablassen. Oder Brauchbares aus dichtem oder gefährlichem Pflanzengestrüpp herausangeln. Auch beim Versuch, sich selbst einen steilen Hang hinaufzuziehen, kann der Haken nützlich sein, doch hier ist Vorsicht geboten, denn unter dem eigenen

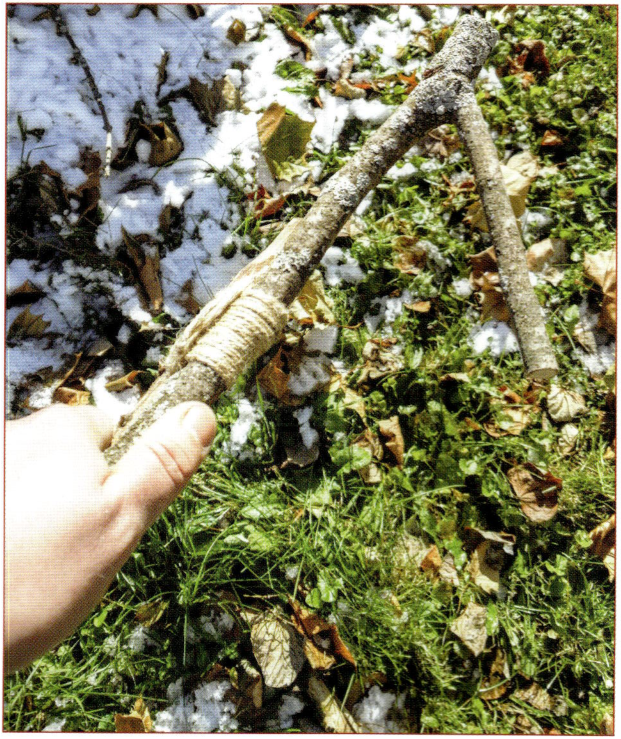

Wenn Sie keinen langen Ast mit Astgabel finden, lässt sich ein solcher Haken auch aus zwei einzelnen Hölzern bauen, einem langen Stock und einer kurzen Astgabel

Körpergewicht könnte der Haken zerbrechen oder die Schnüre reißen.

Er lässt sich aus einem oder zwei Ästen fertigen, je nachdem, was man findet. Wenn man einen 2 m langen Ast – oder einen so langen, wie die Situation es erfordert – mit einem ausreichend dicken Seitenast findet, genügt dieser eine. Mit der Holzsäge ein Stück hinter der Astgabelung absägen und mit dem Messer den Haken zurechttrimmen und ausformen.

Den Haken aus zwei Einzelästen herzustellen ist kaum aufwendiger, erfordert aber etwas Schnur. Ein langer Ast als Griffstange und der eine Schenkel einer separaten Astgabel als Haken werden übereinandergelegt und mit etwas Schnur zusammengebunden.

Meine persönliche Erfahrung

Vor Jahren war ich in einem äußerst bergigen Waldgebiet wandern. Ich erspähte einen Schössling mit einem dicken Seitenast, der wie ein Haken aus dem Stamm des jungen Bäumchens wuchs. Mit meinem Messer habe ich den Schössling abgeschnitten und in eine Art Bootshaken umgewandelt. Statt ein Boot heranzuziehen, habe ich mich damit den Berg hinaufgehangelt.

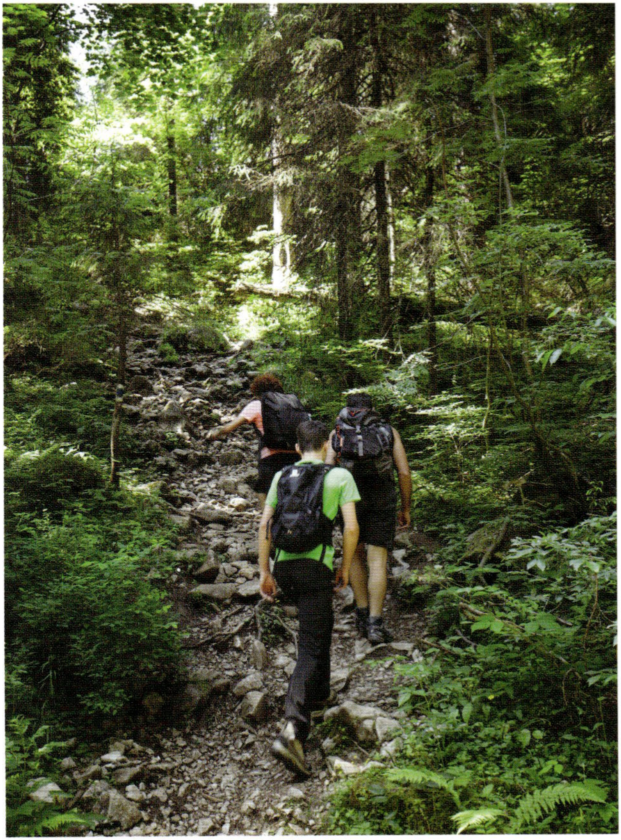

Was könnte den steilen Aufstieg erleichtern?

LATERNE AUS EINER GETRÄNKEDOSE

Benötigt werden

- **Getränkedose aus Aluminiumblech**
- **Messer**
- **Schere**

ZEITAUFWAND

5 Minuten

Viele Leute haben Teelichter im Rucksack, weil diese unglaublich nützlich sind. Zwar sind sie klein, aber man kann unter günstigen Bedingungen damit kochen, Licht erzeugen und sogar kleine geschlossene Räume beheizen. Ein Problem bei Kerzen ist, dass man sie im Freien gegen Wind und Regen schützen muss. Eine Getränkedose schafft Abhilfe.

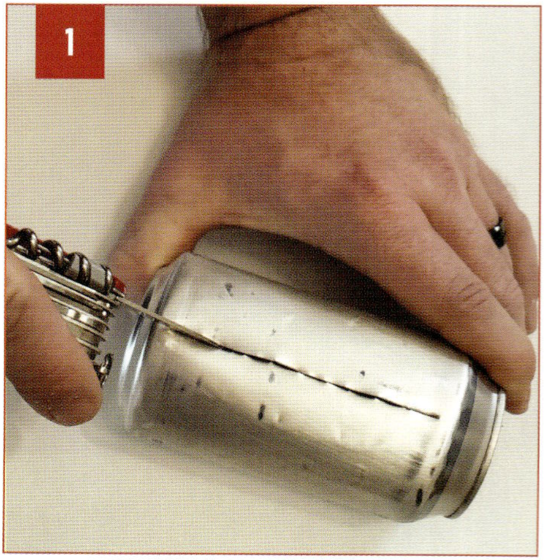

1. Die Dose seitlich der Länge nach von abgerundeter Flanke zu abgerundeter Flanke aufschneiden.
2. Das Blech nun viermal einschneiden: jeweils oben und unten beidseits im rechten Winkel zum ersten Schnitt. Jeder der vier Schnitte sollte ein paar Zentimeter lang sein. Hier bin ich gerade beim zweiten Schnitt, Schnitt 3 und 4 sind auf Abbildung 4 zu sehen.

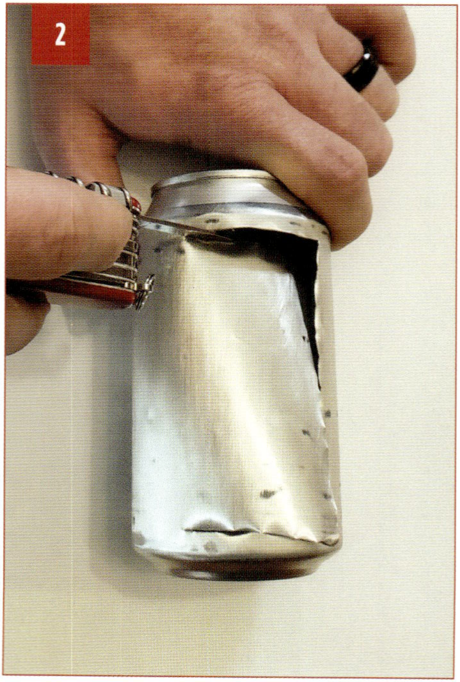

3. Diese Schnitte sollen Türen ergeben. Nur zwei Schnitte ergeben ein Türchen, was eigentlich ausreicht, ich aber mag Doppeltürchen, weil sie Wärme und Licht gleichmäßiger reflektieren. Hat man die Tür erst einmal mithilfe des Messers nach außen aufgedrückt, bleibt sie von alleine offen und man kann das Teelicht hineinsetzen. Die Weite der Öffnung kann man im Nachhinein noch anpassen, indem man das Aluminiumblech der Tür vorsichtig zurechtbiegt.

4. Um die Doppeltür zu erhalten, hier noch den dritten und vierten Schnitt setzen – in entgegengesetzter Richtung zum ersten und zweiten.

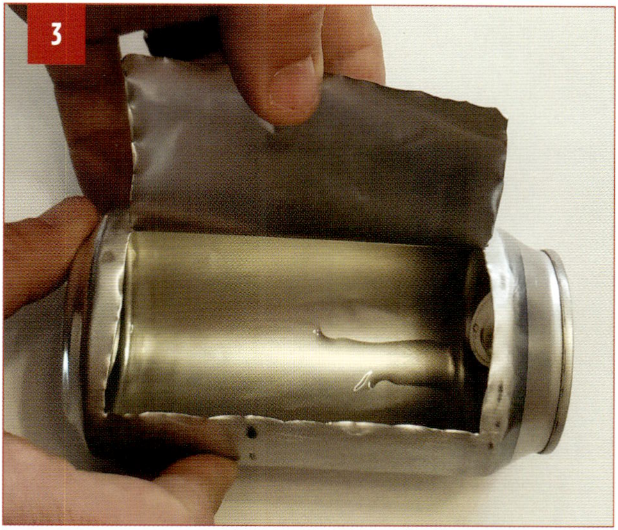
3

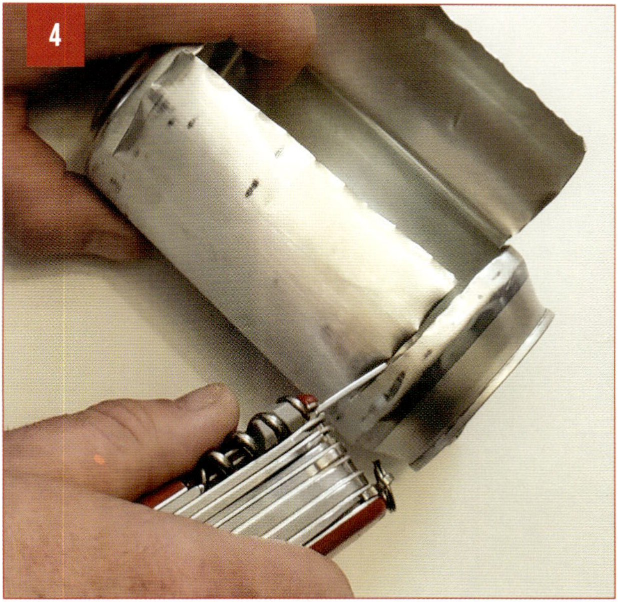
4

5. Die Laterne ist fertig, man braucht nur noch eine Kerze hineinzustellen. Ich habe immer gerne ein paar kleine Kerzen mit besonders langer Brenndauer für den Notfall im Rucksack und im Auto. Sie sind etwas größer als Teelichter, brennen aber auch viel länger. Die auf dem Foto brennt bis zu neun Stunden!

6. Das Innere der Dose wirkt wie ein Reflektor. Bei geöffneten Türen erzeugt die Kerze in der Dose mehr Licht, als wenn sie alleine brennen würde.

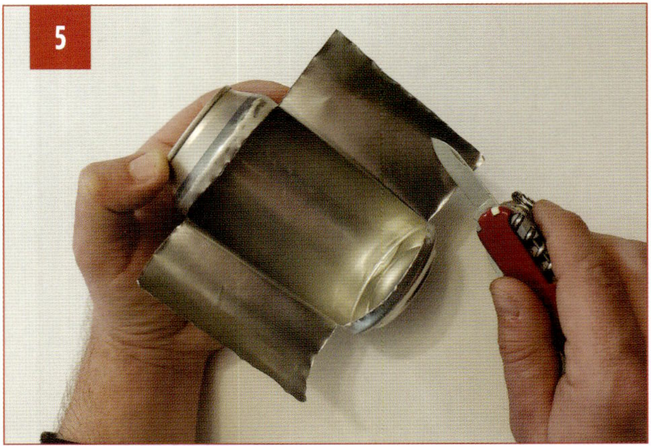

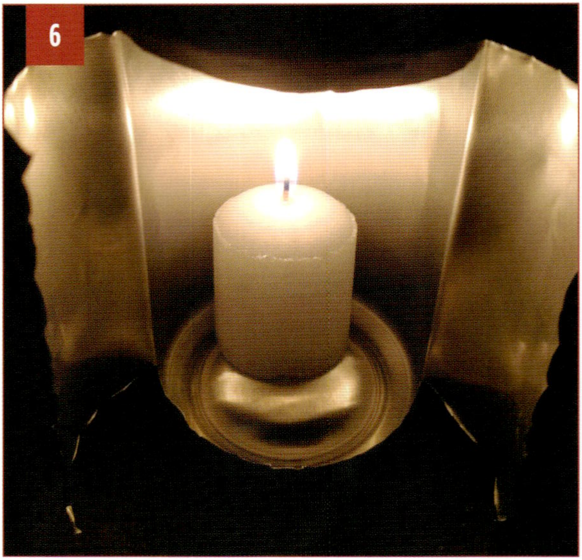

HINWEIS

Das dünne Aluminiumblech heizt sich sehr schnell auf. Nicht mit bloßen Händen anfassen! Wenn der Ring der Aufreißlasche gerade nach oben absteht, kann man ihn mit dem Haken oder der Kombizange des Schweizer Taschenmessers greifen, so die Laterne anheben und woanders hinstellen.

LEIM AUS KIEFERNPECH

Benötigt werden

- **Messer**
- **Stock**
- **Metallgefäß**
- **Glut** (z. B. vom Lagerfeuer)

ZEITAUFWAND

30 Minuten

Wer Sekundenkleber in den Rucksack packt, kann vieles schnell reparieren. Auf die Idee, Klebstoff in die Wildnis mitzunehmen, kommen aber nur wenige. Doch es gibt eine Möglichkeit, auf natürlichem Wege selber welchen herzustellen. Einen Leim, der schon seit Jahrtausenden verwendet wird. Nicht nur zum Kleben, auch zum Feuermachen und zum Abdichten gegen Feuchtigkeit. Baumharz, auch Baumpech genannt, lässt sich aus diversen Bäumen gewinnen, in unserem Fall handelt es sich um Kiefernpech.

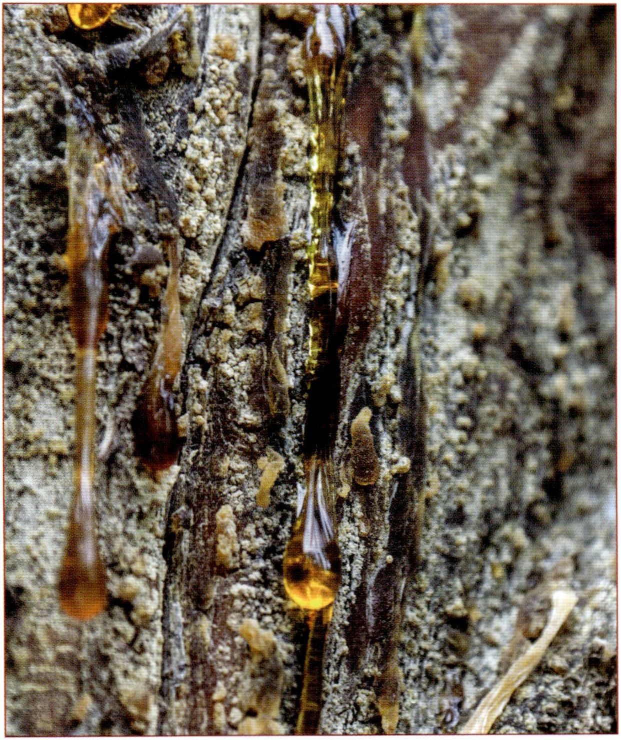

Zunächst gilt es, eine Kiefer zu finden, die eine Wunde aufweist. Wenn ein Baum beschädigt wird, schützt er sich und heilt sich selbst durch Harz, das an der Verletzung austritt und diese bedeckt. Mit der Zeit wird das Harz hart. Je frischer es ist, desto besser klebt es. Manchmal hat man aber keine Wahl. Auch hartes Harz lässt sich verwenden, schneiden Sie es mit dem Schweizer Taschenmesser ab und sammeln Sie es in einem Metallgefäß, in dem

Eine natürliche Leimquelle

Sie es anschließend über dem Feuer erhitzen, so dass es schmilzt.

Zum Schmelzen von Baumharz entzündet man zunächst ein Feuer und lässt es so weit herunterbrennen, bis nur noch Glut übrig ist. Dafür gibt es zwei Gründe. Erstens ist Baumharz sehr leicht entflammbar und wir möchten nicht, dass das Feuer auf das zu schmelzende Harz überspringt. Zweitens soll es nicht überhitzen. Ziel ist eine zähflüssige Konsistenz. Rühren Sie das Harz beim Erhitzen mit einem Stöckchen um und achten Sie darauf, dass es nicht kocht.

Sobald der Großteil des Harzes geschmolzen ist, muss ein Zuschlagstoff hinzugegeben werden, damit es sich leichter verarbeiten lässt und beim Aushärten nicht zu spröde wird. Hier bieten sich verschiedene Ingredienzien an, am einfachsten lässt sich Holzkohle aus einem Feuer, mit einem Stock oder Stein zu Pulver zerstoßen, verwenden. Das Holzkohlepulver ist gleichmäßig in die geschmolzene Harzmasse einzurühren. Sobald sie fest zu werden beginnt, tauchen Sie einen Stock hinein, drehen ihn wie einen Zuckerwattestab und wickeln so Schicht um Schicht Kieferpech auf. Dieser Leimstock lässt sich dann leicht transportieren.

Wenn Sie den Leim brauchen, erhitzen Sie den Stock einfach wieder und tragen das erneut weichgeschmolzene Kiefernpech auf die fraglichen Stellen auf. Wenn es abkühlt, wird es wieder fest. So kann man kleine Löcher in der Ausrüstung schließen und gegen Feuchtigkeit abdichten, aber auch Teile selbst gefertigter Werkzeuge zusammenkleben.

GARROTTE

Benötigt werden

- **Zwei Holzstücke für die Griffe**
- **Schnur**
- **Messer**
- **Holzsäge**
- **Ahle**

ZEITAUFWAND

30 Minuten

Auch wenn der Gedanke an die herkömmliche Nutzung einer Garotte eher schaudern lässt, ist eine solche Schlinge mit zwei Griffen durchaus von praktischem Nutzen. Wir bauen sie jedoch nicht aus Draht, sondern aus Schnur, das genügt für unsere Belange. Man kann damit Baumstämme oder Brennholzbündel transportieren, Objekte anheben, sich selbst auf einen Baum hinaufziehen – auf einen Baum klettern – und alles Mögliche andere. Ich selbst habe eine solche Schlinge mit zwei Griffen schon sehr oft benutzt. Um ein Objekt schnell zu sichern oder zu halten, schlingt man einfach die Schnur ein- bis zweimal darum und klemmt einen der Griffe unter der Schnur fest.

Zwei Stückchen Holz, in Form und Größe möglichst ähnlich, werden mit der Holzsäge zu Griffen zugeschnitten, die bequem zu greifen sein und gut in der Hand liegen sollen. Mit dem Messer die Oberfläche des Holzes glätten. Dann mit der Ahle jeweils ein Loch in die Mitte beider Griffe bohren, je ein Schnurende hindurchfädeln und mit einem Knoten sichern. Im Ergebnis hält man zwei Holzgriffe in Händen, die mit einer Schnur verbunden sind.

Wenn man Paracord verwendet, sind die Enden zu verschweißen, damit sie nicht aufdröseln. Immer, wenn Schnur durch Holz geführt wird, sind die Kerben zu glätten, zu entgraten und die Löcher wie mit einem Senkbohrer nach innen abzurunden, damit sich an diesen Stellen die Schnur nicht durchscheuert. Hier leistet die Ahle oder die Messerspitze gute Dienste.

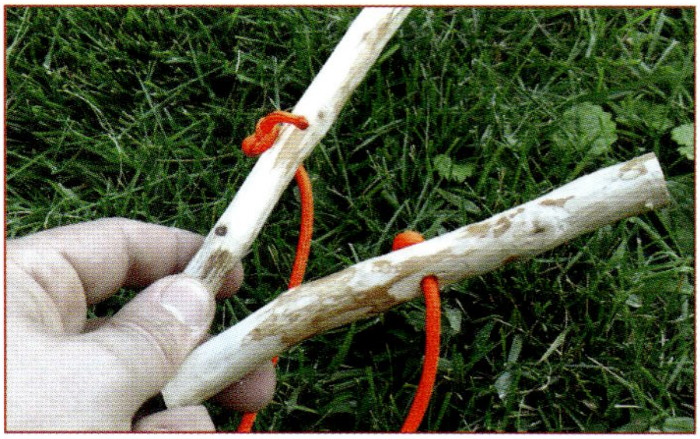

Eine Garotte ist ein einfaches Werkzeug mit einer Vielzahl von Einsatzmöglichkeiten

HINWEIS

Falls Sie zufällig über einen rauen Draht stolpern, können Sie aus diesem und den Griffen der Garotte eine Drahtsäge zum Sägen von Holz bauen. Auch kaputte Griffe an einer bereits vorhandenen Drahtsäge lassen sich so reparieren.

ENTERHAKEN

Benötigt werden

- **drei Stücke Holz** (eins für den Schaft und zwei für die Haken)
- **Holzsäge**
- **Messerklinge**
- **Schnur**
- **Feuerzeug**

ZEITAUFWAND

30 Minuten

Ein improvisierter Enterhaken ist zwar schwerlich in der Lage, das eigene Gewicht zu tragen – glauben Sie mir, ich habe es versucht! –, in bestimmten Situationen aber dennoch zu etwas nütze, auch für Landratten. Damit lassen sich Seile in Bäume ziehen, Dinge aufhängen oder einen Abhang hinuntergestürzte Gegenstände hochziehen. Und in Gewässern wird aus dem Enterhaken eine Schleppangel, mit der man Treibholz oder Wasserpflanzen aus dem Wasser fischt.

Hier abgebildet ist ein einfacher Enterhaken mit nur zwei Einzelhaken. Mit der Holzsäge des Schweizer Taschenmessers werden drei Stöcke zurechtgeschnitten, der größere dient als Schaft bzw. Griff. Jeweils beide Enden der beiden kleineren Stöcke sind mit einer der Messerklingen anzuspitzen. Befestigen Sie die beiden kleinen Stöcke rechts und links in einem spitzen Winkel am Schaftholz, indem Sie Schnur außen herumwickeln und auch dazwischen hindurch. Wenn Sie genügend Zeit haben, bohren Sie mit der Ahle ein Loch in den Schaft, um eine weitere Schnur zu befestigen, mit deren Hilfe Sie den Enterhaken tatsächlich wie beim Entern davonschleudern und im Anschluss das Greifgut zu sich heranziehen können.

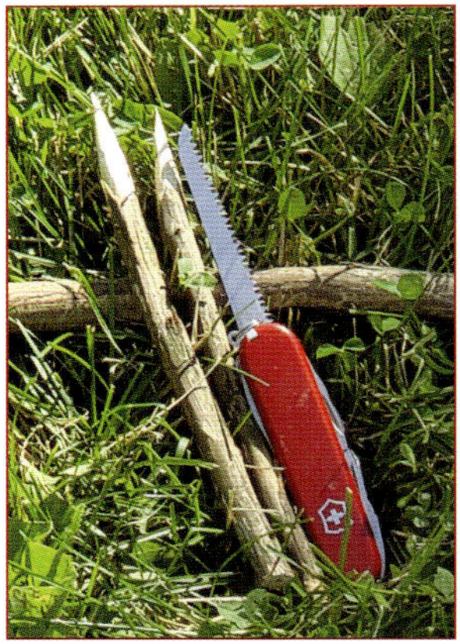

Wie man anhand der beiden zugespitzten Stöcke erkennt, fällt dieser Enterhaken wohl eher etwas kleiner aus

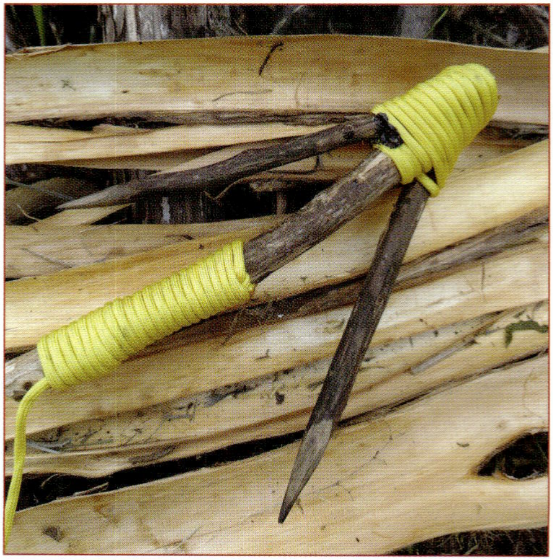

Mit dem Enterhaken lassen sich Dinge hochziehen und hinablassen

HOLZHAMMER (KNÜPFEL)

Benötigt werden

- **ein Stück Holz mit großem Durchmesser** (Teil eines Baumstamms, am besten Hartholz)
- **Holzsäge**
- **Messer**

ZEITAUFWAND

30–45 Minuten (je nach Größe des Holzhammers)

Einen Hammer braucht man beim Bau eines Unterstandes, beim Aufstellen von Fallen, beim Aufschlagen harter Schalen und bei allerlei anderem. Natürlich lässt sich auch einfach mit einem Stück Holz drauflos hämmern, aber manchmal ist es schön, wenn Form und Funktion eine Einheit bilden. Benutzen Sie niemals Ihr Schweizer Taschenmesser als Hammer, bauen Sie sich lieber einen formschönen Holzhammer!

Suchen Sie ein geeignetes Stück Holz, weder zu schwer noch zu leicht. Markieren Sie den Bereich, der später als Schlagfläche dienen soll. Entlang dieser Markierung sägen Sie den Stamm rundherum mit der Holzsäge ein. Die Tiefe des Schnitts hängt vom Durchmesser des Stammes ab.

Stellen Sie den Stamm so auf die Unterlage, dass die Schlagfläche nach unten und der Griff nach oben zeigt. Mit der großen Messerklinge und der Schlagholz-Methode (Seite 61) spalten Sie vom Holz des Griffs rundherum eine Schicht ab. Sobald das Messer den zuvor gesetzten Sägeschnitt erreicht, fällt jeweils ein Scheit ab.

Arbeiten Sie sich rund herum weiter vor, bis der Griff den gewünschten Durchmesser erreicht hat. Nun wird der Griff mit dem Messer ausgeformt und geglättet – eine dankbare Aufgabe, wenn man am Lagerfeuer sitzt und Lust hat, etwas zu Schnitzen.

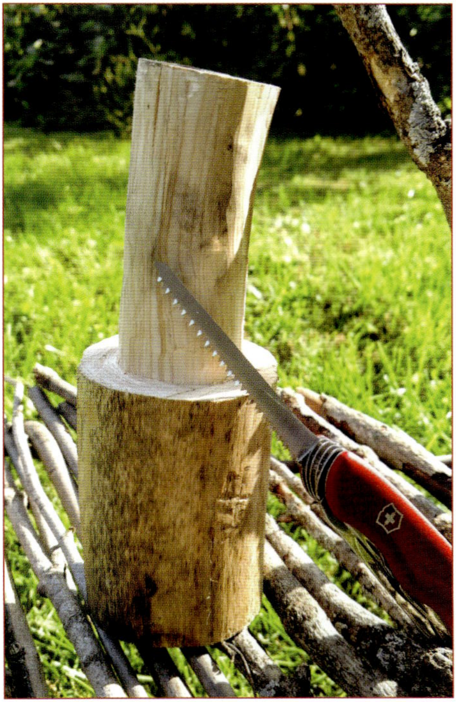

Wenn der Griff dünner ist, lässt sich ein Holzklüpfel viel leichter handhaben. Mit dem Messer hatte ich die grobe Form des Griffs in etwa 20 Minuten fertig, um ihn dann aber schön auszuformen und zu glätten, habe ich mir viel Zeit genommen.

BOHRER

Benötigt werden

- **gerades Stück Holz für die Bohrspindel**
- **Messer**
- **Stein**
- **Schnur**
- **Stück Holz für den Bogen**
- **Druckstück zum Festhalten der Bohrspindel**

ZEITAUFWAND

15 Minuten

Manchmal muss man Löcher in ein Stück Holz bohren. Zum Beispiel, um ein Stück Schnur am Griff eines Werkzeuges anzubringen, damit man es aufhängen oder bei Gebrauch am Handgelenk befestigen kann. Üblicherweise nimmt man dazu die Ahle oder Messerspitze, mitunter ist ein „richtiger" Bohrer aber besser, schon allein deshalb, weil die gewünschte Lochgröße zu groß für Ahle und Messerspitze ist. Also Augen auf und nach einem spitzen Stein und einem möglichst geraden Stock gesucht!

Dieser dient als Bohrspindel, dessen Ende man mit der Messerklinge des Schweizer Taschenmessers und der Schlagholz-Methode (Seite 61) ein Stück weit spaltet. Nun den Stein in den Spalt klemmen und straff Schnur herumwickeln. Im Abschnitt zum Feuermachen auf Seite 90 wird die Fertigung eines Feuerbohrers beschrieben. Bogen, Druckstück und Schnur entsprechen den dort beschriebenen. Zum Bohren bewegen Sie den Bogen waagerecht hin und her, was die Spindel in Drehung versetzt.

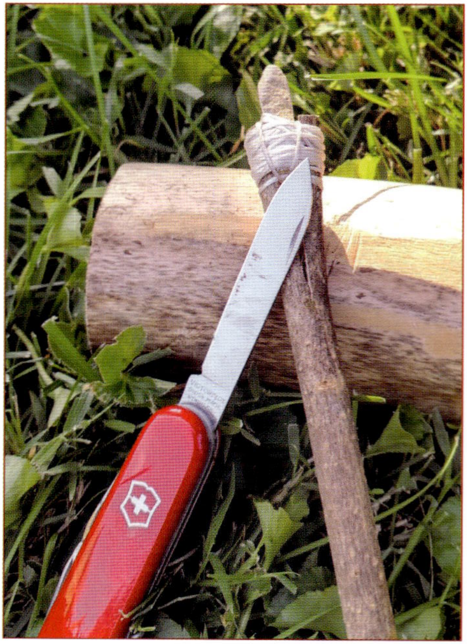

Dieser Steinzeitbohrer wurde mit dem Victorinox-Modell Spartan gefertigt

SAMMELKORB AUS BAUMRINDE

Benötigt werden

- **Holzsäge**
- **Messer**
- **ein Stück von einem Baumstamm**
- **Schnur**

ZEITAUFWAND

30 Minuten

Wenn man Essbares, wie Nüsse und Beeren sammelt, sind die Hosentaschen bald voll und nicht immer genügend andere Sammelgefäße zur Hand (von den Beerenflecken, die aus Kleidung kaum herauszubekommen sind, mal ganz zu schweigen!). Wenn Sie sich ein wenig mit Bäumen auskennen, wählen Sie für dieses Projekt einen, der seine Rinde bereitwillig hergibt, eine Birke zum Beispiel. Deren Rinde lässt sich sogar mit bloßen Händen abschälen. Aber auch andere Bäume eignen sich.

Wie groß soll der Behälter werden? Zeichnen Sie die Größe an, geben Sie auf beiden Seiten jeweils ca. 2,5 cm zu und sägen Sie das entsprechende Stück mit der Holzsäge zu. Nun von beiden Enden des Stücks je eine ca. 2,5 cm dicke Scheibe absägen und vorerst zur Seite legen. Mit der Messerklinge schneiden Sie die Rinde mit einem geraden Schnitt der Länge nach ein und schälen sie in einem Stück von dem Baumstammstück. Das kann knifflig sein – nehmen Sie sich Zeit!

Wenn Sie die Rinde abgelöst haben, stecken Sie die beiden kleinen Baumscheiben an beiden Enden wieder hinein. Sie bilden die Stirnseiten des Behälters. Der Längsschnitt, der gesetzt wurde, um die Rinde abzuschälen, bildet nun den oberen Rand des Körbchens. Befestigen Sie die Rinde mit Schnur an den Scheiben und schneiden Sie mit dem Messer zur Vergrößerung der Öffnung noch etwas Rinde weg. Um das Körbchen besser tragen zu können, befestigen Sie an den seitlichen Umwicklungen ein längeres Stück Schnur als Schulterriemen. Als ich damit durch den Wald lief, nannte es meine Frau schmunzelnd „Holzfäller-Handtasche".

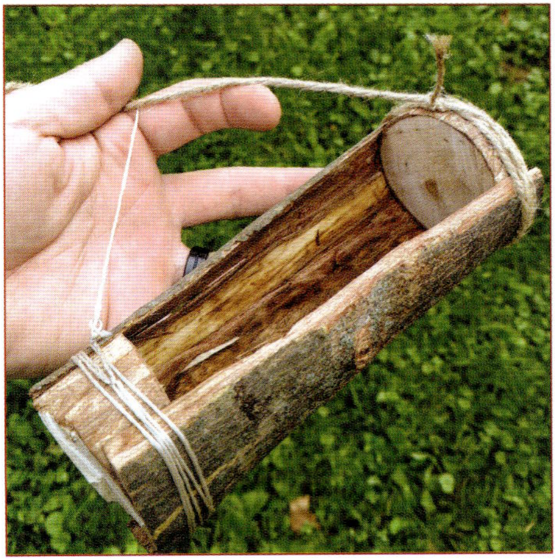

Das Rindenstück im Ganzen abzuschälen war alles andere als einfach. Wenn es nicht gelingt, kann man auch mehrere Stücke überlappend anordnen und dann an den Endstücken festbinden. Als Schnur diente mir Jute kombiniert mit der Seele von Paracord.

TRAGEGESTELL (KRAXE)

Benötigt werden

- **mehrere Stücke Holz**
- **Holzsäge**
- **Messer**
- **Schnur**

ZEITAUFWAND

20-30 Minuten

Es kann durchaus vorkommen, dass man ohne Rucksack dasteht. Vielleicht ging er verloren, ist irreparabel beschädigt oder wurde von einem Bären zernagt. Wie auch immer, eine Rückentrage hilft, Vorräte und Ausrüstung zu transportieren. Die Formen und Materialien, die sich hier anbieten, sind vielfältig, ich beschränke mich an dieser Stelle auf zwei Grundformen.

Tragegestell 1

Die erste Variante ist am schnellsten und einfachsten gebaut. Schneiden Sie mit der Holzsäge drei Stöcke zu. Legen Sie diese in Form eines gleichschenkligen Dreiecks so hin, dass sie sich an den Ecken überlappen. Binden Sie die Enden mit Schnur zusammen. Die Spitze des Dreiecks zwischen den beiden gleichen Schenkeln ist das obere Ende des Tragegestells. Als Tragegurt befestigen Sie eine Schnur zwischen unterem Ende des Dreiecks und einem der Seitenschenkel, eine weitere genauso auf der anderen Seite des Dreiecks. Diese beiden Schnüre werden wie Rucksackriemen über der Schulter getragen. Ein derartiges Tragegestell ist schmal und leicht zu tragen.

Tragegestell 2

Die zweite Variante braucht etwas mehr Zeit und Material, dafür kann man damit mehr Dinge und größere Lasten transportieren. Legen Sie je zwei kräftige Äste so in Form eines L hin, dass sie sich im Winkel überlappen. Binden Sie sie dort mit Schnur zusammen. Sie brauchen zwei dieser L-Formen, das werden die Seitenteile des Gestells. Binden Sie zwei Querstangen dazwischen, eine oben und eine unten. Zwei schräge Streben zwischen jeweils beiden Enden eines L sichern die Form. Im Ergebnis erhält man eine Lastentrage einfachster Bauart, die sich bereits so verwenden oder durch weitere Streben verstärken und stabilisieren lässt. Verwenden Sie nicht nur, was Sie im Wald finden, sondern bauen Sie auch Teile der Ausrüstung ein. Die Form lässt sich in endlosen Abwandlungen variieren. Aus Schnur fertigt man noch die Schulterriemen, an denen man die Kraxe auf dem Rücken trägt.

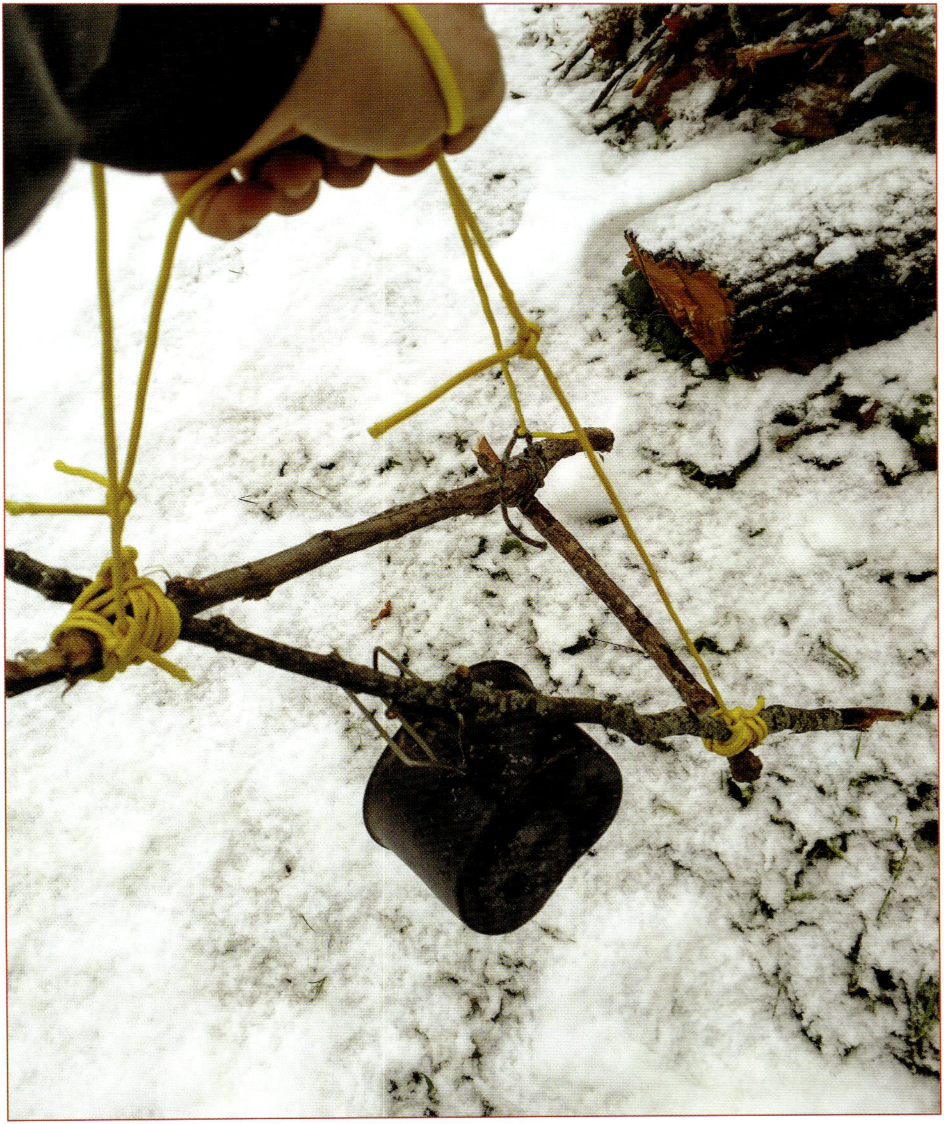

Dieses improvisierte Tragegestell lässt sich wie ein Rucksack auf dem Rücken tragen. Die Dinge werden einfach ans Gestell gebunden.

BEHELFSSONNENBRILLE ODER SCHNEEBRILLE

Benötigt werden

- **Material zum Bedecken der Augen**
- **Messer oder Schere**
- **Schnur**

ZEITAUFWAND

15 Minuten

Eine Sonnenbrille ist mehr als nur ein tolles Modeaccessoire. Sie bietet Schutz vor der UV-Strahlung der Sonne, aber auch vor herumfliegenden Partikeln. Und sie wirkt einer Ermüdung der Augen entgegen. Um Schneeblindheit und einer Schädigung des Auges durch starke UV-Strahlung im Hochgebirge vorzubeugen, bastelt man sich aus diversen Materialien eine Schneebrille bzw. Behelfssonnenbrille. Weiches, haltbares Material wie Leder wäre ideal, aber auch Baumrinde, Pappe oder Karton, Holz, ja selbst ein Kleidungsstück wären denkbar. Man schneidet zwei schmale Schlitze hinein, durch die man blickt, während die Lichtmenge, die ins Auge dringt, begrenzt wird.

Karton oder Pappe ist nicht ideal, ich habe mich dennoch dafür entschieden, weil es das erstbeste war, das ich auf meiner Wanderung fand. Solange das Material die Augen bedeckt, sind die Maße der Schneebrille sekundär.

Zeichnen Sie längs der Pappe eine gerade Linie an. Der ausgeklappte Fischentschupper liegt flach auf, die

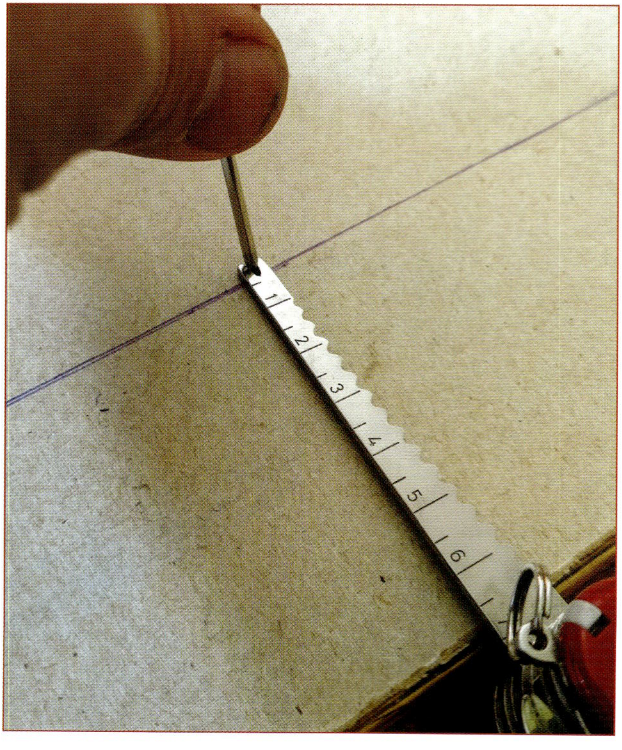

In den Angelhakenlöser setze ich die Spitze des Kugelschreibers, was es mir ermöglicht, eine gerade Linie zu zeichnen

Spitze des Kugelschreibers wird in die Vertiefung des Angelhakenlösers gesetzt und das Ende des Schweizer Taschenmessers an einer geraden Kante (z. B. einer Tischkante) entlanggeführt. Der Kugelschreiber zeichnet wie von selbst eine gerade Linie parallel zur Kante. Auch mithilfe des rechtwinklig ausgeklappten Kapselhebers (Flaschenöffner) lässt sich eine gerade Linie zeichnen (eine exakt gerade Linie ist für dieses Projekt gar nicht unbedingt nötig, ich wollte nur zeigen, wie sich das Schweizer Taschenmesser sinnvoll als Zeichenhilfe gebrauchen lässt).

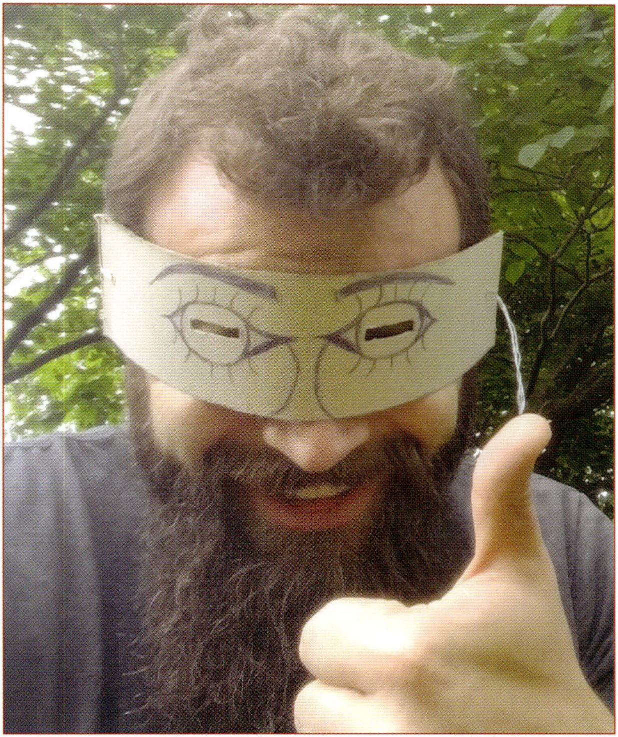

Sieht die fertige Brille am Ende zu schlicht aus, verpasst man dem selbstgebastelten Sonnenschutz eine persönliche Note

Mit der Schere schneiden Sie entlang der Linie die Brille aus und mit der kleinen Klinge Augenschlitze hinein. An beiden Enden bohren Sie mit der Ahle kleine Löcher und fädeln Schnur hindurch. Sichern Sie diese vorerst nur auf einer Seite mit einem Knoten, um die Schneebrille erst einmal anzuprobieren und auszumessen, wie viel Schnur benötigt wird, damit es um den ganzen Kopf reicht. Wenn die Schneebrille fertig ist, kann sie auch als Behelfssonnenbrille herhalten. Mit dem Kugelschreiber lässt sie sich lustig aufpeppen.

ARM- UND BEINSCHÜTZER

Benötigt werden

- **Baumrinde**
- **Schnur**
- **Messer oder Ahle**

ZEITAUFWAND

15 Minuten

Vorbeugen ist besser als heilen, das weiß jeder. Wenn ein Notfall eintritt, dann oft sehr schnell. Nicht immer ist man vorbereitet, vor allem nicht, was die richtige Kleidung betrifft. Kleidung hilft uns, die Körpertemperatur zu halten und schützt uns physisch vor der Umwelt. Diese Schutzfunktion ist nicht zu unterschätzen. Ich musste schon durch Gebiete voller stark reizendem und potentiell gefährlichem Pflanzenbestand laufen. Und trotz Schutzkleidung haben einige Pflanzen noch zu Hautirritationen bei mir geführt.

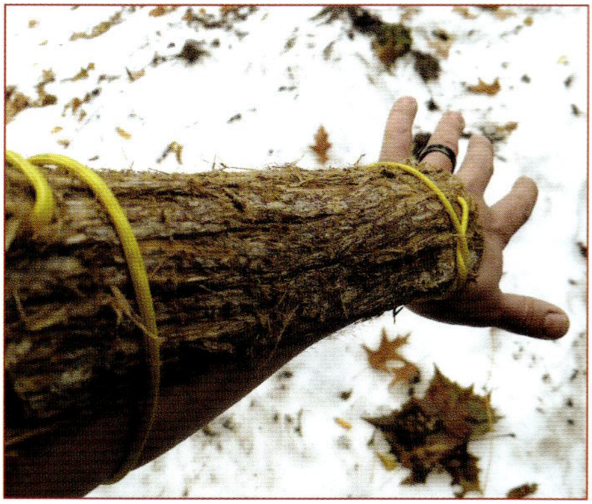

Diese Arm- und Beinschützer sind robust und sehen aus, als sei man einem Film über die wilden Krieger des Waldes entstiegen! Beim Festbinden nicht zu fest zuziehen, um nichts abzuschnüren.

Aus Naturmaterialien lassen sich tragbare Schutzschilde bauen. Ich nehme am liebsten Baumrinde, da sie stabil ist, sich überall reichlich findet und leicht bearbeiten lässt. Wie unbekannte essbare Pflanzen muss man auch Pflanzenteile, welche die Haut berühren sollen, auf mögliche Körperreaktionen testen. Reiben Sie mit einem Stück des fraglichen Materials über eine kleine Stelle der Haut. Warten Sie ein bis zwei Stunden. Sofern Sie Anzeichen für eine Hautreaktion wie Schwellung, Rötung, Jucken oder sonstige ungewöhnliche Symptome beobachten, verwenden Sie das Material bitte nicht.

Stücke frischer Rinde lassen sich leicht der Form von Körperteilen anpassen. Wenn sie trocknen, werden sie steif und behalten die gewünschte Form. Ich persönlich bevorzuge jedoch die Rinde umgestürzter Bäume. Man legt sie auf die zu schützenden Körperregionen, misst ab und schneidet sie entsprechend zu. Mit der Ahle oder dem Messer bohrt man seitlich Löcher hinein, fädelt Schnur hindurch und befestigt die Schützer am Körper. Diese einfachen Arm- und Beinschienen bieten beispielsweise Schutz, wenn man durch dichtes Gestrüpp marschieren muss.

KLEIDER-, HUT- UND DINGEHAKEN

Benötigt werden

- **kleines gegabeltes Holzstück**
- **Holzsäge**
- **Messer**
- **Ahle** (falls vorhanden, aber nicht zwingend erforderlich)
- **Schnur**

ZEITAUFWAND

20 Minuten

Suchen Sie nach einem möglichst mehrfach gegabelten Stück Holz. Sägen Sie die Seitenäste mit der Holzsäge bis auf wenige Zentimeter ab, ca. 2,5 bis 5 cm sollen stehenbleiben. Drehen Sie den gegabelten Ast so, dass alle Seitenzweigstümpfe nach oben zeigen. Zum Befestigen der Aufhängeschnur des Vielzweckhakens gibt es zwei Möglichkeiten: Entweder eine Ringkerbe in den Hauptast schneiden oder mit der Ahle ein Loch hineinbohren. An der Schnur hängen Sie den Haken an einen niedrigen Ast im Baum oder werfen ihn über einen höheren, um die angehängten Sachen dann hinaufzuziehen. Hängen Sie nasse Kleidung, Nahrungsmittel, Küchenutensilien usw. auf – oder einfach nur den Hut am Abend.

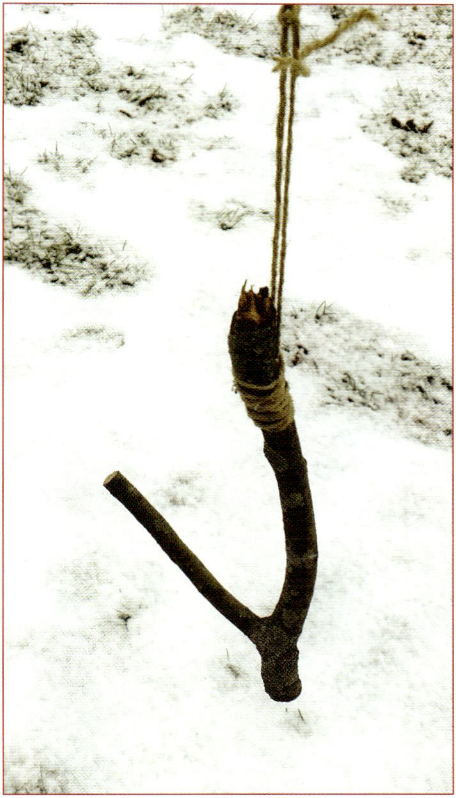

Ich habe eine Ringkerbe in den Hauptast geschnitten und eine Juteschnur befestigt, um den Vielzweckhaken aufzuhängen

HÄNGEREGAL

Benötigt werden

- **vier Äste für den Rahmen**
- **Schnur**
- **Holzsäge**
- **einen Baum zum Anbringen des Regals**

ZEITAUFWAND

30 Minuten

Dank eines Regals braucht man die Dinge nicht auf den Boden zu stellen. Und ein derartiges Möbel trägt zur einer gewissen Gemütlichkeit im Lager bei. Es ist schnell und einfach gebaut, man braucht lediglich etwas Schnur, ein paar Stücke Holz und eine Holzsäge. Eine Tonne Gewicht hält dieses Regal natürlich nicht aus, entsprechend dünn dürfen aber auch die Hölzer für den Rahmen sein. Natürlich kann die folgende Bauanleitung individuellen Bedürfnissen entsprechend angepasst werden.

Sägen Sie mit der Holzsäge vier ca. 30 cm lange Holzstücke zu, die Sie so zu einem Rechteck legen, dass sich die Enden an den Ecken mehrere Zentimeter überlappen. Binden Sie die Enden mit Schnur zusammen. Zwei weitere längere Schnüre dienen der Regalaufhängung am Baumstamm. Der hintere Regalrand wird mit einer straffgezogenen und festgeknoteten Schlinge am Baumstamm gehalten. Der vordere Regalrand von einem erheblich längeren Stück Schnur, das viel weiter oben um den Baum geschlungen wird. Wenn das Regal waagerecht hängt und belastet wird, hält die Schnur durch Haftreibung. Es lässt sich mit Rinden- oder Holzstücken belegen, um den Rahmen auszufüllen und eine Standfläche zu schaffen.

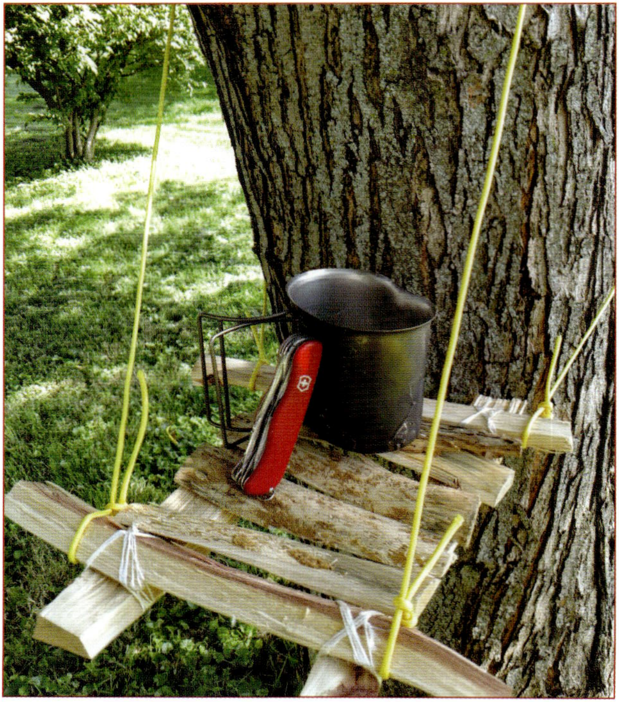

Ich habe dieses Hängeregal mit dem Victorinox-Modell Hercules gebastelt. Der ideale Platz für meine Tasse, die nun nicht auf dem Boden stehen muss.

Um der Regalfläche noch mehr Haftbarkeit zu geben, können die einzelnen Holzstücke zusätzlich mit einem Seil am Rahmen befestigt werden. Soll aus dem Regal ein Stuhl werden (siehe Hinweis), dann muss natürlich auch die Sitzfläche entsprechen stabiler, also aus dicken Ästen, gebaut werden. Hier empfehle ich unbedingt die Verbindung mit dem Rahmen. Außerdem sollten Sie bei einem Stuhl darauf achten, dass sich die beiden Holzstücke, die mit dem Baum verbunden werden, unten befinden – sie tragen die Hauptlast.

KERBEN UND AUSSPARUNGEN

Möchte man zwei Hölzer recht fest miteinander verbinden, dann lohnt es, über Kerben und Aussparungen nachzudenken. Sei es, um ein Gerüst zum Trocknen von Fleisch zu bauen, eine Falle oder einen Schlitten – Kerben sind bei vielen Konstruktionen hilfreich, wenn beispielsweise an Schrauben und Nägel schlecht heranzukommen ist.

Es gibt zwei Arten von Kerben, die ich beim Basteln mit Holz verwende: die gerade Kerbe und die Schwalbenschwanzkerbe. Eine gerade Kerbe hat im Profil die Form eines Rechtecks, eine Schwalbenschwanzkerbe die eines Trapezes.

Mit der Holzsäge sind beide Kerbenformen möglich. Zuerst sägt man die Seiten bis zur gewünschten Tiefe der Kerbe ein. Dann sägt man dort, wo die Kerbe entstehen soll, noch mehrmals parallel ein. Die schmalen Holzspalten, die nun noch stehen, lassen sich mit der Säge oder mit manch anderem Werkzeug am Schweizer Taschenmesser leicht herausbrechen. Vor allem der raue Kerbenboden sollte im Anschluss mit der kleinen Klinge geglättet werden.

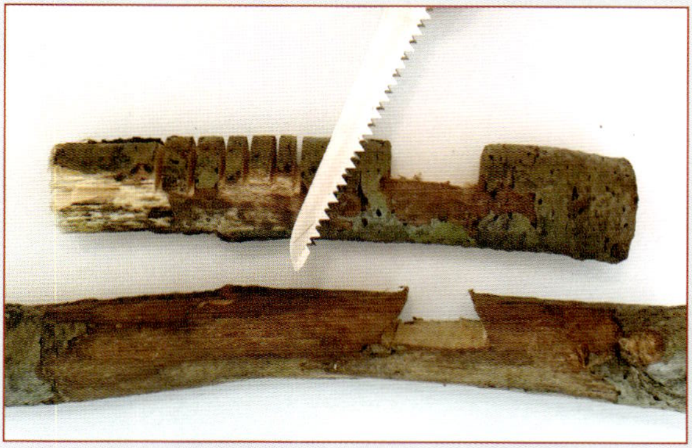

Oben: gerade Kerben, das Holz dazwischen lässt sich leicht herausbrechen

Unten: Schwalbenschwanzkerbe

HINWEIS

Anstelle eines Hängeregals lässt sich auf diese Weise auch ein Stuhl bauen. Nur muss der Rahmen kräftiger sein, tiefer am Baum befestigt werden und die Schnur darf unter Last nicht am Baumstamm herunterrutschen. Wenn man sie zweimal um den Baumstamm schlingt, erhöht das die Haftreibung.

PFANNENHALTER AUS HOLZ

Benötigt werden

- **ein Stück Holz**
- **Messer**
- **Holzsäge**

ZEITAUFWAND

20 Minuten

Dieser Pfannenhalter ermöglicht, dass Essen nicht auf dem Boden stehen muss und zudem warmgehalten wird. Legen Sie den Pfannenrand so auf das Holzstück, dass Sie die richtige Größe und Form der Kerbe vorzeichnen können. Mit dem Messer ritzen Sie zur Markierung den äußeren Umriss der Kerbe ein.

Nachdem die Kerbe vollständig ausgeschnitten ist, ist noch ein kleiner Schnitt nach innen oben zu tätigen, in dem der nach außen ragende Pfannenrand sitzt.

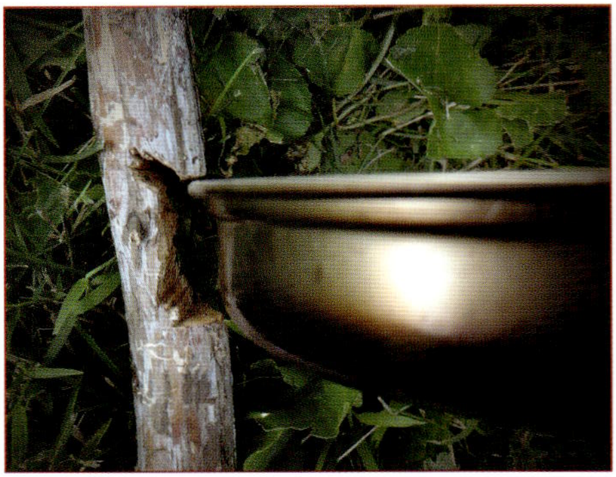

Entfernen Sie den größten Teil des Holzes mit der Holzsäge und drücken Sie beim Ausputzen der Kerbe mit dem Daumen kontrolliert nach (siehe Seite 59)

Meine persönliche Erfahrung

Als ich zu meiner Frau sagte, ich würde einen Pfannenhalter bauen, musste sie sich – das habe ich sehr wohl bemerkt – das Lachen verkneifen. Als sie das fertige Stück sah, meinte sie aber, es sei „hinreißend".

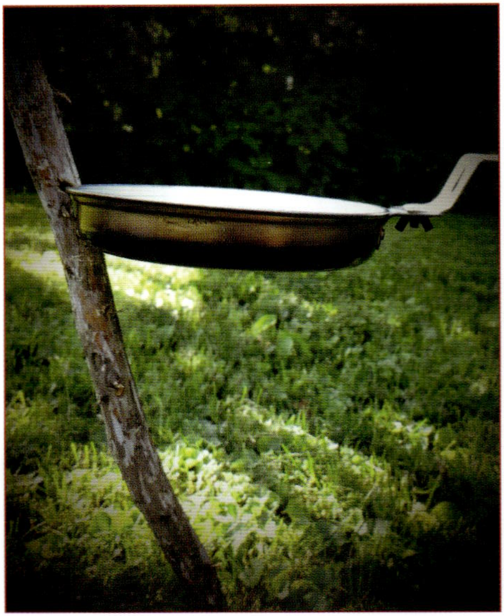

Wenn Sie den Pfannenhalter zum Kochen über dem Feuer verwenden wollen, müssen Sie die Kerbe so anbringen, dass der Holzstab nicht verbrennt

Dieser kleine Schnitt ist das Geheimnis, warum eine solche Konstruktion überhaupt hält.

KOCHTOPFAUFHÄNGUNG

Benötigt werden

- **zwei bis drei Äste**
- **Messer**
- **Holzsäge**

ZEITAUFWAND

15 Minuten

Jetzt ist es wohl an der Zeit, etwas zu essen zu kochen. Ein einfaches Gestell, um einen Topf über ein Feuer zu hängen, ist mit geringem Aufwand schnell gebaut. Von mehreren verschiedenen Varianten seien hier zwei näher erläutert.

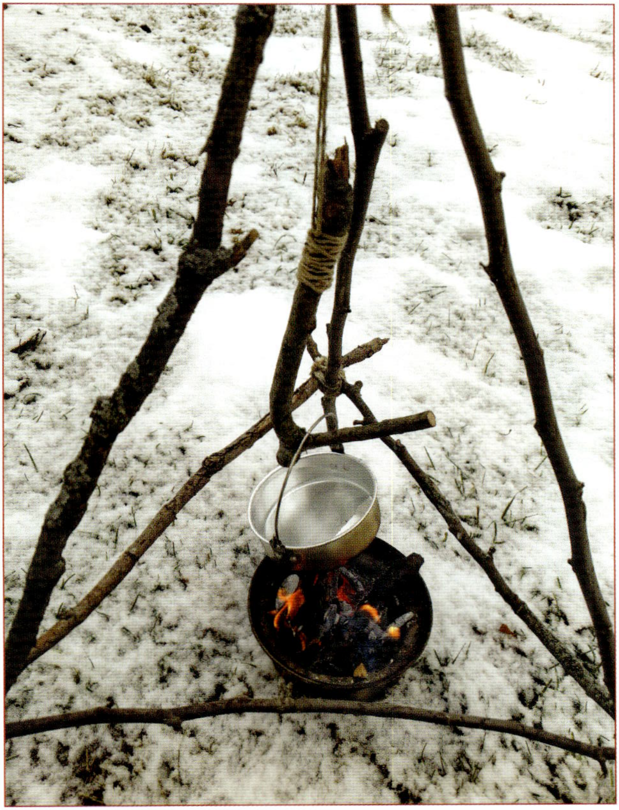

Dieses Dreibein besteht aus einem hölzernen Gestell, welches sich ebenfalls mit dem Schweizer Taschenmesser bauen lässt

Gestell 1

Für das erste Gestell braucht man lediglich zwei Äste und die Holzsäge. Einer der beiden Äste soll einen guten Meter lang und gegabelt sein bzw. einen stabilen Seitenast aufweisen. Er wird mit der Holzsäge zugesägt und die Gabel auf wenige Zentimeter eingekürzt.

Dieses Dreibein besteht aus einem hölzernen Gestell, welches sich ebenfalls mit dem Schweizer Taschenmesser bauen lässt.

Nun benötigt man einen Ast, der nicht nur erheblich länger ist, sondern auch noch frisch, da sich das Holz durchbiegen soll. Legen Sie ihn so in die Astgabel, dass ein Ende schräg auf dem Boden steht und das andere mitten über dem Feuer schwebt. Hier wird der Henkel des Kochtopfs oder Kessels angehängt.

Gestell 2

Die zweite Variante dieser Kesselaufhängung lässt sich genauso leicht bauen, man braucht nur ein paar Hölzer mehr. Zwei gleichlange gegabelte Äste werden an den ungegabelten Enden zugespitzt und zu beiden Seiten des Feuers senkrecht in den Boden gerammt. Ein dritter Ast sollte etwas länger sein als der Abstand zwischen diesen beiden gegabelten Pfosten. Die Astgabeln dienen als Auflagepunkte, auf denen der dritte Ast als Querstange über dem Feuer liegt.

Das letzte Teil, das zu dieser Konstruktion noch fehlt, ist ein Ast, der sich zum Haken umfunktionieren lässt, um den Henkel des Kochtopfs einzuhängen. Weist der Ast oben und unten je einen Haken auf, dann kann man ihn einfach so an die Querstange hängen. Hat er nur einen Haken, kann man ein Stück Schnur daran befestigen und ihn damit an der Querstange festbinden. Weiter hinten im Buch erkläre ich, wie man ein Gestell zum Räuchern von Fleisch baut (siehe Seite 148), das von der Konstruktion her auf einem Dreibein beruht. Sollten Sie ein derartiges Dreibein bereits gebaut haben, können Sie den Kessel natürlich auch daran anhängen.

LASTENSCHLITTEN (TRAVOIS)

Benötigt werden

- **mehrere lange Hölzer**
- **Holzsäge**
- **Messer**
- **Schnur**

ZEITAUFWAND

20 Minuten

Wer sich ein wenig mit den Ureinwohnern Nordamerikas beschäftigt, wird wissen, dass dieser Gegenstand dort als Travois bezeichnet wird. Man kann ihn auch Stangenschleife, Schleppgestell oder Trageschleppe nennen – mit einem Schlitten, mit dem man einen schneebedeckten Hügel hinuntersaust, hat es jedenfalls nichts zu tun, auch wenn ich (nicht ganz korrekt) Lastenschlitten dazu sage.

Es gibt Situationen, da können wir unseren Rucksack nicht mehr tragen oder müssen einen Weg finden, zusätzliche Ausrüstung, unerwartete Vorräte oder gar einen Verletzten zu transportieren. Für eine Trage braucht man zwei Träger. Für diese einfach zu bauende Transportschleife nur einen, der zieht.

Die Konstruktion beruht auf einem länglichen gleichschenkligen Dreieck. Größe und Länge der Hölzer hängen davon ab, was man transportieren will. Der Durchmesser beider mindestens 2 bis 2,5 m langen Seitenschenkel sollte ca. 2,5 cm betragen. Mit der Holzsäge werden die benötigten Stämme zugesägt. Am oberen Ende des gleichschenkligen Dreiecks sind die beiden Schenkel zusammenzufügen, indem man in jeden eine Kerbe schneidet und sie ineinandersteckt.

Ein weiteres Stück Holz sollte über einen Meter lang sein und wird ca. 30 cm unterhalb der Stelle angebracht, wo die beiden Schenkel zusammentreffen. Das wir der Zug- und Tragegriff. Er dient dazu, das Gestell an einem Ende aufzuheben und vorwärts zu schleppen. Diese Querstage muss unter den beiden Seitenstangen liegen, damit diese mit ihrem Gewicht daraufdrücken. Stellen Sie auch hier die Verbindung der Hölzer durch Kerben her.

Die restlichen Hölzer müssen so lang sein, dass sie am unteren Ende des Gestells zwischen beide Seitenstangen passen und leicht überstehen. Auch hier halten Kerben alles zusammen. Man sollte mindestens zwei Querstangen einplanen, mehr sind möglich, das hängt davon ab, was und wie viel transportiert werden soll. Das Transportgut wird auf die Querstangen gelegt und, sofern vorhanden, mit Schnur festgebunden. Steigen Sie in die Mitte des Schleppgestells, heben Sie den Tragegriff hoch und laufen Sie los!

HINWEIS

Wenn Sie Seil zur Verfügung haben, dann können Sie es anstatt der Kerben zum Verbinden verwenden.

Speisen zubereiten

Eine Sache, für die ich mein Schweizer Taschenmesser besonders gerne einsetze, ist die Zubereitung von Mahlzeiten und allem, was damit zu tun hat. Von der Fertigung der Küchenutensilien und Kocher bis zur Haltbarmachung und eigentlichen Speisenzubereitung – das Schweizer Taschenmesser erleichtert auch alles rund ums Essen.

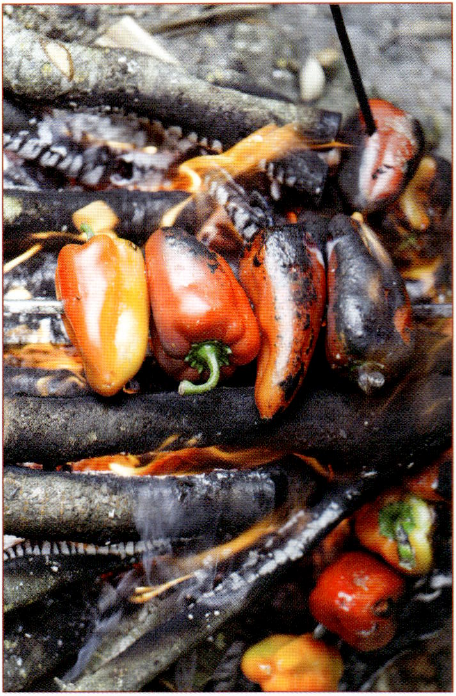

„Die Natur macht nichts vergeblich."
—Aristoteles

HINWEIS

Ein Grill- oder Bratenthermometer ist ein unerlässliches Hilfsmittel, das jeder dabeihaben sollte. Falls Sie keins haben oder ausgerechnet dann keins zur Hand ist, wenn Sie es brauchen, dann tut's zur Not auch die Druck- bzw. Fingerprobe: Mit dem Finger erst aufs Fleisch und dann auf die fleischige Stelle am Handballen unterhalb des Daumens drücken und vergleichen, wie sich beides anfühlt. Diese Methode wird nicht nur von Hobbyköchen, sondern auch von vielen Profis angewandt.

- **Das Fleisch ist roh, wenn es sich so anfühlt wie der Handballen bei locker gehaltener Hand.**
- **Das Fleisch ist blutig gebraten (rare), wenn es sich so anfühlt wie der Handballen, wenn sich Daumen und Zeigefinger berühren.**
- **Das Fleisch ist rosa gebraten (medium rare), wenn es sich so anfühlt wie der Handballen, wenn sich Daumen und Mittelfinger berühren.**
- **Das Fleisch ist halb durchgebraten (medium), wenn es sich so anfühlt wie der Handballen, wenn sich Daumen und Ringfinger berühren.**
- **Das Fleisch ist durchgebraten (well done), wenn es sich so anfühlt wie der Handballen, wenn sich Daumen und kleiner Finger berühren.**

EINE (GRILL-) ZANGE FERTIGEN

Benötigt werden

- **ein Stück Holz**
- **große und kleine Messerklinge**
- **Schnur**
- **größeres Holzstück zur Verwendung als Hammer**

ZEITAUFWAND

15 Minuten

Nur weil man sich in der Wildnis befindet, heißt das noch lange nicht, dass man sich unzivilisiert benehmen muss. Auch die Essenszubereitung lässt sich durchaus stilvoll gestalten – zum Beispiel durch die Benutzung einer Grillzange. Vorbei die Tage, da ein Tier in Gänze auf einen Spieß gesteckt oder ein komplettes Bein samt Knochen über dem Feuer geröstet wurde. Heute schneiden wir das Fleisch in Filets und grillen diese gleichmäßig, indem wir sie mit einer Grillzange fachgerecht wenden.

Die gewünschte Größe der Zange bestimmt die Länge des benötigten Holzes. Wenn Sie den Ast dünn genug wählen, halten Sie am Ende freilich ein paar Essstäbchen in Händen.

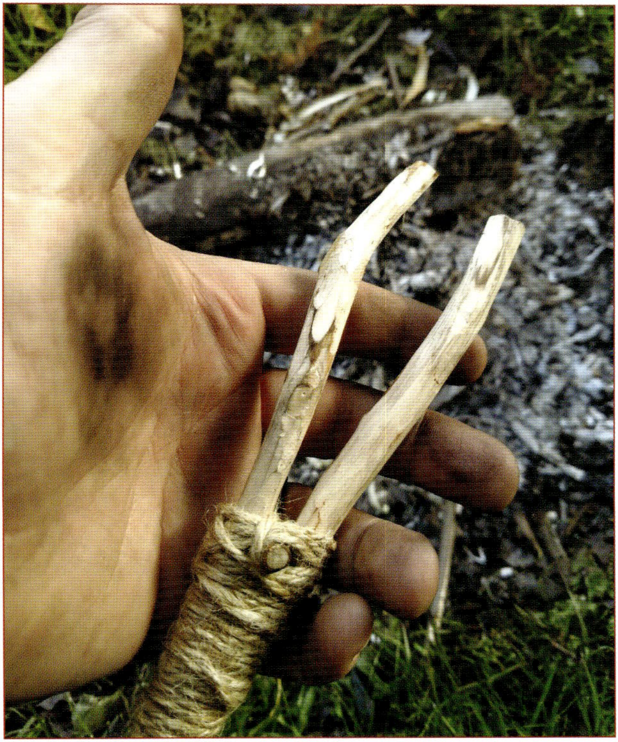

Das ist eine kleine Zange, die ich für meine Kinder gemacht habe. Mit Zangen lassen sich gut heiße Dinge greifen.

VARIANTE 1

Diese Methode funktioniert am besten mit einem möglichst geraden Stück Holz. Spalten Sie ein Ende des Astes mit der Schlagholz-Technik (Seite 61) mittig ein Stück weit auf, am anderen Ende bleiben ein paar Zentimeter ungespalten stehen.

Umwickeln Sie die letzten 2,5 bis 5 Zentimeter des Spalts mit Schnur. Das verhindert, dass sich der Ast weiter aufspaltet. Nun drücken Sie beide Hälften auseinander, indem Sie ein dünnes Holzstück bis zu den Schnurwicklungen dazwischentreiben und dessen Enden einkürzen. Dieses Holzstück setzt die Zange unter Spannung, so dass sie von alleine wieder aufspringt, nachdem man sie zugedrückt hat.

VARIANTE 2

Eine weitere Methode verlangt nach zwei Hölzern. Jedes wird an einem Ende längs ganz leicht schräg angeschnitten. Man legt die Schnittenden der beiden Hölzer passgenau aneinander und wickelt zum Fixieren etwas Schnur darum. Nun noch ein kleines Holzstück als Abstandhalter dazwischenstecken und festbinden. Auch hier sorgt es dafür, dass die Zange unter Spannung steht. Zum Schluss die Schnur als Zangengriff um den Rest der zusammengelegten Stockenden wickeln. Mit dem kleinen Messer die Greifenden der Zange in die gewünschte Größe und Form schnitzen.

GEBRAUCH DES DOSENÖFFNERS

Benötigt werden

- **Dosenöffner**

ZEITAUFWAND

1 minute

Wie das allererste Soldatenmesser sind nahezu alle Schweizer Taschenmesser mit einem Dosenöffner ausgestattet. Wollen wir jetzt wirklich darüber sprechen, wie man Dosen öffnet?! Ja, und zwar aus gutem Grund. Ich vermute, viele von den Jüngeren haben so einen „altmodischen" Handdosenöffner noch nie benutzt. Zum Glück ist der Gebrauch recht einfach, also keine Angst! Wer erst einmal weiß, wie man ihn benutzt, zieht ihn vielleicht sogar anderen Dosenöffnern vor. Übrigens: wenn der Inhalt aufgegessen ist, die Dose nicht wegwerfen! Das nächste Dosenprojekt folgt sogleich.

1. Die Schneide des Dosenöffners innen am Rand des oberen Dosendeckels ansetzen. Der erste Schnitt ist meist der schwierigste. Ich versetze dem Dosenöffner gern einen leichten Schlag von oben, um nachzuhelfen, damit die Spitze der Dosenöffnerschneide ein schmales Loch ins Blech treibt.

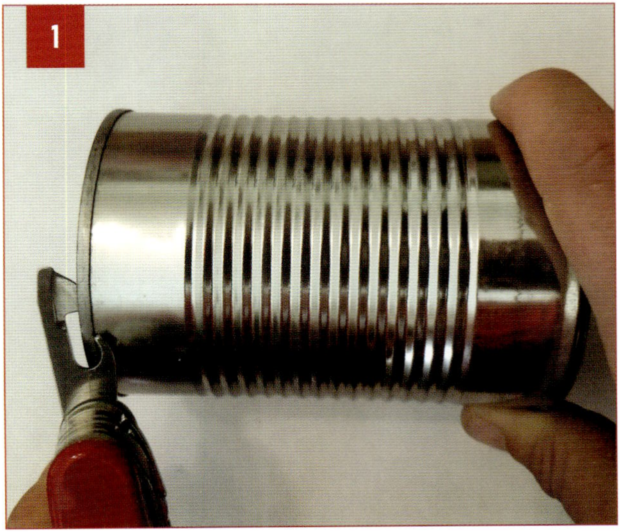

2. Nun kommt es auf den hinteren Haken an, der außen am Rand des Dosendeckels anzulegen ist, genauer gesagt unter dem umgebördelten Rand. Während nun der Dosenöffner wie ein Wiegemesse auf- und abbewegt wird, dreht man die Dose mit der anderen Hand jeweils um das kleine Stück weiter, das die Dosenöffnerklinge oben entlang des inneren Dosenrandes ins Blech schneidet – so lange, bis das Blech rundherum aufgeschnitten ist.

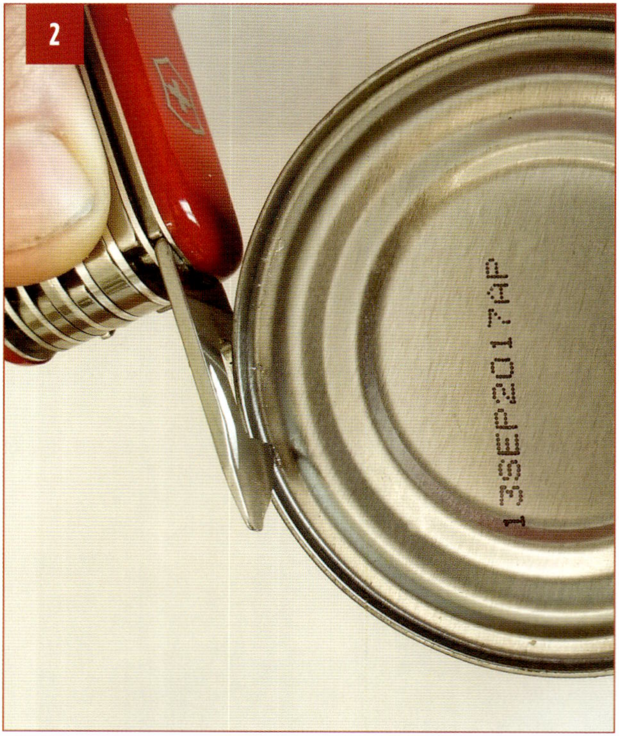

Sollte der Deckel doch einmal so todesmutig sein, sich in die Suppe zu stürzen und im Essen abzutauchen, dann fischt man ihn einfach mit der Spitze des Dosenöffners wieder heraus.

Doch eignet sich der Dosenöffner nicht nur, um Dosen zu öffnen. Ich habe ihn schon oft zweckentfremdet, wenngleich es immer etwas mit Essen zu tun hatte. Meine Lieblingsnüsse sind Pistazien, aber manchmal bekomme ich sie kaum auf. Eine der kultivierteren und raffinierteren Zweckentfremdungen des Dosenöffners ist, damit Pistazienschalen aufzuhebeln. Auch sein Einsatz als Orangenschäler wird geschätzt, ich habe schon vielen Apfelsinen die Haut damit abgezogen. Und einmal habe ich ihn sogar als Mini-Aufbrechklinge missbraucht und ein Tier damit ausgeweidet.

SELBSTBAUKOCHER MIT KAMINEFFEKT (HOBOKOCHER)

Benötigt werden

- **Konservendose** (in Büchsensuppengröße) oder Blechkaffeedose
- **Draht oder Nägel für den Rost** (falls vorhanden, aber nicht zwingend erforderlich)
- **Ahle**
- **Schere**
- **Kombizange**

ZEITAUFWAND

20–30 Minuten

Der nach den Hobos, den nordamerikanischen Wanderarbeitern während der Großen Depression benannte Hobo-Ofen bestand üblicherweise aus einer Blechtonne, die verkehrt herum aufgestellt wurde, um den Boden als Kochfläche zu nutzen. Oder die Menschen rückten rund um die Feuertonne zusammen, um sich zu wärmen. Wildnisabenteurer und Überlebenskünstler bauen nun Hobokocher aus kleineren Blechbehältern nach, um Kochstelle und Wärmequelle klein und transportabel zu halten. Ich habe bereits Kaffee-, Suppen- und Getränkedosen dazu verwendet. Man sollte wissen, wie man diese einfachen Öfen baut. Sie lassen sich leicht transportieren und die nötigen Materialien sind überall zu finden, da sie als Müll weggeworfen werden – diese Kocher kosten so gut wie nichts.

Natürlich könnte man einfach eine Blechdose nehmen und ein Feuer darin entzünden. Aber es würde nicht lange brennen, denn es mangelt an einer Frischluftzufuhr. Abhilfe kommt in Form von Löchern, die man in die Dose bohrt. Selbst ein paar wenige Löcher in Bodennähe rundherum ins Blech gepiekt sorgen für einen gewissen Kamineffekt. Achten Sie bei Verwendung der Ahle darauf, die Schneide nicht zu beschädigen. Getränkedosen aus dünnem Aluminium sind leichter zu durchstechen als Kaffee- und Suppendosen aus dickerem Weißblech.

1. In Bodennähe eine Öffnung in die Dose schneiden, durch die das Feuer gefüttert werden kann, wenn es erst einmal brennt. So muss man zum Nachlegen nicht wieder und wieder den Topf vom Kocher nehmen. Man kann dafür die Metallsäge verwenden,

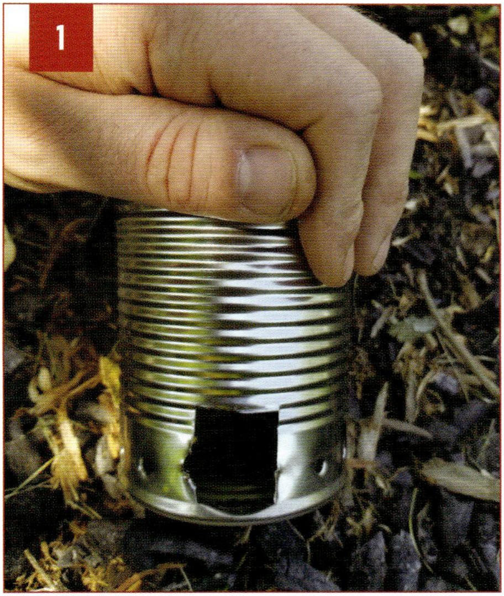

wenn es auch etwas mühsam ist. Überraschenderweise schneidet die Schere problemlos durch das Blech einer Suppendose. Sie haben ja bereits rundherum Löcher in die Dose gestochen, ein paar davon können nun als Ansatzpunkt für die Schere dienen. Und schon ist das Ofentürchen fertig.

2. Wenn Ihnen danach ist, können Sie gerne noch eine Art Gitterrost einbauen als Abstandhalter zwischen Topf und Dose und zum Grillen kleinerer Fleischstücke oder einer Rostbratwurst. Stechen Sie acht bis zwölf Löcher rundherum am oberen Rand ins Blech, jeweils zwei bis drei pro gegenüberliegender Seite. Stecken Sie ein paar Nägel oder andere dünne Metallteile hinein, die stabil genug sind, um als Grillrost durchzugehen. Ich habe mehrere Kupferdrahtstückchen verwendet, die herumlagen. Wenn Draht verwendet wird, ist dieser relativ straff zu spannen, er soll ja nicht durchhängen, sobald etwas daraufgelegt wird. Mit der Kombizange meines Swiss Champ habe ich die Drahtenden um den Dosenrand herumgebogen.

3. Anfänglich hatte ich das Feuerholz durch die obere Öffnung hineingelegt und das Feuer durch die untere Öffnung hindurch entzündet. Ist die untere Öffnung klein, brennt das Feuer meist heißer, und da es in einer kleinen Brennkammer gefangen

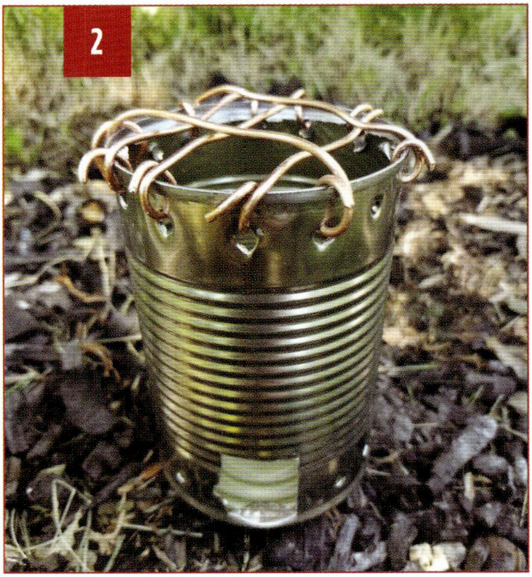

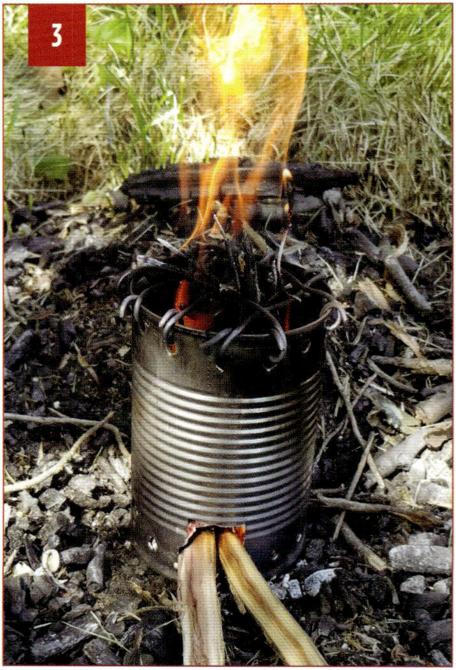

ist, brennt es bei gutem Zug auch schneller ab. Deshalb ist häufig nachzulegen.

4. Dieser Konservendosenkocher bringt ein halbes Töpfchen Wasser innerhalb von zehn Minuten zum Kochen. Der Grillrost sorgt für einen kleinen Abstand zwischen Ofen und Topf, dadurch finden Hitze und Flammen den Weg nach draußen und können an den Seitenwänden der Tasse entlangstreichen. Steht die Tasse erst einmal auf dem Ofen, ist oben nicht mehr viel Platz, um Feuerholz nachzulegen. Jetzt erweist sich die Öffnung am Boden als überaus nützlich.

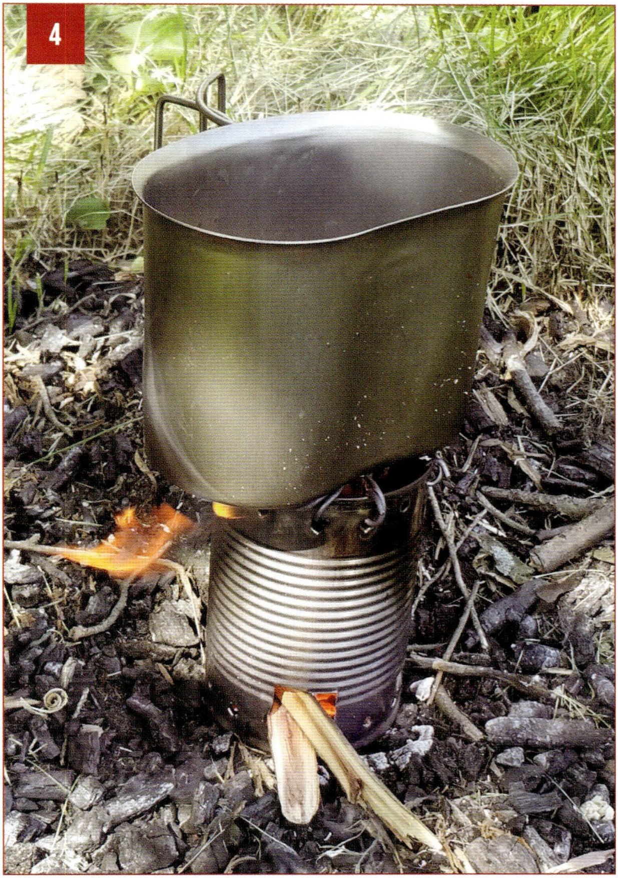

HINWEIS

Drahtstücke, Nägel und andere dünne Metallteile liegen nicht überall herum und sind mitunter schwer zu finden, deshalb hier eine Alternative, leider ohne Grillrost: Sägen Sie mit der Metallsäge vier gleichmäßig verteilte Kerben in den oberen Dosenrand. So erstickt der Topf oder die Pfanne das Feuer nicht, Kamineffekt und guter Zug bleiben gewahrt.

Dies ist eine zweite Variante eines Hobokochers für den Fall, dass man keinen Grillrost einbauen, aber dennoch eine Kochfläche haben möchte. Man dreht die Dose einfach um, der Dosenboden wird zur Kochfläche. Auch hier müssen zwecks Luftzufuhr am oberen und unteren Rand rundherum Löcher ins Blech gestochen werden. Feuerholz wird hier ausschließlich durch ein ins Blech geschnittenes Feuerloch nachgelegt. Da bei dieser Bauart das Feuer direkt auf dem Boden entzündet wird, sollte dieser nicht nass sein. Ich habe zur Demonstration eine Kaffeedose verwendet.

1. Nachdem Sie den Umriss des Loches angezeichnet haben, stechen Sie mit der Ahle mehrere Löcher entlang der Markierung ins Blech. Mit der Metallsäge oder Schere nun an der perforierten Linie entlangschneiden. Den dicken unteren Rand zu durchtrennen schafft nur die Metallsäge. Mit der Ahle sind seitlich oder rund um den unteren und oberen Rand Belüftungslöcher ins Blech zu bohren.

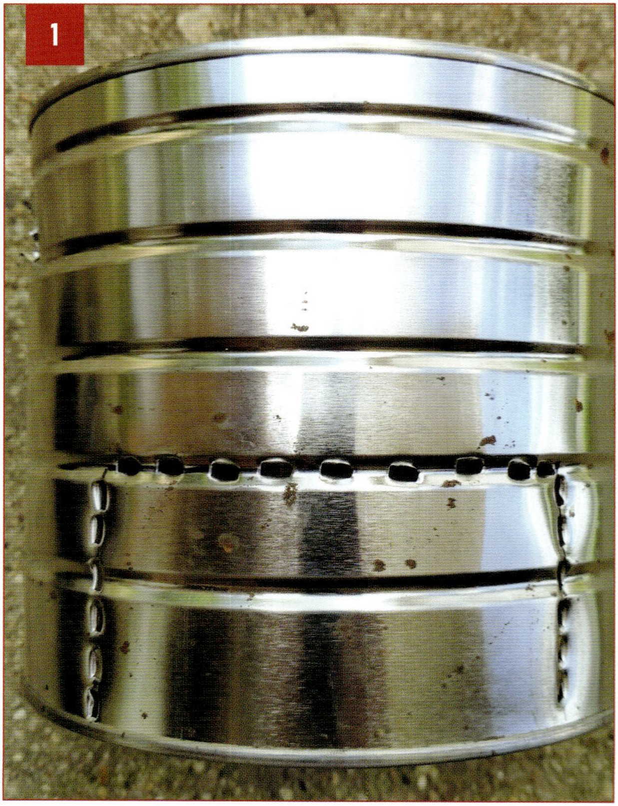

2. Es ist leichter, den Dosenofen über ein bereits bestehendes kleines Feuer zu stülpen.

3. Sobald der Ofen steht und das Feuer brennt, wird Brennholz nur noch durch die Öffnung am unteren Rand nachgelegt.

4. Mit einer Gabel (ähnlich der, die ich geschnitzt habe, siehe Seite 67) lässt sich das Bratgut wenden, damit es gleichmäßig bräunt.

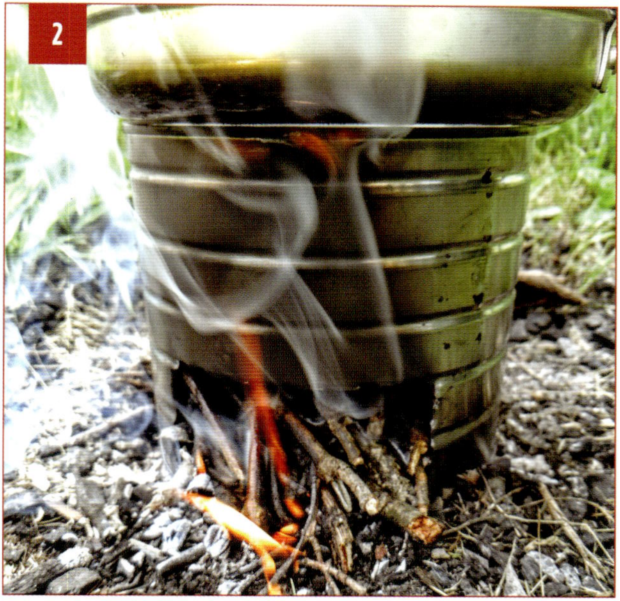
2

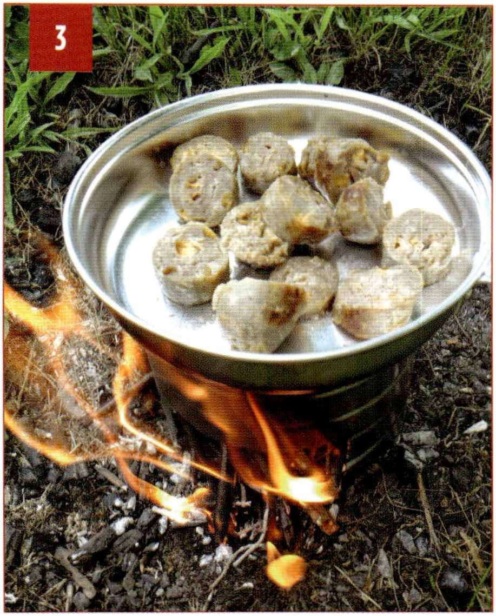
3

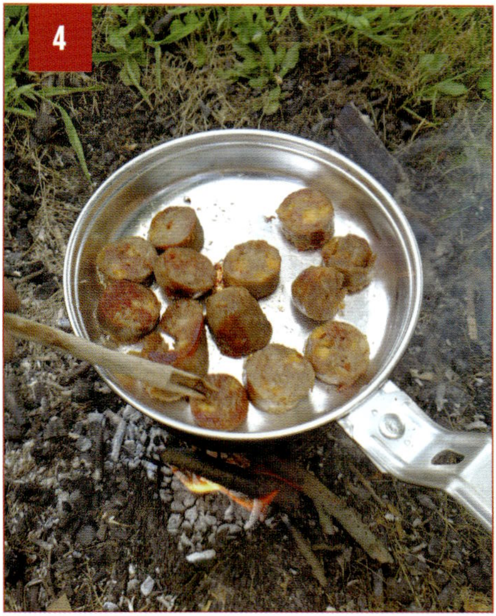
4

GETRÄNKEDOSEN-SPIRITUSKOCHER

Benötigt werden

- **zwei Getränkedosen aus Aluminium**
- **Dosenöffner**
- **Messer**
- **Schere**
- **Brennspiritus oder andere brennbare Flüssigkeit**

ZEITAUFWAND

20–30 Minuten

Es gibt unterschiedliche Bauformen für diesen Kocher, ich zeige Ihnen die einfachste, die ich auch selbst immer wieder baue. Sogar besonders gern, weil sich die benötigten Materialien nahezu überall finden lassen, selbst in freier Natur. Zudem ist diese Kocherform extrem kompakt. Der passt sogar in die Jackentasche!

Wer ein Victorinox-Modell mit Dosenöffner und Schere besitzt, ist bei diesem Projekt klar im Vorteil. An dieser Stelle sei aber auch gewarnt: Wie beim Hobokocher sind die Kanten des zerschnittenen Getränkedosenblechs extrem scharf. Nehmen Sie sich Zeit und arbeiten Sie mit Bedacht!

1. Schneiden Sie den nach innen gewölbten Boden aus einer der beiden Getränkedosen aus. Das Blech ist hier zwar dicker, aber mit dem Dosenöffner gelingt dies mühelos: Den Dosenöffner fast parallel zum Blech ansetzen und mehr Druck auf die Schneide vorne geben, während der hintere Teil, der Haken, nur als Gegenlager dient. Gegen Ende des Schnitts nur noch wenig Druck ausüben, weil sich sonst das Blech verbiegt.

2. Der nächste Schritt entscheidet darüber, wie groß der Kocher wird. Je kleiner, desto haltbarer, besonders wenn er im Rucksack herumfliegt. Meiner hat genau dieselbe Höhe wie mein Swiss Champ. Das geht so: Ich lege das Swiss Champ mit ausgeklappter kleiner Klinge flach auf, drücke die Dose dagegen und drehe sie mehrere Male. So entsteht die Markierung, an der ich im nächsten Schritt entlangschneide.

3. Mit der Messerklinge ein kleines Loch auf der Markierung ins Blech stechen, groß genug, um mit der Schere hineinzufahren.

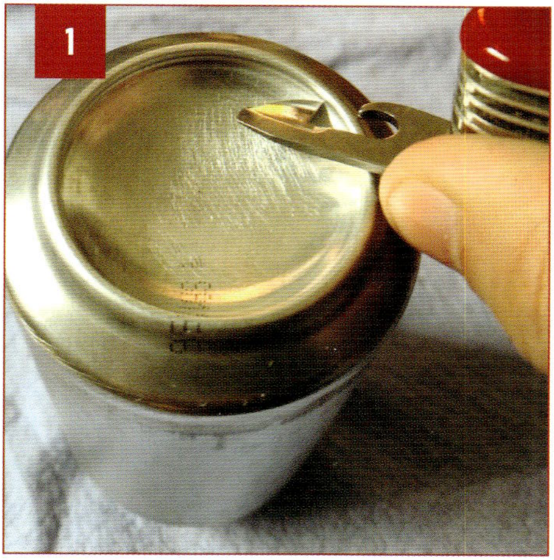
1

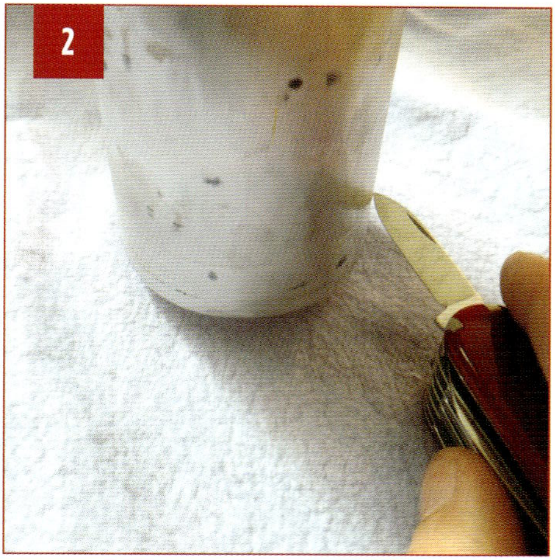
2

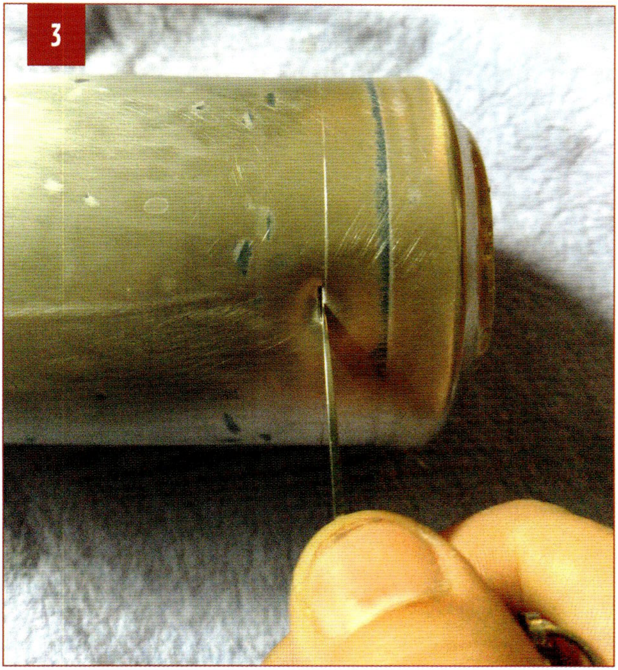
3

4. Nun mit der Schere an der Markierung entlangschneiden. Lieber großzügig neben der Linie, als zu knapp; was zu viel ist, kann man später noch abschneiden. Damit sie sich nicht im Blech verklemmt, die Schere hinten leicht anheben. Aus dem abgeschnittenen Boden (mit Loch) wird die obere Kocherhälfte. Für die untere auf dieselbe Weise den Boden von der anderen Dose schneiden, nur ohne Schritt 1, also ohne Loch.

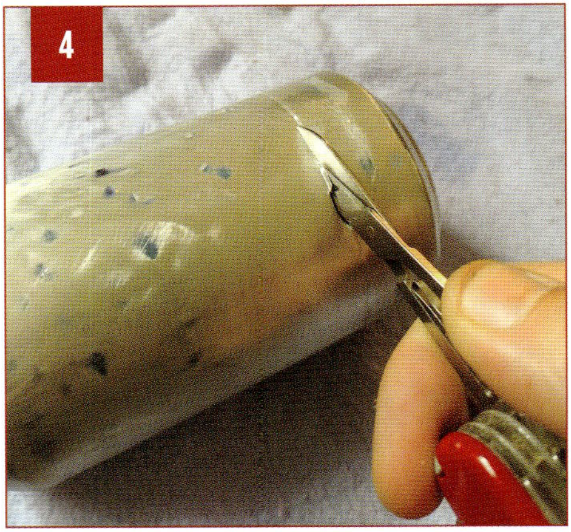

5. Nun haben wir zwei Dosenböden, einen ohne Loch und einen mit. Die Dellen am Rand des Loches verdanken wir dem Dosenöffner, der das Blech ein wenig verbog. Die beiden Kocherhälften sind nun zusammenzufügen.

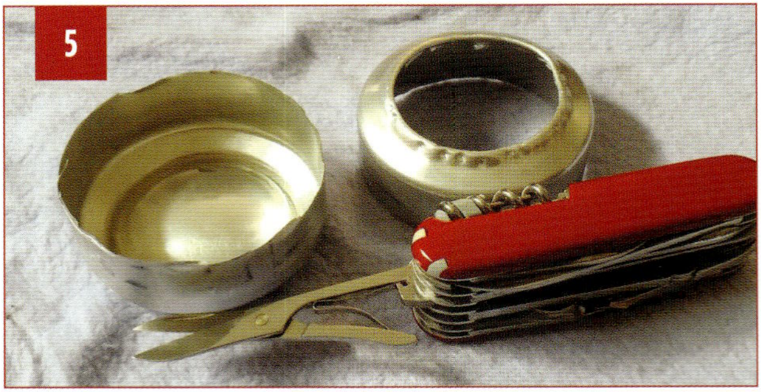

6. Dazu die beiden ehemaligen Dosenböden wie die zwei Deckel einer Schachtel ineinanderschieben. Dies ist eine knifflige Angelegenheit. Der obere Deckel, der mit dem Loch, soll im unteren stecken. Arbeiten Sie sich langsam vor, drehen Sie beide Deckel immer ein Stück weiter und üben Sie zunächst nur leichten Druck aus, damit sich das Blech nicht allzu sehr verbiegt. Achtung, die Blechränder sind sehr scharf!

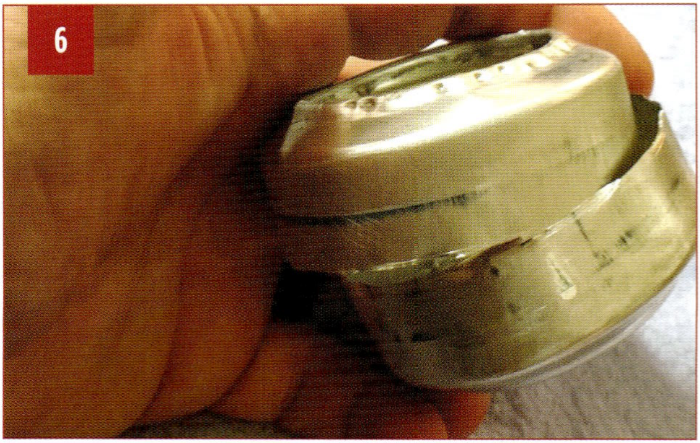

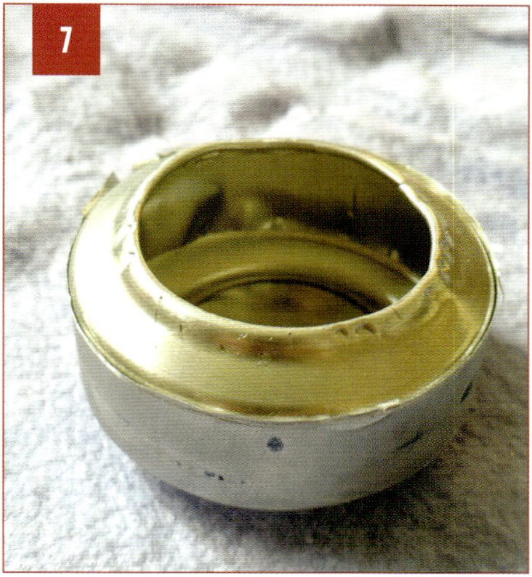
7

7. Sobald das Oberteil zur Hälfte im Unterteil steckt, drücken Sie es mit dem Handteller ganz ins Bodenteil hinein. Überstehende Blechteile werden mit der Schere abgeschnitten und scharfe Kanten mit der Metallfeile abgerundet.

8. Nun fehlt nur noch Brennstoff. Brennspiritus trägt diese Verwendungsmöglichkeit schon im Namen, aber auch andere brennbare Flüssigkeiten sind denkbar. Ich habe beispielsweise mit 70%igem Isopropanol gute Erfahrungen gemacht. Anders als ein Holzofen brennt ein Spirituskocher sehr sauber und nahezu rauchfrei. Um zu demonstrieren, dass auch andere Flüssigkeiten in diesem Kocher verbrannt werden können, habe ich hier eine Verschlusskappe voll Feuerzeugbenzin angezündet.

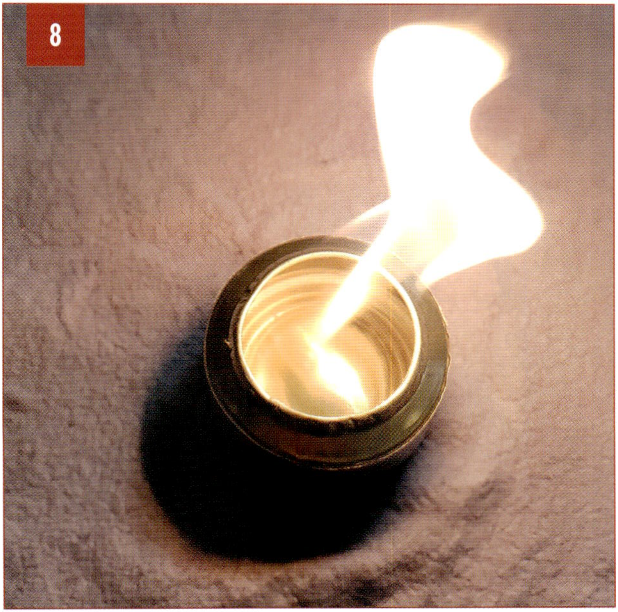
8

Dieser Kocher lässt sich in einer kalten Nacht als Wärmequelle verwenden, aber auch zum Erwärmen von Speisen. Will man kochen, muss man zusätzlich eine Konstruktion bauen, um das Kochgeschirr daraufzustellen, da diese Art Kocher schwerlich dafür geeignet ist, einen Topf oder eine Pfanne zu tragen.

GRILLSPIESS

Sei es nun eine Elritze oder gar ein Insekt – derlei Nahrung rutscht wohl besser gekocht als roh. Aufgrund der winzigen Größe weiß man jedoch oft nicht, wie man sie am besten zum Grillen übers Feuer halten soll, vor allem dann, wenn man nur mit rudimentärer Ausrüstung unterwegs ist. Hier kommt das Schweizer Taschenmesser ins Spiel: Kleinteilige Detailarbeit ist genau das, wo es besonders zu glänzen vermag.

Kleine Grillspieße mit einem großen Messer zu schnitzen wäre wohl etwas schwierig, da zerstört man mehr, als man erschafft. Mit dem Schweizer Taschenmesser kann man dünne Holzspieße, mit denen sich kleine Happen braten lassen, viel leichter fertigen. Das Ende wird zugespitzt und der restliche Spieß nach Bedarf dünner geschnitzt.

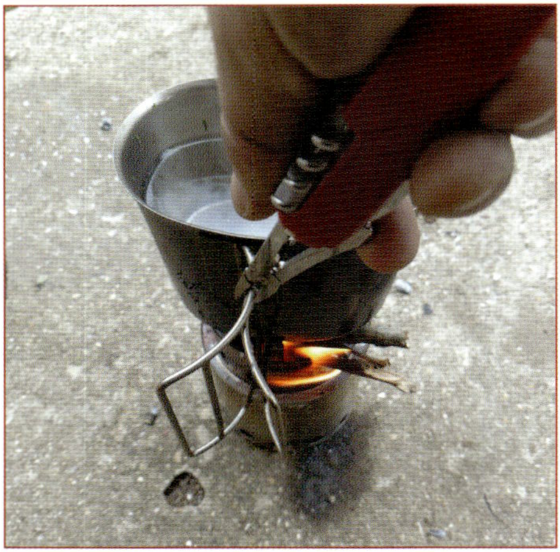

Mit der Kombizange lassen sich Topfgriffe oder Topfrand greifen

VERWENDUNG DES MEHRZWECKHAKENS

Leicht passiert es, dass man einen Topf zu lange auf dem Feuer lässt und er dann heißer ist als erwartet. Und jene tollen Topflappen, die Oma einst häkelte, hat sicher auch niemand eingepackt. Also muss eine andere Lösung her.

Ich habe aus zwei Stöcken eine improvisierte Zange gebastelt (siehe Seite 133), neige aber leider dazu, viel zu verschütten. Stattdessen bietet sich die Kombizange an, um die heiße Tasse oder einen kleinen Topf vom Feuer zu nehmen. Bei einem Topf oder Kessel mit einem Henkel aus Draht wird der Mehrzweckhaken schnell zum besten Freund.

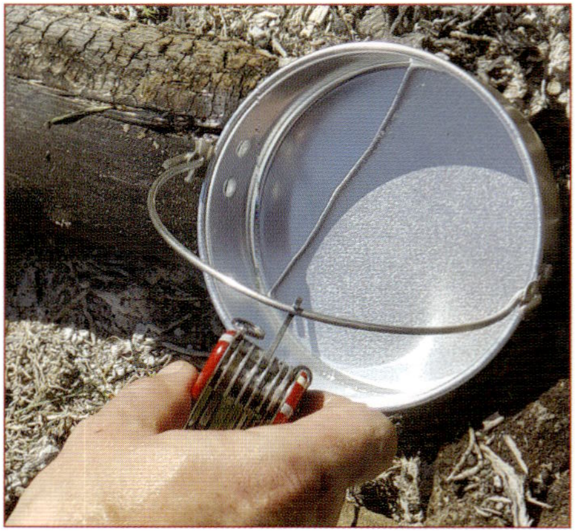

Eine meiner Lieblingsanwend.ngen des Mehrzweckhakens

GEWUSST WIE – TAUSENDSASSA MEHRZWECKHAKEN

Ich bin doch tatsächlich schon ein paar Leuten begegnet, die das Potenzial eines Schweizer Taschenmessers nicht ausschöpften. Beim gegenseitigen Ansehen und Vergleichen klappt der andere dann meist den Haken auf und sagt: „Aber wozu um alles in der Welt brauche ich das hier?“

Umwickelt man den Messergriff bei ausgeklapptem Haken mit etwas Schnur, kann man heruntergefallene und schwer zugängliche Gegenstände aufheben.

Mithilfe des Hakens lassen sich schwere Gegenstände aufnehmen und tragen. Auf diese Weise habe ich schon Feuerholzbündel getragen, die ich vorher zusammengebunden hatte.

Wer schon einmal eine schwere Last an dünnen Schnüren getragen oder gezogen hat, weiß, wie das in die Hände schneidet und schmerzt. Stattdessen den Haken in die Schnur einhängen und am zum Tragegriff umfunktionierten Schweizer Taschenmesser ziehen, fertig!

Der Haken lässt sich ins Maul oder die Kiemenöffnung eines glitschigen Fischs einhängen.

Ein enger Spalt, durch den eine Schnur gefädelt werden soll? Den Haken von der anderen Seite her durchstecken, Schnur einlegen und ziehen – wie mit einer Häkelnadel. Auch ein eingeklemmter Reißverschluss lässt sich mit dem Haken lösen.

Mit Konservendosen mit Aufreißdeckel stehe ich auf Kriegsfuß. Bei mir bricht immer nur der Ring der Aufreißlasche unverrichteter Dinge ab. Nicht so, wenn ich das Schweizer Taschenmesser verwende: Mit dem Dosenöffner klappe ich den Ring nach oben und mit dem Haken ziehe ich daran – und schon öffnet sich die Dose.

Auf dem Foto auf der Über-den-Autor-Seite ist es wohl kaum zu erkennen, aber ich bin von der Statur her nicht gerade der Größte und komme zuweilen nicht an alles heran. Mit dem Haken bin ich ein klein bisschen größer und kann an Dinge heranreichen.

Wer auch in der Wildnis nur ungerne auf ein wenig Kultur und Lebensart verzichtet, hängt sein Schweizer Taschenmesser am Schlüsselring an einen Ast und freut sich, dass er am Abend eines langen Tages seinen Hut an den Haken hängen kann!

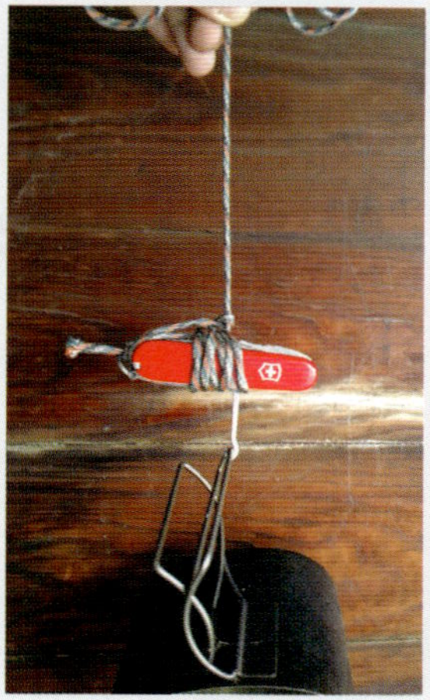

Wenn man die Schnur zweimal durch den Schlüsselring führt, rutscht sie nicht, man erhält zudem einen zweiten Ankerpunkt und verliert das Schweizer Taschenmesser nicht so leicht

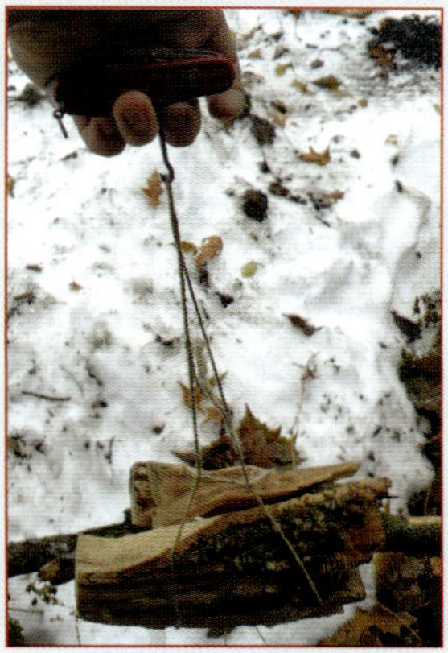

Statt mit dem Arm voll Feuerholz herumzulaufen, wickelt man ein Stück Schnur darum und trägt das Bündel am Haken davon

FLEISCH RÄUCHERN

Benötigt werden

- **Holz zum Bau des Trockengestells**
- **Messer oder Holzsäge**

ZEITAUFWAND

Variiert je nach Fleischmenge, mehrere Stunden Minimum

Wäre es nicht schön, ein bisschen Essen für später aufzuheben? Das Räuchern bietet eine einfache Möglichkeit, genau das zu tun. Wasserentzug und Rauch bewirken, dass Mikroorganismen nicht gedeihen, der Rauch schafft zudem eine äußere Schutzschicht, beinahe wie eine Glasur. Im Grunde gibt es zwei Varianten: Heißräuchern und Kalträuchern. Beim Heißräuchern wird das Fleisch durch Hitze und Rauch gegart. Dafür baut man eine Räucherkammer ums Feuer herum, in der sich Wärme und Rauch fangen können. Das Kalträuchern erfolgt bei niedrigeren Temperaturen im Freien, der Rauch streift einfach nur am Fleisch entlang. Das dauert zwar sehr lange, aber dann lässt sich das Fleisch gut ein paar Tage länger aufbewahren, ohne dass es verdirbt.

Ein einfaches Trockengestell ist mit wenigen Mitteln schnell gebaut. Zwei stabile Äste dienen als Pfosten, werden an je einem Ende spitz zugeschnitzt und beidseits des Feuers in den Boden gesteckt, allerdings nicht so nahe, dass sie verbrennen. Bevorzugt verwendet man Äste mit mehreren kleineren Seitenästen oder schnitzt mit Säge und Messer Kerben in die beiden Pfosten, auf denen später die Querstangen ruhen.

Nun werden dünnere Äste zu Querstangen zugeschnitten – dünn genug, um in die Kerben zu passen, lang genug, um über beide Pfosten zu reichen, und stabil genug, um das Gewicht des Fleisches zu tragen. Legen Sie die Querstangen auf die beiden Pfosten und hängen Sie das in Streifen geschnittene Fleisch darüber.

Das Prinzip besteht darin, das Fleisch weniger durch die eigentliche Wärme des Feuers als vielmehr durch den Rauch haltbar zu machen. Es braucht also nicht zu nahe an die Flammen gehängt zu werden. Was den Verzehr von Dingen angeht, bin ich gern vorsichtig und lege großen Wert auf Sicherheit. Deshalb würde ich Fleisch immer so lange kalträuchern, bis es fast hart und spröde ist – wie Dörrfleisch eben

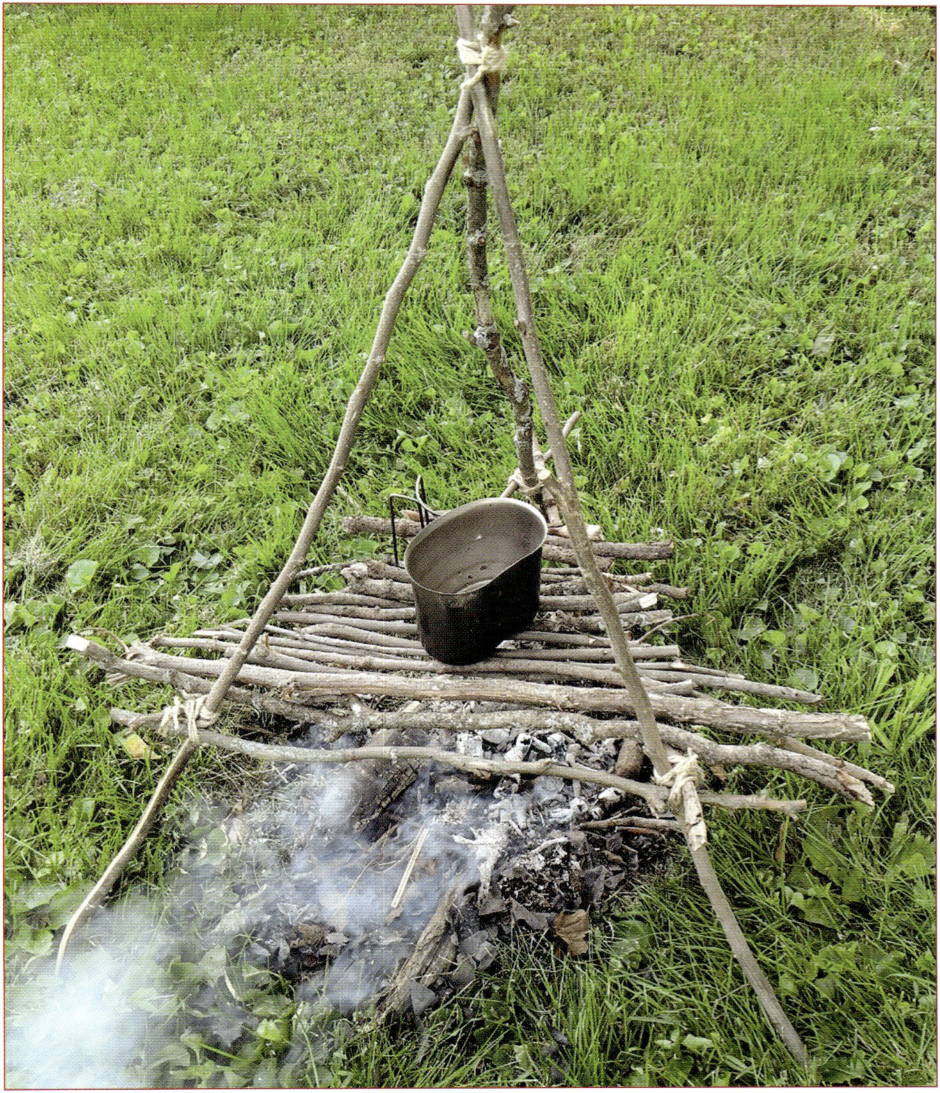

Hier ein Dreibein. Man kann eine oder mehrere Etagen bzw. Lagen von Querstangen daran befestigen. Das Fleisch sollte immer hängen, nie liegen. Hier habe ich noch ein paar Querstangen hinzugefügt, um auf der Standfläche meinen Kaffee warmzuhalten.

Fische fangen

Fische zu fangen ist eine althergebrachte Praxis, um in der Wildnis an Nahrung zu gelangen – und gar nicht so einfach, wie manche gern glauben. Interessanterweise kommt zwar unsere Fischfangausrüstung immer moderner und technisch ausgereifter daher, die Methoden sind aber dieselben geblieben: Fallen und Reusen, Netze, Speere oder das Angeln mit Haken und Köder.

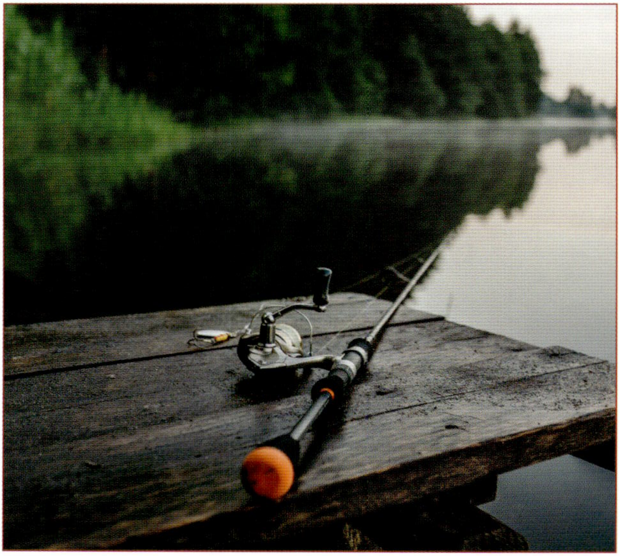

HINWEIS

Der Korkenzieher kann als Aufbewahrung für Angelschnur dienen. Ich bekomme einiges an 7,5 mm Angelschnur samt Haken auf dem Korkenzieher unter, und er lässt sich noch problemlos auf- und zuklappen. Die Schnur ist dann zwar etwas verdröselt, hängt sich aber bald aus. Binden Sie das Schnurende an den Sockel des Korkenziehers und halten Sie das Schweizer Taschenmesser fest, während Sie den Haken auswerfen. Gut festhalten, falls etwas Großes anbeißt – schließlich wollen Sie nicht Ihre gute Victorinox-Angel verlieren!

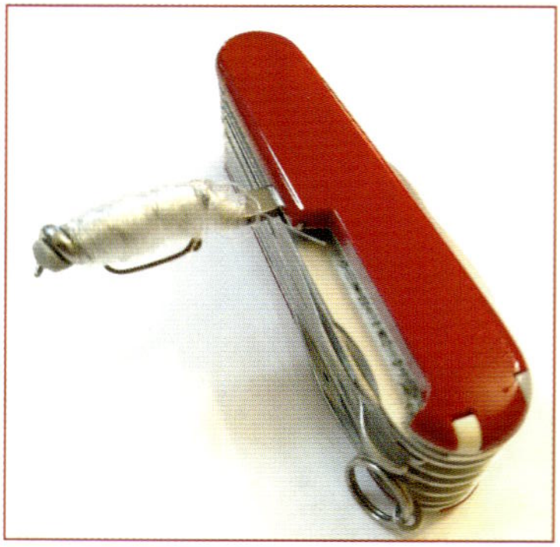

Die Größe des Modells bestimmt die Menge an Angelschnur. Einen kleinen Stein kann man später in der Wildnis als Senkgewicht anbinden.

Natürlich gibt es noch weitere archaische Fischfangmethoden, die nicht ganz so bekannt sind. Viele indigene Kulturen bedienen sich bestimmter Pflanzengifte, die auf Fische toxisch wirken. Zerstoßen setzen Pflanzensäfte, verholzte Rinde, Samen oder Früchte Giftstoffe frei, die im Wasser über die Kiemen der Fische, die sich in der Nähe befinden, aufgenommen werden und diese betäuben. Sie treiben zur Oberfläche, wo sie leicht eingesammelt werden können.

„Natur ist billiger als jede Therapie."
—M.P. Zarrella

Ich kann es nicht beweisen, denke aber, dass Steine und Stöcke ins Wasser zu werfen die vielleicht älteste Fischfangmethode überhaupt ist, denn was sollte noch primitiver sein? Das Ziel ist zwar meist, einen Fisch unmittelbar zu treffen, aber dies ist gar nicht unbedingt nötig. Man stelle sich vor, in einem Schwimmbad unterhalb der Wasseroberfläche zu lauern. Was passiert, wenn jemand in der Nähe ins Wasser springt oder mit der Hand aufs Wasser schlägt? Eine Druckwelle entsteht, die wir physisch wahrnehmen. Dass Fische viel empfindlicher auf diese Art physischer Reize reagieren, kann man sich zunutze machen: Wenn man in der Nähe eines Fisches mit einem starken Ast so kräftig wie möglich aufs Wasser schlägt, kann dies eine Druckwelle auslösen, die stark genug ist, den Fisch zu betäuben, so dass er an die Oberfläche treibt.

Hier ein paar wertvolle Tipps zum Angeln: *Kleine Fische* findet man in größerer Zahl im flachen Wasser nahe dem Ufer. Ich habe zudem den Eindruck, dass diese kleinen Fische auf meine Anwesenheit weniger empfindlich reagieren. Kaum lehne ich mich übers Ufer, kommen sie angeschwommen, um neugierig den Haken zu inspizieren. Versuche ich, zu einem *großen Fisch* hinzuwaten, schwimmt er gewöhnlich davon. Wer einen größeren Fisch fangen möchte, stellt sich ein ganzes Stück vom Rand entfernt auf. Besonders weit weg, wenn die Sonne im Rücken steht, denn ein Schatten auf dem Wasser verscheucht den Fisch. Ein guter Platz zum Angeln ist rund um Hindernisse im Wasser wie umgestürzte Bäume, Steine oder Felsen, unter denen sich die Fische verstecken.

Wenn möglich, verwenden Sie einen Köder, der vor Ort zu finden ist, denn daran sind die Fische gewöhnt. Beobachten Sie die Wasseroberfläche, vielleicht entdecken Sie Hinweise darauf, was die Fische hier so fressen.

HINWEIS

Erkundigen Sie sich immer vor Ort nach geltenden Vorschriften und Bestimmungen bezüglich erforderlicher Scheine und Angelmethoden.

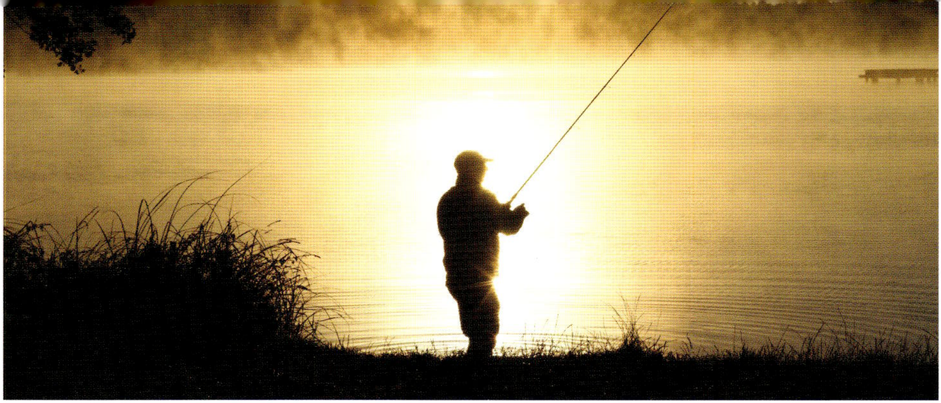

Selbst beim Angeln leistet das Schweizer Taschenmesser gute Dienste

Wenn Sie angeln wollen und keinen Köder finden, dann verlieren Sie nicht den Mut! Manchmal beißen die Fische auch ohne Köder – aus purer Neugier. Und wenn man den Haken direkt über einem Fisch auswirft, verhakt er sich vielleicht in seinem Körper. Vielerorts ist dieses sogenannte „Reißangeln“ verboten, aber in einer Notsituation, in der es ums Überleben geht, mag dieser Fisch die rettende Nahrung sein.

Nach diesen allgemeinen Informationen wollen wir nun sehen, wie uns das Schweizer Taschenmesser konkret beim Angeln unterstützen kann.

Meine persönliche Erfahrung

Einmal saß ich beim Angeln und mir gingen die Köderwürmer aus. Nach Hause gehen wollte ich noch nicht, also blieb ich einfach am Wasser sitzen. Dann hörte ich ein Ploppen. Ein Stückchen flussabwärts stand ein Baum mit überhängenden Zweigen am Ufer. Von Zeit zu Zeit fiel eine kleine Beere ins Wasser und schwamm auf der Oberfläche. Nicht lange, da näherte sich ein Fisch und schnappte sie sich. Ich pflückte ein paar dieser Beeren, steckte sie an einen kleinen Haken und warf die Angel dorthin aus. Nahezu augenblicklich kam ein Fisch und schnappte sich den Haken. Das war, glaube ich, das schnellste Anglerglück, das ich je hatte.

FISCHERNETZ AUS PARACORD

Benötigt werden

- **Holz für den Rahmen des Netzes**
- **Schnur** (Menge hängt davon ab, wie groß das Netz werden soll, ich habe hier im Beispiel um die 18 m gebraucht)
- **Schere oder Messerklinge**
- **Feuerzeug**

ZEITAUFWAND

1–2 Stunden

Manchmal sehe ich einen Stock und denke: „Hm, was lässt sich daraus bauen?“ Und genau das passierte, als ich dieses Prachtstück im Gras liegen sah. Die Y-Form schreit ja geradezu danach, dass man ein Netz dazwischenhängt. Hier kommt die Anleitung für ein schnell und mit einfachen Überhandknoten geknüpftes Fischernetz.

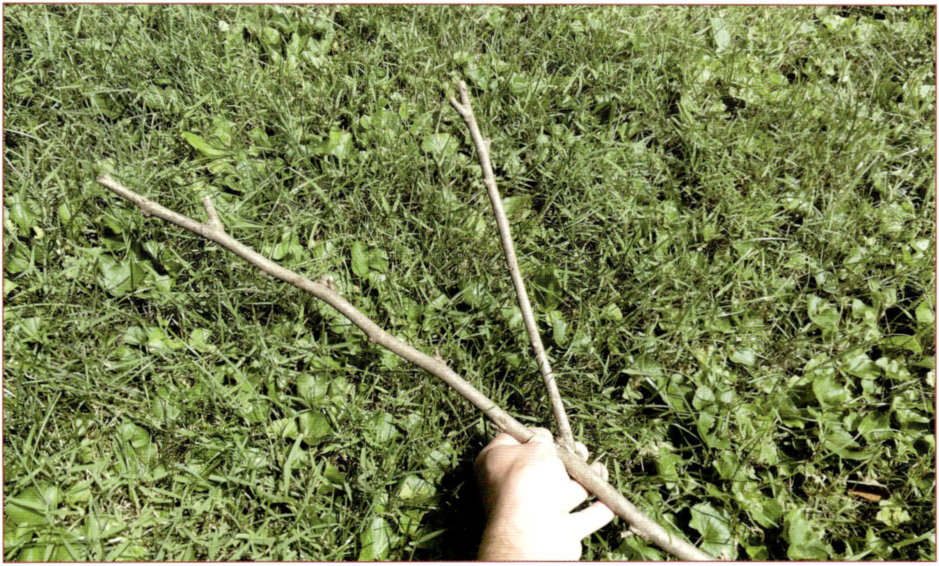

Wäre dieser Ast dicker gewesen, hätte man eine richtig große Steinschleuder daraus bauen können

1. Die Rinde entfernen und den Ast mit dem kleinen Messer glätten. Mit der Holzsäge kleinere Seitenäste absägen. Eigentlich braucht die Rinde nicht vom Rahmen entfernt zu werden, ich habe es nur aus ästhetischen Gründen getan. An Schnur geht alles, was zur Hand ist: Juteschnur, Bindfaden, Seil oder eben Paracord, was ich genommen habe, weil es im Outdoor-Bereich weit verbreitet und sehr haltbar ist. Das Netz sollte nicht sonderlich groß werden, ich habe 12 ca. 1,5 m lange Stücke zugeschnitten, die nun wie folgt in den Rahmen einzuhängen sind: Halbieren Sie eine dieser Schnüre, indem Sie beide Enden zusammenlegen. Auf der anderen Seite entsteht eine Schlaufe, die hinter den Ast gelegt wird. Damit diese erste Schlaufe, die nahe am Astende sitzt, nicht herunterrutscht, sollten Sie vorher eine Kerbe ins Holz schneiden.

2. Klappen Sie die Schlaufe über das Holz nach vorn, ohne dabei die Schnüre zu verdrehen.

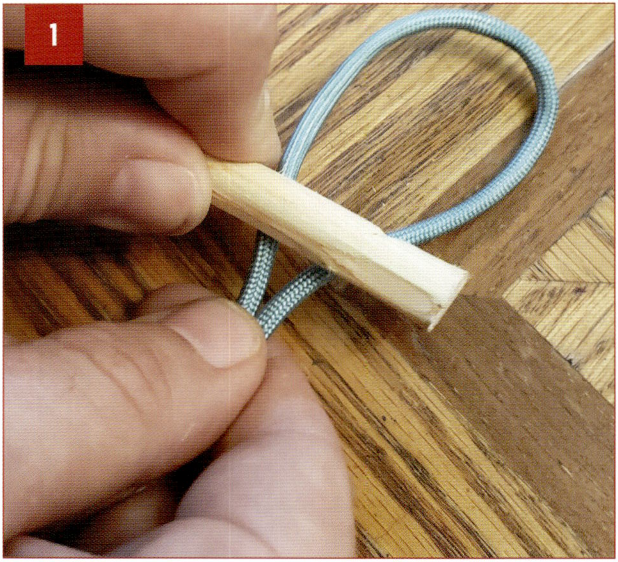

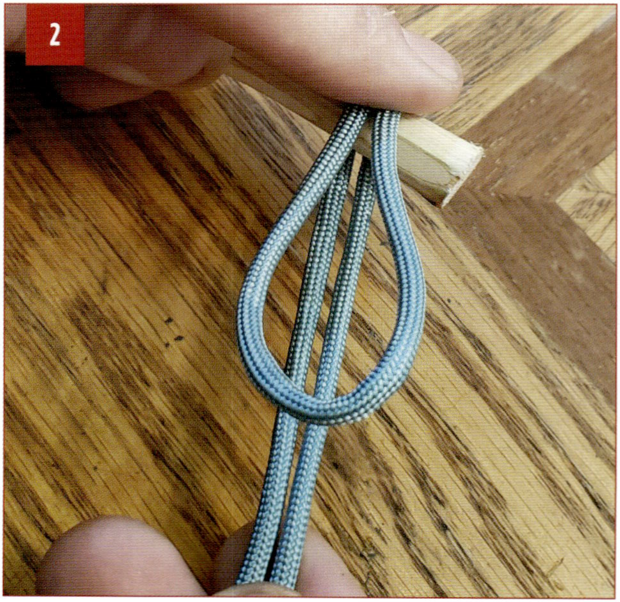

3. Ziehen Sie die beiden losen Schnurenden durch die Schlaufe nach oben und vollständig hindurch. Ein Finger hält die Schnur fest, während Sie in die Schlaufe greifen und die Enden durchstecken.

4. Ziehen Sie an beiden losen Enden die Schlinge richtig schön straff. Dabei hilft es, wenn man auch mal ein Stück nach hinten zieht.

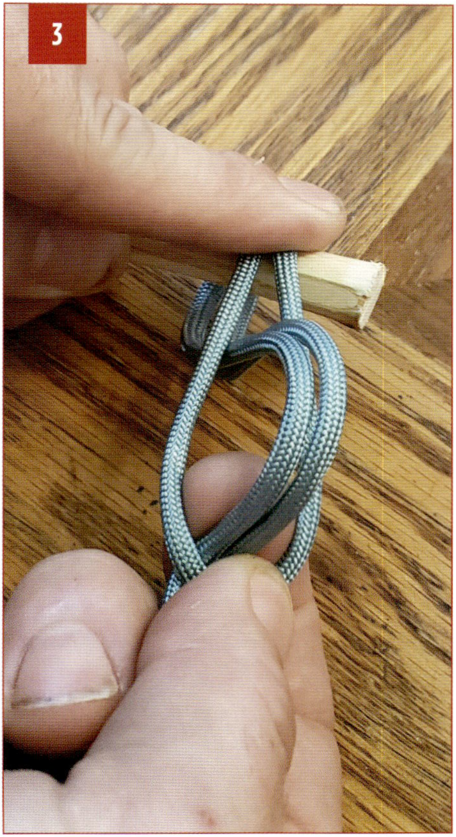

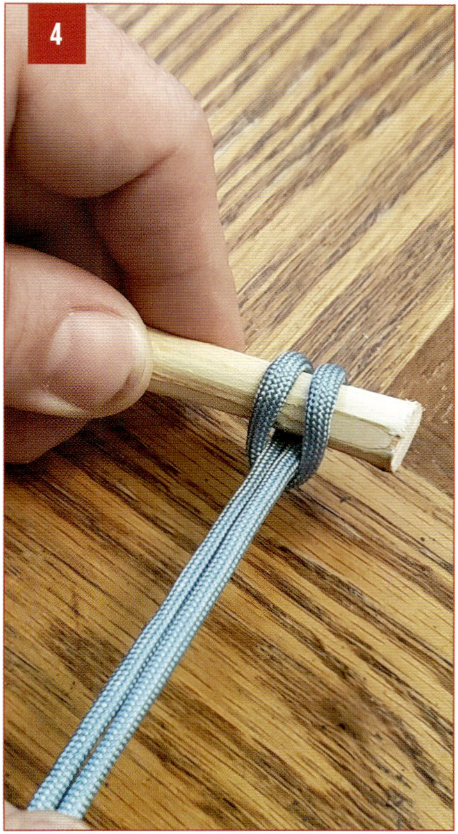

5. Der Abstand zwischen den Knoten im Netz wird vom Abstand der im Rahmen eingehängten Schnüre bestimmt. Deren Anzahl bestimmt, wie groß das Netz wird. Ich habe hier sechs Einzelschnüre pro Seite eingehängt. Die beiden Farben sollen nur die Vorgehensweise verdeutlichen.

6. Mit zwei jeweils benachbarten Schnüren, die nicht derselben Schlinge am Rahmen entspringen, wird ein Oberhandknoten geknüpft. Vorher die Schlingen noch einmal festziehen, die Enden immer gestrafft halten und nie verdrehen. Beide Schnüre werden nun um den Finger zur Schlaufe gelegt.

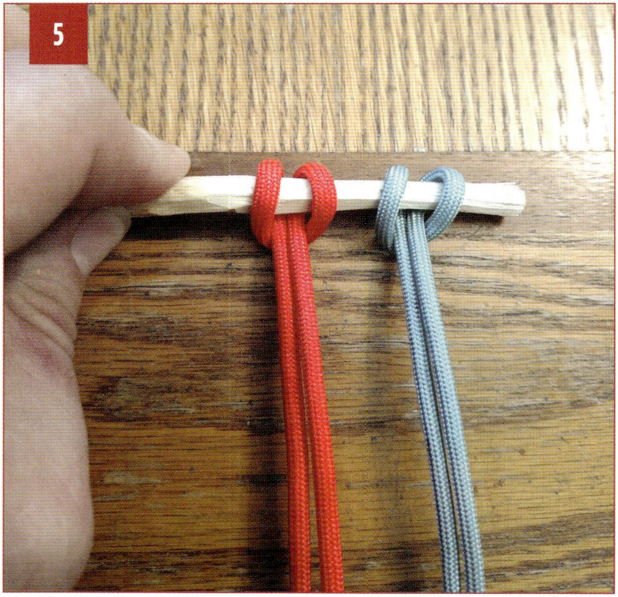

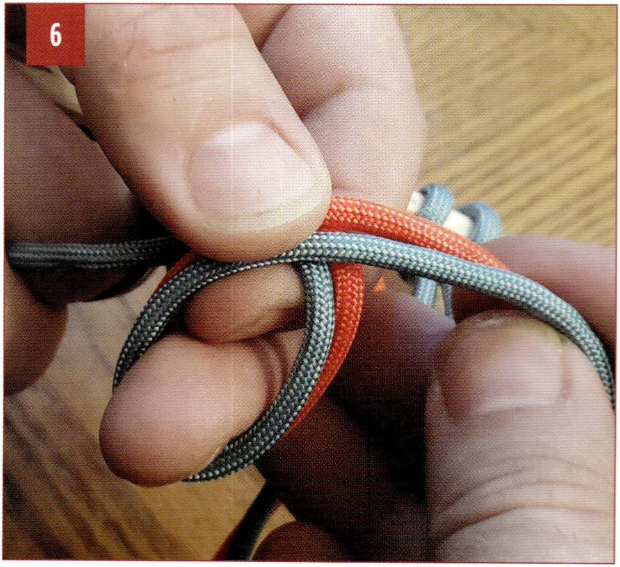

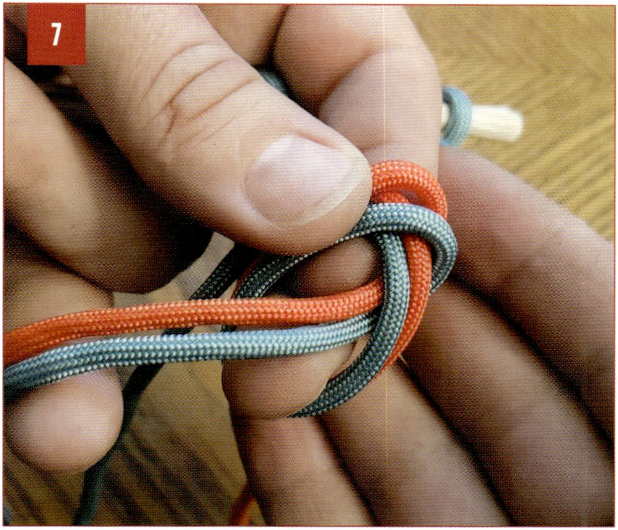
7

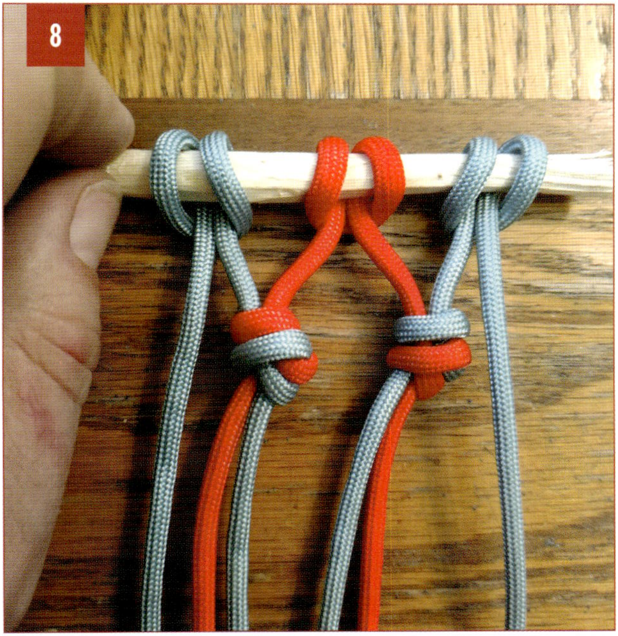
8

7. Die beiden losen Enden werden von hinten durch die Schlaufe geführt. Auch dabei nicht verdrehen, sie sollen immer parallel verlaufen.

8. Wiederholen Sie das Ganze rundherum mit allen Schnüren, die natürlich vorher wie beschrieben in den Rahmen einzuhängen sind. Das klassische Netzmuster lässt sich nun schon erahnen. Im weiteren Verlauf nehmen die Freiräume zwischen den Knoten am Rand die Form von Dreiecken und in der Mitte die von Rhomben an. Sollte man die Schnüre, die jeweils aus einem Knoten kommen, verwechseln, dann ist das nicht schlimm – ein Netz wird dennoch daraus.

9. Das Prinzip, das dem klassischen Netz zugrunde liegt, wird anhand der verschiedenen Farben deutlich: Die Schnüre wandern bei jeder Knotenreihe immer im Zickzack hin und her.

10. Wenn man ein Netz von einem Rahmen aus rundum, also als Schlauch knüpft, wird es nach unten hin immer schmaler ... so wie ein Basketballnetz.

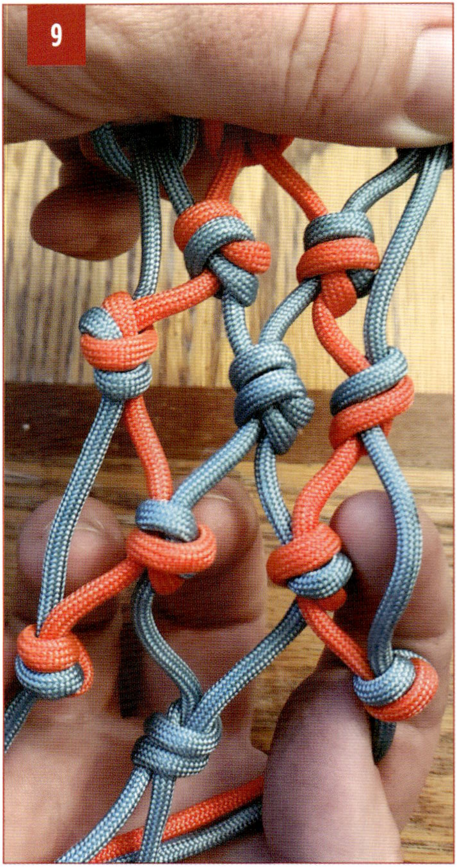

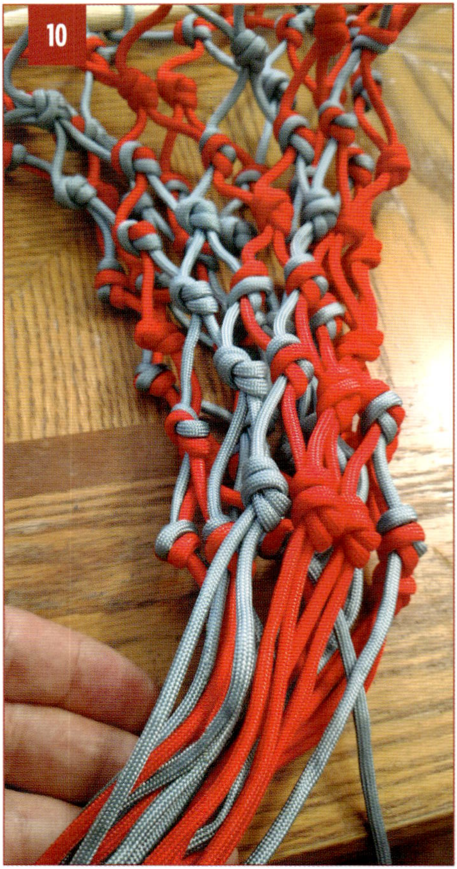

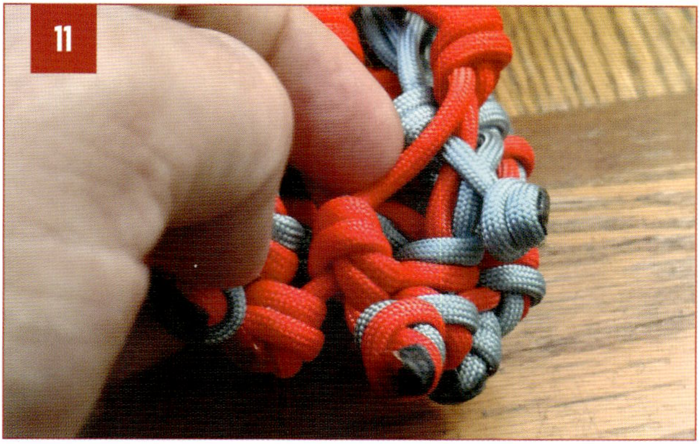

11. Wenn die losen Schnurenden nur noch lang genug für einen einzigen Knoten sind, dann knüpfen Sie diesen, setzen ihn aber so eng wie möglich an den der vorigen Reihe heran. Schneiden Sie mit der Schere überstehende Schnurenden ab und verschweißen Sie sie (bei Synthetikschnur) mithilfe eines Feuerzeuges, damit sie nicht ausfransen. Der Netzboden wirkt zwar schmaler als der Hals am Rahmen, ist aber dennoch offen. Fädeln Sie deshalb ein Stück Schnurrest oberhalb der letzten Knoten im Zickzack hindurch, um es zu schließen, ziehen Sie zu, legen Sie beide Enden zusammen und knüpfen Sie zum Schluss zwei Überhandknoten. Wenn alle überstehenden Schnurenden abgeschnitten und verschweißt sind, müsste das Ganze ungefähr so wie auf dem Bild der folgenden Seite aussehen.

HINWEIS

Wenn Sie das Holz für den Rahmen entrinden und glätten, werfen Sie die Späne nicht weg! Bewahren Sie sie auf, sie geben einen hervorragenden Zunder zum Feuermachen ab.

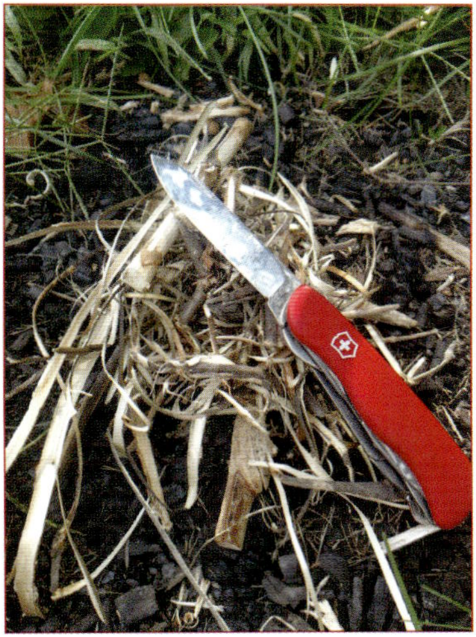

So viel Zunder habe ich vom Y-förmigen Ast abgeschält, bevor ich ihn als Rahmen für das Fischernetz verwendete

Mit Schnurrest den Handgriff umwickeln

Handgriffe lassen sich auf vielfältige Weise gestalten und verschönern. Hier meine Lieblingsmethode – schnell und einfach (siehe Seite 69).

Messen Sie ab, wie lang der Griff werden soll. Nun legen Sie ein Schnurende ein Stück überstehend am unteren Astende an, ziehen die Schnur entlang des geplanten Griffs, legen dort eine Schlaufe und führen sie zum Anfang zurück. Wickeln Sie nun straff nach oben um den Griff und die beiden parallel liegenden Schnüre bis zur Schlaufe am geplanten Griffende, stecken Sie das Wickelende hindurch und ziehen unten am Astende an der überstehenden Schnur (hier hilft bei Bedarf die Kombizange). Dadurch zieht sich oben die Schlaufe komplett zu und klemmt das hindurchgesteckte Schnurende ein. Beide Enden mit der Schere abschneiden und mit dem Feuerzeug verschweißen.

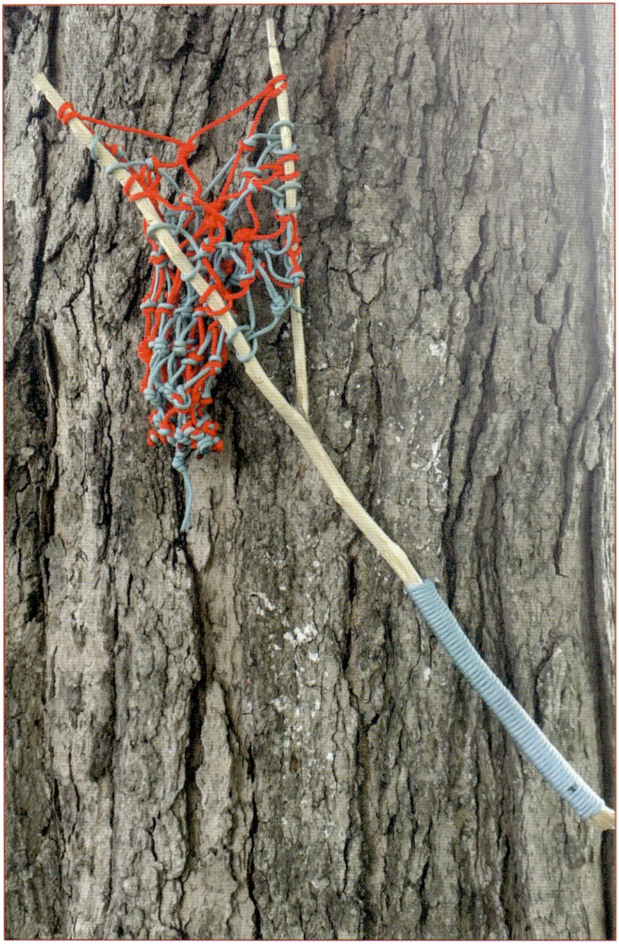

Schließlich habe ich einen schönen Platz gefunden, um mein Netz dekorativ aufzuhängen

SCHLÜSSELRING ALS ANGELHAKEN

Benötigt werden

- **Schlüsselring des Taschenmessers**
- **Dosenöffner**
- **Metallfeile**

ZEITAUFWAND

15 Minuten

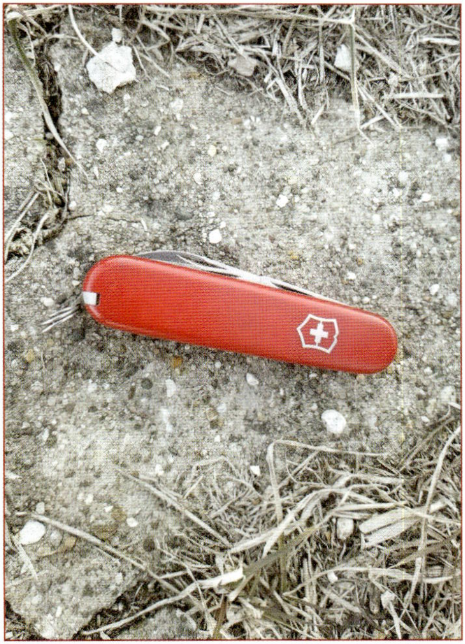

Gleich fällt ein Teil des Schweizer Taschenmessers meinem Basteltrieb zum Opfer

Ob Sie es glauben oder nicht, aus dem Schlüsselring lässt sich ein prima Angelhaken zaubern. Ist zwar mühsam, aber es funktioniert! Ich habe den Schlüsselring von einem meiner Tinker-Modelle geopfert. Entdeckt habe ich diese Möglichkeit vor ca. zwanzig Jahren, und zwar nicht in einer Notsituation, sondern aus purer Langeweile heraus.

An jenem Tag war mir das Anglerglück über die Maßen hold und ich fing einen Fisch nach dem anderen. Klingt seltsam, aber irgendwann hatte ich so viel, dass es langweilig wurde. Ich hörte auf und schnitzte ein bisschen an einem Stück Holz herum. Der Schlüsselring klapperte dabei immer gegen den Griff und ich überlegte, was sich denn mit diesem Teil anstellen ließe. Dieser kleine Angelhaken kam dabei heraus, der im Notfall zum Fischfang verwendet werden kann.

1. Den Schlüsselring entfernen, dazu eines der Federenden ein wenig aufbiegen und den Ring durch die Öse drehen, bis er abfällt. Wenn das Aufbiegen nicht mit dem Fingernagel gelingt, hilft die Pinzette.

2. Nun mithilfe des Dosenöffners die Hakenform herstellen. Seine Form und die schmale Schneide erlauben es, zwischen die engen Windungen des Federstahldrahts zu fahren und eine davon um 180° umzubiegen. Eine Windung mit dem Daumen festhalten, die restlichen in die entgegengesetzte Richtung klappen.

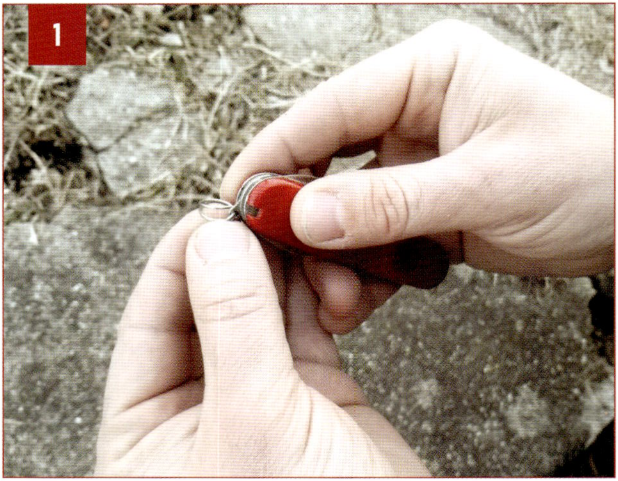

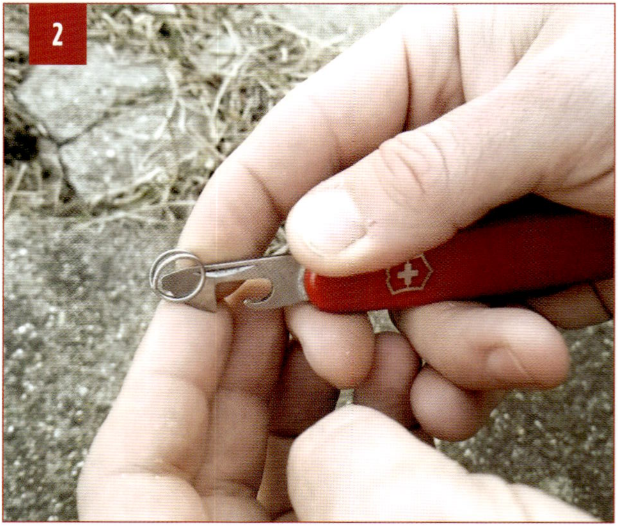

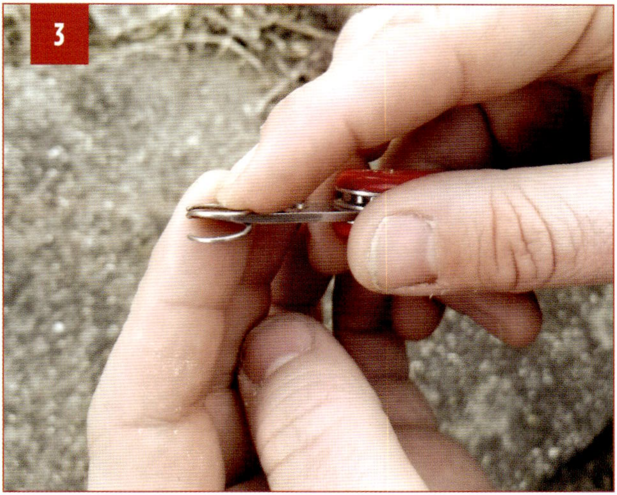

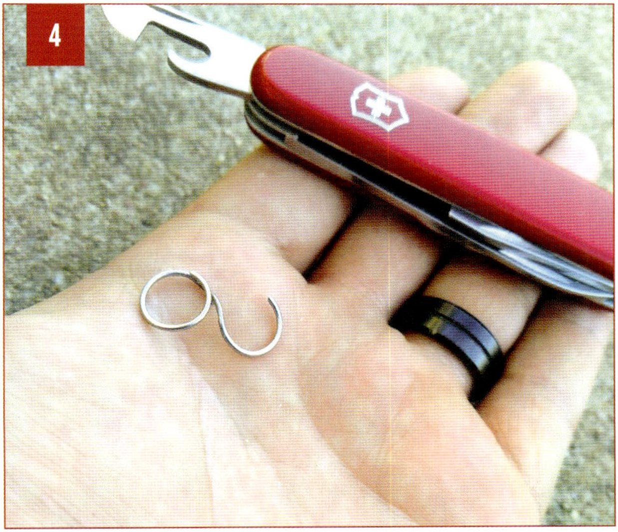

3. Die übrigen Windungen sollen dabei ihre Ringform behalten, vollständig geschlossen! An diesem geschlossenen Ring wird später die Angelschnur befestigt.

4. Bringen Sie nun den Angelhaken mithilfe des Dosenöffners und einer harten Unterlage, einem Stein beispielsweise, in die gewünschte Form. Nicht zu oft hin- und herbiegen, sonst bricht der Draht ab! Zwar kann man auch noch einen zerbrochenen Schlüsselring zu einem Angelhaken machen, aber das ist sehr viel schwieriger. Das Drahtende mit der Metallfeile oder einem Stein noch schön spitz feilen.

Nun brauchen Sie nur noch eine Schnur am verbliebenen Ring festzuknoten. Wenn Sie keine Angelschnur parat haben, suchen Sie sich Ersatz, probieren Sie es doch mal mit den inneren Kernfäden von Paracord. Um mit diesem Haken etwas zu fangen, muss man zunächst ein gewisses Gefühl dafür entwickeln.

ANGELHAKEN AUS HOLZ

Benötigt werden

- **kleine Holzstücke** (möglichst gegabelt)
- **Messerklinge**
- **Schnur**

ZEITAUFWAND

15–20 Minuten

Schon seit Tausenden von Jahren werden Angelhaken aus Holz und Knochen verwendet. Mein Experiment mit dem Schlüsselring hat mich neugierig gemacht, ich wollte sehen, was sich mit anderen „primitiven" Haken fangen lässt. Oft habe ich mit meiner etwas unkonventionellen Angelausrüstung belustigte Blicke geerntet. Doch wenn ich dann, was durchaus vorkam, mehr als die anderen fing, haben sie anerkennend genickt.

Nur weil ein Werkzeug oder eine Methode als primitiv angesehen wird, heißt das ja nicht, dass sie nicht wirkt – im Gegenteil. Wenn man den Haken aus einem einzigen geraden Stück Holz schnitzt, wird er sehr stabil, aber das braucht Zeit. Mit einem kleinen gegabelten Ast geht es schneller. Die Größe des Hakens sollte auf die Fische abgestimmt sein, die man fangen will. Mit einem großen Haken kann man nur große Fische fangen, mit einem kleinen kleine und größere.

1. Einen geeigneten Ast finden, möglichst gegabelt, das Schnitzen geht schneller.
2. Mit der kleinen Klinge eine Seite der Gabelung spitz schnitzen, als Hakenspitze.
3. An der Gabelung den Haken nicht zu dünn machen, er soll ja nicht zerbrechen, wenn ein Fisch anbeißt.
4. Mit dem Messer eine Kerbe rundum in den Hakenschaft schneiden, damit die Angelschnur besser hält.
5. Den Haken an ein Stück Angel- oder sonstige Schnur binden.

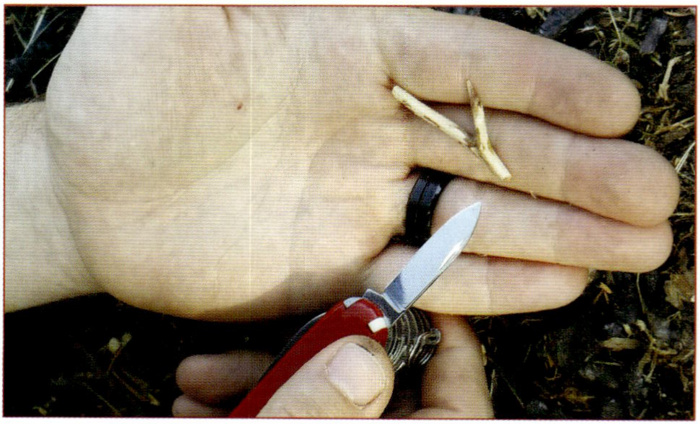

Kleine hölzerne Haken zu schnitzen erfordert Geschick und Feingefühl

STABHAKEN

Benötigt werden

- **ein kleines Stück festes Holz, Tierknochen, Horn oder ein stabiler Dorn**
- **Schnur und Köder**
- **Holzsäge und Messer**

ZEITAUFWAND

15 Minuten

Ein Stab- oder Schluckhaken ist ein tödlicher Angelhaken für den Notfall; eine Art beidseits angespitzter Knebel, der sich im Magen des Fisches querstellt. Dazu muss dieser ihn komplett verschlucken. Die Größe des Hakens muss auf die zu fangenden Fische abgestimmt sein. Für den Anfang empfehle ich eine Länge von ungefähr 2,5 cm. Schnitzen Sie ein entsprechendes Holzstück mit der Messerklinge auf beiden Seiten sehr spitz zu. In die Mitte schneiden Sie rundum eine Kerbe ein, um die Angelschnur zu befestigen.

Wenn man den Haken mit einem Köder bestückt, ist darauf zu achten, dass Köder, Haken und Angelschnur parallel verlaufen. Nur so können selbst kleine Fische den Haken verschlucken – was im Notfall Ihr Überleben sichert. Längs an die Schnur angeklappt, kann er viel weiter ins Innere des Fisches vordringen. Sobald ein Fisch angebissen hat, nicht gleich ziehen, sondern erst einmal viel Leine lassen und etwas warten, damit er den Haken komplett schluckt. Wenn man dann kräftig zieht, klappt der knebelförmige Haken auf und verhakt sich im Innern des Fischs.

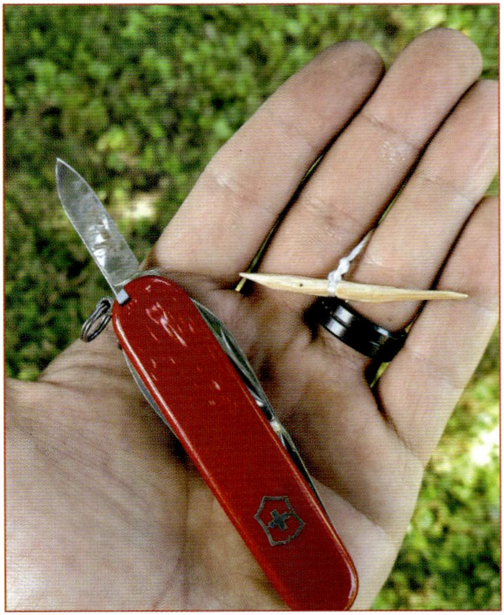

Weder die Mitte noch die seitlichen Spitzen dürfen zu dünn sein, damit sie beim Drill des Fisches nicht zerbrechen

HINWEIS

Schluckhaken sind vielerorts verboten. Bitte erkundigen Sie sich vor Ort nach geltenden Vorschriften und Bestimmungen bezüglich statthafter Angelmethoden.

ANGELHAKEN AUS BLECH

Benötigt werden

- **Aufreißring einer Blechdose**
- **Metallsäge und -feile**
- **Schnur**

ZEITAUFWAND

10 Minuten

Falls Sie eine Getränke- oder Konservendose finden, können Sie aus dem Ring an der Aufreißlasche einen Angelhaken basteln. Das ist nicht gerade der stabilste aller Haken, aber zur Not funktioniert's.

Blechangelhaken selbst gebaut – so geht's:

1. Aufreißring von der Dose entfernen.
2. Mit der Metallsäge die größere der beiden Ösen durchsägen.
3. Mit der Metallfeile das Ende des Hakens zuspitzen und schärfen.
4. Angelschnur an die kleinere, geschlossene Öse binden.

Meine persönliche Erfahrung

Angeln kann zuweilen frustrierend sein. Einmal riss mir immer wieder die Angelschnurr, meine Köder wurden weggefressen, die Spitze meiner Angelrute brach ab und ich musste auch schon mal abbrechen, weil ich alle meine Angelhaken verloren hatte. Verzweifelt gab ich auf und machte mich auf den Rückweg.

Ich kam an einer Stelle vorbei, wo kürzlich Leute kampiert und ihren Müll liegengelassen hatten. Also sammelte ich erst einmal die Flaschen und Dosen ein. Vielleicht weil meine Gedanken um Angelhaken kreisten ... jedenfalls fiel mit auf, dass die Ringlaschen an den Dosen in Form und Größe einem Angelhaken ähnelten. Also setzte ich mich hin und bastelte meinen ersten Blechangelhaken

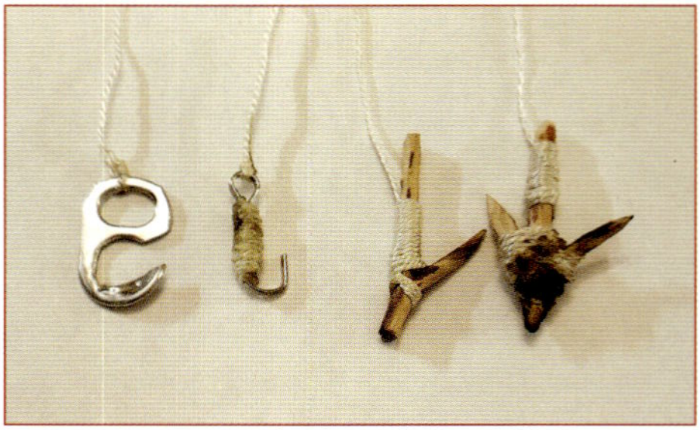

Von links nach rechts: Blechhaken (Aufreißlasche), Schlüssel-ring-Haken, zwei verschiedene Holzhaken. Die Schnurwicklung am Haken ganz rechts ist deshalb schwarz, weil ich hier Paracord mit einem Feuerzeug verschweißt habe. Da dröselt nichts auf und die Schnur haftet besser.

ANGELHAKEN AUS BLATTFEDER

Benötigt werden

- **Feder aus dem Schweizer Taschenmesser** (von der Schere oder Zange)
- **Kombizange** (wenn vorhanden)
- **Schnur**

ZEITAUFWAND

5–10 Minuten

Die Feder der Schere lässt sich leicht zu einem Angelhaken umfunktionieren. Ein Ende ist bereits zu einer hübschen kleinen Öse gebogen, da wird die Schnur befestigt.

Mit der Kombizange habe ich die Feder einfach um 180° nach hinten gebogen. Als Angelschnur dient mir hier das Innere von einem Stück Paracord.

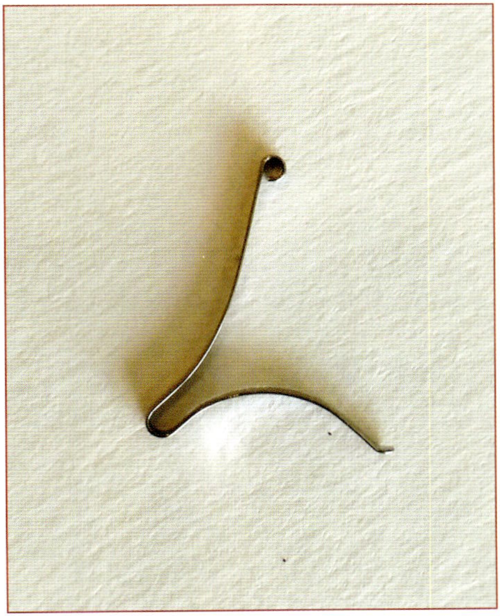

Die Feder der Schere, frisch aus dem Schweizer Taschenmesser ausgebaut

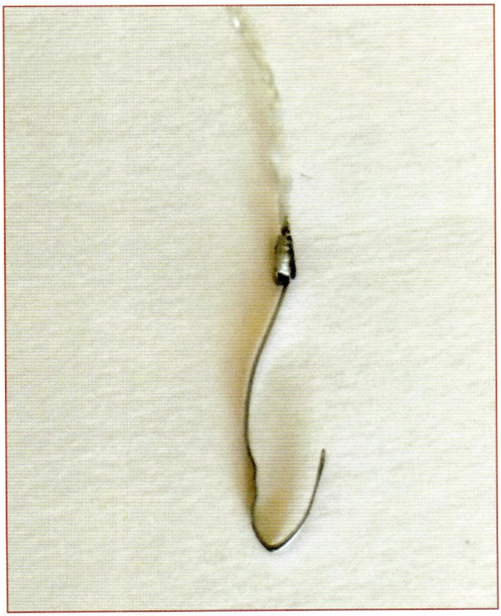

Der fertige Haken. Da er aufgrund der Federkraft immer noch etwas nachgibt, empfehle ich ihn für kleine Fische und welche mit weichem Maul. Das Einholen muss sehr gefühlvoll erfolgen.

VERWENDUNG VON ANGELHAKEN

Beim Wort Angelhaken denken die meisten sofort an Angelruten, die braucht man aber nicht unbedingt. Wir wollen sehen, was sich mit den verschiedenen Haken noch so anstellen lässt.

Das **Angeln mit Handschnur und Haken** ist genau das: ohne Rute wird die Schnur mit der Hand gehalten, ausgeworfen und eingezogen. An Ausrüstung ist kaum etwas zu schleppen – im Notfallgepäck also von Vorteil. Aber es setzt den Händen zu, besonders beim Einholen größerer Fische. Also die Schnur zum Einholen um einen glatten Stein oder ein kleines Holzstück wickeln!

Das aktive Angeln erfordert, dass die ganze Zeit über eine Person anwesend ist. In einer echten Notsituation hat man jedoch oft nicht die Zeit, den ganzen Tag herumzustehen und Angeln auszuwerfen. Im Folgenden erläutere ich, wie man auf verschiedene Weise Haken im Wasser platziert und gleichzeitig anderen Beschäftigungen nachgeht. Ich nenne die folgende Methode **„Leinenangeln“**. Sie erfordert reichlich Schnur und mehrere Haken – sie ist vielerorts Verboten und wirklich nur etwas für echte Notfälle in der Wildnis.

- Einzelne Schnüre samt Haken an eine längere Leine binden, so dass sie nach unten hängen.
- Die Hauptschnur so zwischen zwei Fixpunkten (z. B. zwei Bäumen) befestigen, dass sie über das Wasser gespannt ist und sich die Haken an den Einzelschnüren unter der Wasseroberfläche befinden. Je mehr Haken, desto größer die Chance, etwas zu fangen.

Meine persönliche Erfahrung

Als meine Mom klein war, ging sie mit ihrem Dad oft angeln und sie verwendeten meist Ruten, die, wie es damals in Amerika üblich war, aus Rohr gefertigt waren. Meist aber, so erzählte sie, schnitten sie sich selber welche aus Schösslingen oder einem langen Ast. Beim nächsten Angelausflug meinte sie, ich solle meine gute Rute im Auto lassen. Wir fanden einen herumliegenden Ast, knapp 2 m lang. Sie zeigte mir, wie man die Schnur bis zur Spitze wickelt, dort festknotet und 3 bis 4,5 m hängenlässt. Ehe ich mich's versah, fing ich Sonnenbarsche ohne Ende. Danke, Mom, dass Du mir gezeigt hast, wie man mit einem einfachen Stock Fische fängt.

HINWEIS

Wer Schwierigkeiten hat, den Haken vom Fisch zu lösen, benutzt den Angelhakenlöser am Schweizer Taschenmesser. Damit drückt man den Haken leicht ins Fleisch, das nimmt den Druck vom Widerhaken.

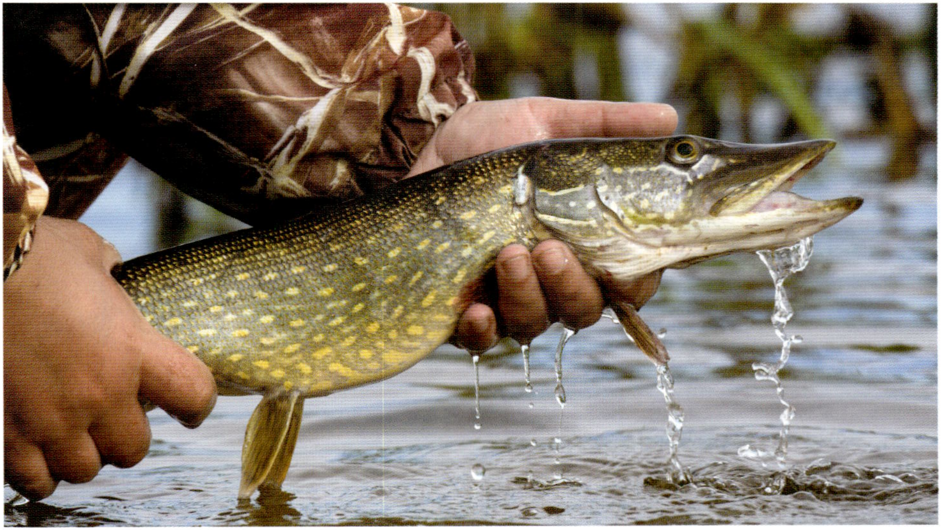

Ein schöner Hecht

Ist es nicht möglich, eine Leine übers Wasser zu spannen, gibt es auch noch eine andere Methode:

- Ein Ende der Leine am Ufer verankern und das andere Ende an einen schweren Stein binden.
- Den Stein weit ins Wasser auswerfen, so dass die Leine gespannt ist.

Beim **„Leergut-Angeln“** kommt ein übergroßer Schwimmer in Form einer sehr großen leeren Flasche zum Einsatz, deren Deckel dicht schließt. Eine 2-Liter-PET-Flasche wäre ideal.

- Angelschnur mit Haken und Gewicht am Flaschenhals unterhalb des Verschlusses befestigen.
- An derselben Stelle eine weitere Schnur festbinden, um später die Flasche wieder einzuholen.
- Flasche samt Haken ins Wasser werfen und Befestigungsschnur am Ufer sicher anbinden.

Sobald ein Fisch angebissen hat, hüpft die Flasche auf der Wasseroberfläche umher. Also Befestigungsschnur einholen und den Fang bestaunen!

SCHWIMMER

Benötigt werden

- **ein Stück Holz**
- **Schnur**
- **Ahle** (die Messerspitze geht zur Not auch)

ZEITAUFWAND

15 Minuten

Das Angeln mit Schwimmer eignet sich gut für Anfänger, weil man so einzuschätzen lernt, wann ein Fisch Interesse am Köder zeigt. Ein Stück Holz genügt schon, da es schwimmt. Ich habe verschiedene Varianten ausprobiert, um die Schnur zu befestigen – diese hier mit zwei Löchern im Holz funktioniert am besten.

- Mit der Ahle zwei Löcher ins Holz bohren und Schnur durchfädeln. So lässt sich die Lage des Schwimmers leicht anpassen und er kann sich nicht von der Angelschnur lösen. Durch die Möglichkeit, ihn auf der Schnur zu verschieben, kann man in verschiedenen Tiefen angeln.
- Als Senkgewicht einen kleinen Stein an die Angelschnur binden.

Wer den Schwimmer aus einem größeren Stück Holz fertigt, kann ihn auch noch ganz anders einsetzen: zum Beispiel als Handgriff, als Knebel oder um zwei Schnüre daran zu hindern, sich zu verheddern.

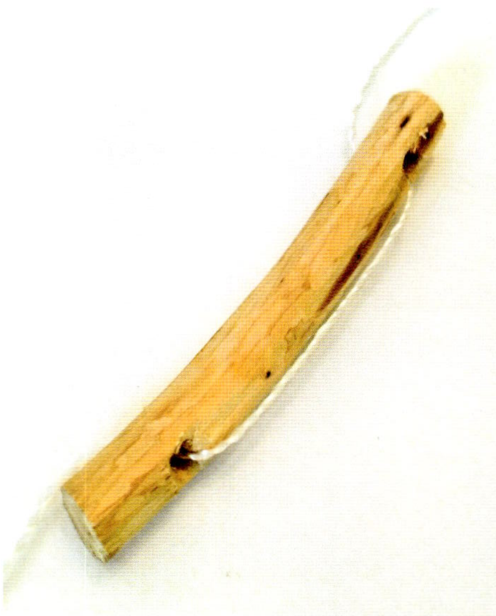

Wird ein geeignetes Gewicht ans Schnurende gebunden, steht der Schwimmer senkrecht im Wasser. So kann man gut sehen, wenn er beginnt auf- und niederzuhüpfen.

FLIEGENFISCHEN – FLIEGE AUS PARACORD

Benötigt werden

- **ein kleines Stück Paracord**
- **Haken**
- **Messerklinge oder Schere**
- **Schnur**

ZEITAUFWAND

10 Minuten

Ein Stück Schnur als Köder – klingt komisch, funktioniert aber. Schließlich habe ich sogar schon ganz ohne Köder Fische gefangen. Fliegen aus Paracord sind unglaublich einfach zu bauen und erregen überraschend wirkungsvoll die Aufmerksamkeit eigensinniger Fische.

1. Wenn man Paracord abschneidet, werden die vielen Einzelstränge und die Kernfasern sichtbar.
2. Mit Messer oder Schere die Enden der Einzelstränge aufdröseln und gehörig ausfransen. Dann kräftig zwischen den Handflächen rubbeln, um sie noch mehr zu verwuscheln.
3. Das andere, unaufgedröselte Ende in der gewünschten Länge abschneiden. Hier im Beispiel ist es ein knapper Zentimeter.
4. Das nicht ausgefranste Ende verschweißen. Das kann man auch machen, nachdem die Fliege auf den Haken gesetzt wurde. Wie Heißkleber legt sich das geschmolzene Nylon um den Haken und haftet daran – die Fliege kann nicht versehentlich abfallen. Diesen Schritt kann man weglassen, er ist aber zu empfehlen.
5. Die Fliege mehrere Male hintereinander an genau derselben Stelle auswerfen und erst dann im Wasser ruhen lassen.

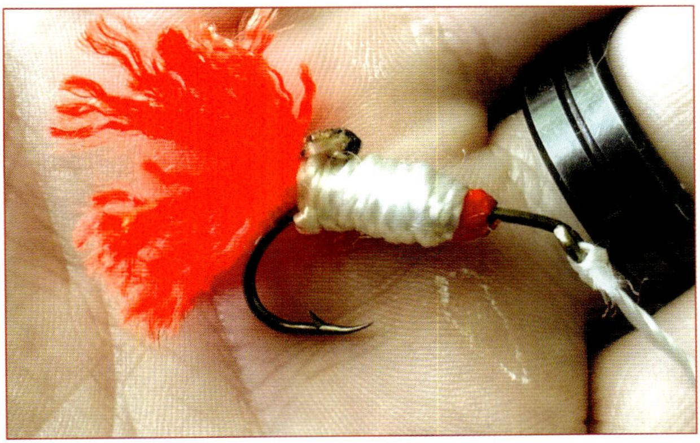

Ich wickle gerne noch etwas von den weißen Kernfasern um den Schaft der Fliege, da sie dadurch etwas schwerer und farblich interessanter wird

REUSE AUS PET-FLASCHE

Benötigt werden

- **große Plastikflasche** (2-Liter-Einweg-PET-Flasche wäre ideal)
- **Messer oder Schere, Schnur**

ZEITAUFWAND

5–10 Minuten

Sie werden bemerkt haben, dass ich immer wieder auf Materialien zurückgreife, die andere Leute als Müll abtun. Ich nicht! Ich führe Altmaterial so oft wie möglich einer neuen Verwendung zu, besonders gern Müll, den andere in der Natur herumliegen lassen. Mit dieser Fischfalle fängt man kleine bis mittlere Fische, die man essen oder als Köder für große Fische verwenden kann.

- Eine sehr große PET-Flasche unterhalb des Halses rundherum aufschneiden, das Oberteil umdrehen und wieder in den Flaschenkörper hineinstecken.
- Einen Köder (z. B. Insekten, Würmer oder altes Fleisch) hineinlegen.
- Die Reuse am Rand eines Gewässers auslegen, wo meist kleine Fische unterwegs sind. Sie schwimmen hinein, um den Köder zu fressen, finden aber nicht wieder heraus.

Da der Flaschenhals recht schmal ist, gelangen nur Elritzen und andere Kleinfische hinein. Man kann aber auch eine größere Öffnung schneiden und etwas Größeres zu fangen versuchen. Ich steche meist vier kleine Löcher (zwei mindestens) parallel zur Schnittkante in beide Flaschenhälften, um sie aneinanderzubinden. Sonst passiert es, dass das Oberteil herausgestoßen wird und die Fische entkommen. Muss nicht sein, ist aber schon vorgekommen. Und wenn man verzweifelt ist, will man keine Mahlzeit verlieren, egal wie klein sie ist.

HINWEIS

Das Auslegen von Reusen ist vielerorts verboten. Erkundigen Sie sich immer vor Ort nach geltenden Vorschriften und Bestimmungen bezüglich statthafter Fischfangmethoden.

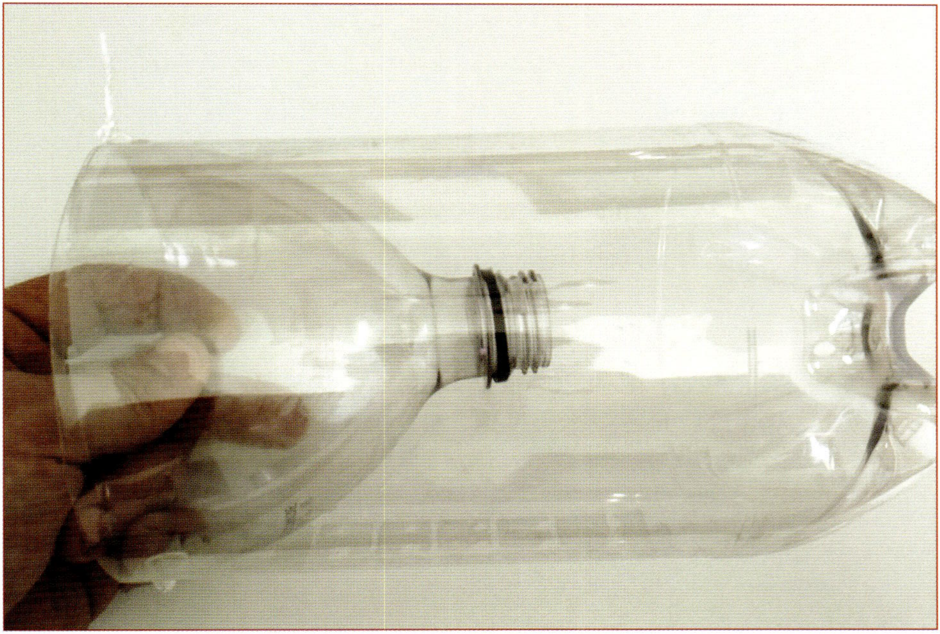

Verankern Sie die Fischfalle so, dass sie nicht abtreiben kann. Später, wenn Sie in der Wildnis nach Essbarem suchen, können Sie die abgeschnittene Plastikflasche noch als Sammelbehälter verwenden.

Meine persönliche Erfahrung

Ich suchte nach einem guten Platz zum Angeln, als ich plötzlich auf einen Mann traf, der auf einem Eimer saß. Er zeigte mir seine selbstgebastelte Reuse und meinte, damit finge er kleine Köderfische. Dann ließ er mich einen Blick in den Eimer werfen: alles voller großer Fische, die er mit den kleinen gefangen hatte. Seitdem verwende ich möglichst viele natürliche Köder, die sich direkt vor Ort finden lassen.

FISCHGALGEN

Benötigt werden

- **Schnur**
- **Messer**
- **Ahle**

ZEITAUFWAND

20 Minuten

Die einfachste Form eines Fischgalgens besteht aus einem Stück Schnur mit einer Schlaufe an einem und einem nadelartigen Gegenstand am anderen Ende. Mit diesem Gerät kann man viele tote Fische gleichzeitig bequem heimtragen.

- Als Nadel dient ein Stück Holz, mindestens so dick wie ein Bleistift und ca. 15 cm lang. Die Länge ist aber nicht entscheidend, wie Sie später sehen werden.
- Mit der Ahle an einem Ende ein Loch durchs Holz bohren. Hier muss das Holz fest und stabil sein, wenn es beim Bohren splittert, muss ein stärkeres Stück gefunden werden. Mit Ahle oder Messer die Lochränder abrunden, damit sich die Schnur an dieser Stelle nicht durchscheuert.
- Mit dem kleinen Messer das andere Ende des Holzstücks zuspitzen.
- Die Nadel glätten, das Holz soll dabei aber nicht zu dünn werden.
- Die Schnur durch das Loch fädeln und mit einem beliebigen Knoten sichern.
- Das andere Ende der Schnur zu einer Schlaufe binden. Feste und sichere Knoten wählen, damit der Fisch nicht abfällt! Dieses sehr einfache Hilfsmittel ist nun fertig.

Wenn es ums Überleben geht, dann kann es sein, dass Sie einen gefangenen Fisch noch eine Weile leben lassen müssen, weil Sie sich beispielsweise noch länger am Gewässer aufhalten müssen und noch nicht zurück zum Lager können. Der Fischgalgen dient dazu, den Fisch lebend im Wasser zu halten, ohne dass er wegschwimmen kann. Es gibt zwei Methoden, die beide vielerorts verboten sind und nur im Notfall angewendet werden sollten.

Bei der ersten Methode fädeln Sie die Nadel zum Maul hinein und zu den Kiemen wieder heraus, dann durch die kleine Schlaufe am Schnurende. So entsteht eine größere Schlaufe, die bis an den Fisch herangezogen wird. Nun die Nadel im Boden verankern, indem man sie fest hineinsteckt und einen schweren Stein darauflegt oder sie an etwas festbindet. Nun den Fisch wieder ins Wasser setzen. Müssen mehrere Fische gefangen werden, fädelt man sie dazu.

Diese Methode hat den Nachteil, dass die Fische dabei manchmal qualvoll eingehen, da Fische durch die Kiemen atmen, kann sie die hindurchgezogene Schnur dabei behindern und sie sterben.

Die zweite Methode ist im Grunde dasselbe, nur zieht man die Nadel nicht durch die Kiemen, sondern durch das weiche Gewebe im Unterkiefer des Fisches. Der Fisch wird also statt an den Kiemen an der Lippe festgebunden.

In den USA ist das Hältern mit einem Fischgalgen eine verbreitete Methode. Beispielsweise in Deutschland ist diese Methode jedoch strikt verboten. Außerhalb einer echten Notsituation sollten Sie sich also über die legalen Möglichkeiten informieren. Bis in die 1990er-Jahre war es durchaus üblich, geangelte Fische zunächst lebend in Setzkeschern zu hältern und erst bei Beendigung des Ansitzes zu töten. Heute ist in Deutschland das Hältern geangelter Fische vom Gesetzgeber nicht mehr vorgesehen und nur im Ausnahmefall unter bestimmten Bedingungen erlaubt.

Ein Fischgalgen eignet sich aber auch gut, um tote Fische sicher zu transportieren. Je nach Länge der Schnur, können Sie diese wie eine Umhängetasche über die Schulter streifen und somit viele Fische gleichzeitig zu Ihrem Lagerplatz transportieren.

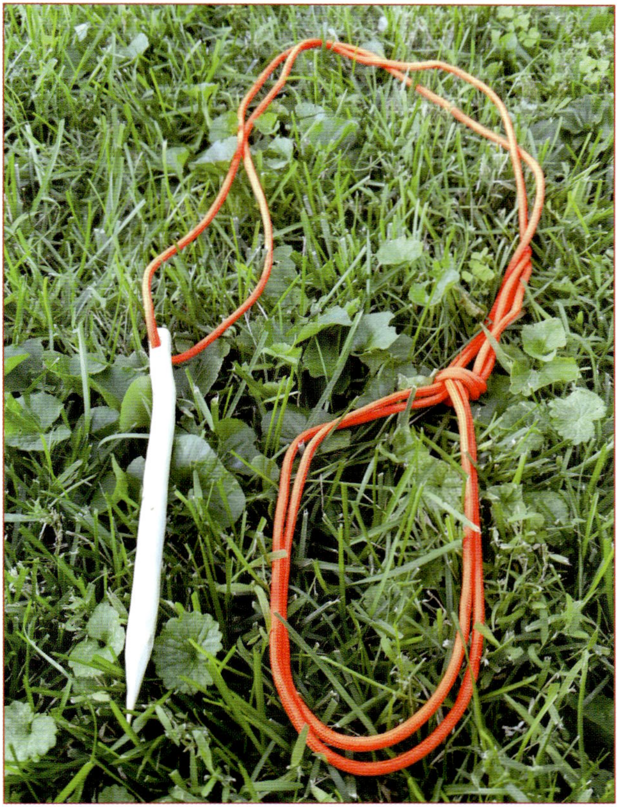

Ich nehme die Schnur gern doppelt, so kann ich den Fischgalgen bei Bedarf verlängern

Wasser finden und aufbereiten

Wasser ist zum Leben unerlässlich. Entsprechend der Dreierregel (siehe Seite 72) kann ein Mensch drei Tage ohne Wasser überleben. Natürlich sind Fälle dokumentiert, in denen Menschen viel länger ohne Wasser auskamen, aber ich finde, man muss den Bogen nicht überspannen. Am dritten Tag ohne Wasser lauern heftige Kopfschmerzen, Schwindel, Gelenk- und Muskelschmerzen, Antriebslosigkeit und man beginnt zu halluzinieren. Dann ist man zwar noch am Leben, aber alles wird nur noch schlimmer, da man nichts, aber auch gar nichts mehr zustande bringt. Deshalb ist die Fähigkeit, auch weitab größerer Gewässer – Teiche, Seen, Bäche oder Flüsse – Wasser zu finden und zu gewinnen, nicht hoch genug zu schätzen.

Auf der Suche nach Wasser soll man sich immer bergab begeben. In Senken sammeln sich oft Pfützen. Ein Blick unter Felsen, in Bodenlöcher und in sehr schattige Plätze lohnt. Nur weil wir das Wasser nicht sehen, heißt das nicht, dass es nicht da ist. Bei genügend Grundwasser kann man einen kleinen Brunnen bohren, indem man einfach ein Loch gräbt. Nach einer Weile sammelt sich darin eine Pfütze. Wenn man einem trockenen Bach- oder Flussbett folgt, findet man vielleicht eine Pfütze. Das Graben eines Lochbrunnens lohnt auch hier. Im Folgenden zeige ich Ihnen weitere Möglichkeiten, in der Natur an Wasser zu kommen und es zu reinigen.

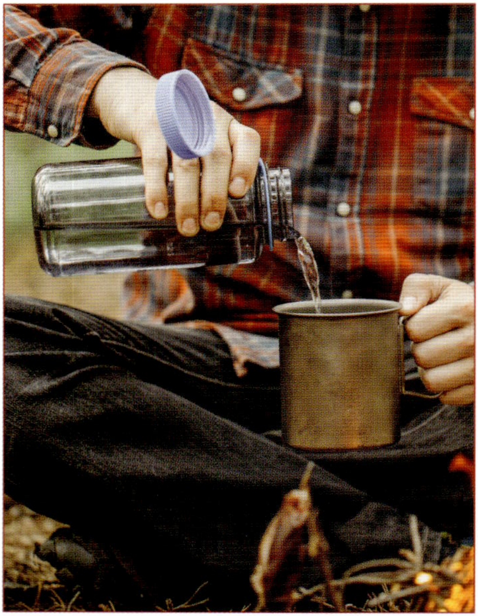

Wasser aus Pflanzen gewinnen

Pflanzen enthalten Wasser, das sie über die Blätter verdunsten – wo wir es leicht auffangen können. Am einfachsten mit einem Stück Kunststofffolie, deshalb habe ich immer ein paar Müllbeutel in meiner Survivalausrüstung.

Stülpen Sie ein Stück Folie um mehrere stark **belaubte Äste** eines Baumes. Binden Sie die Tüte mit einem Stück Schnur zu. Die Blätter transpirieren, sie geben Wasser ab, das sich nun in der Tüte sammelt.

Wasser mithilfe von Sonnenenergie zu destillieren ist eine weitere Möglichkeit, um es Pflanzen oder einer schmutzigen Wasserquelle zu entlocken. Sie erfordert

Meine persönliche Erfahrung

Manchmal gibt es Wasser direkt vor unserer Nase, aber irgendwie ist es schwer heranzukommen. Ich war mal mit einem erfahrenen alten Hasen unterwegs, und während wir so dahinwandern, macht er plötzlich an einer Felswand halt. Ein kleines Rinnsal entsprang aus einem Spalt, floss ein Stück den Fels hinab und verschwand dann wieder im Gestein. Er schaute zu mir herüber und meinte, ich solle doch etwas Wasser abfüllen. Also schraubte ich den Deckel von meiner Flasche und hielt sie an die Felswand. Aber das Rinnsal war so klein, dass es einfach um die Öffnung herumfloss anstatt hinein. Da war nix zu machen. Ich zuckte mit den Schultern. Er aber lächelte, bückte sich und begann, einen seiner Schuhe aufzuschnüren. Mit der Spitze des Messers drückte er einen Teil des Schnürsenkels in einen winzigen Spalt, über den das Wasser hinwegfloss. Den Rest des Schnürsenkels steckte er mir in die Flasche und meinte, ich solle mit der Flasche einen Schritt zurücktreten. Nach einer Weile zeigte sich ein Wassertropfen am Ende des Schnürsenkels und fiel in meine Flasche. Immer schneller sammelten sich die Tropfen und sie füllte sich.

etwas mehr Mühe, aber wenn man ein paar Tage in der Gegend bleibt, lohnt der Aufwand. Graben Sie ein Loch in den Boden, in der Fläche etwas kleiner als das zur Verfügung stehende Folienstück. Mit Holzsäge oder Messer schneiden Sie einen großen Haufen Grünzeug ab und legen es ins Loch. In die Mitte drücken Sie eine Kuhle und stellen ein Sammelgefäß hinein, eine Tasse zum Beispiel. Spannen Sie die Folie über das Loch und beschweren Sie die Ränder mit Steinen.

Legen Sie einen kleinen Stein in die Mitte der Folie, damit diese sich nach unten wölbt. Direkt unter diesem Punkt soll das Sammelgefäß stehen. Die Konstruktion funktioniert nach dem Prinzip des Treibhauseffekts. Die Luft im Innern des Lochs erwärmt sich, die Blätter verdunsten Wasser, das nach oben steigt und an der Folie kondensiert. Werden die Tropfen zu groß, laufen sie in der trichterförmigen Mitte zusammen und fallen ins Sammelgefäß. Haben Sie keins, schnitzen Sie mit dem Schweizer Taschenmesser eine Vertiefung in ein Stück Holz. Diese Art der Wassergewinnung kann mehrere Stunden in Anspruch nehmen, also bauen Sie Ihre Solardestillerie so früh wie möglich auf.

Die Idee der **Solardestillerie** funktioniert auch, um sauberes Wasser zu gewinnen. Dazu benötigt man zwei verschiedene Gefäße: eine möglichst große PET-Flasche und ein kleineres Gefäß, das da hineinpasst. Schneiden Sie die große PET-Flasche unterhalb des Halses auf und stellen Sie das kleinere Gefäß voll schmutzigem Wasser hinein. Setzen Sie den abgeschnittenen oberen Teil so wieder auf, dass sein Rand innerhalb des unteren Teils steckt. Stellen Sie alles an einen sonnigen Platz. Durch die Wärme verdunstet das Wasser im kleineren Gefäß, steigt auf und schlägt sich an der Wölbung unterhalb des Flaschenhalses nieder. Werden die Tropfen größer und schwerer, laufen Sie innen hinab und sammeln sich am Boden der PET-Flasche.

> ***„Architekten können der Natur nichts beibringen." —***
> **Mark Twain**

Regenfälle sind natürlich prädestiniert, um schnell ein paar Wasserbehälter zu füllen. Je größer die Auffangfläche, desto schneller geht es und umso mehr Wasser lässt sich gewinnen. Wer ein Tarp oder eine Plastiktüte aufspannt, braucht das sich sammelnde Wasser nur noch in Behälter zu leiten. Haben Sie Plastikflaschen übrig, schneiden Sie eine unterhalb des Halses auf. Das Unterteil dient als Auffanggefäß, das Oberteil als Trichter, um aufgefangenes Wasser in Gefäße mit kleinerer Öffnung umzufüllen.

Wasser reinigen

Wasser zu finden genügt nicht, wir müssen es auch trinkbar machen, indem wir es filtern, abkochen oder destillieren. Oder durch chemische Zusätze.

Destillieren

Sollten Sie nur extrem schmutziges oder Salzwasser gefunden haben, hilft Ihnen das Schweizer Taschenmesser, einen einfachen Destillierapparat zu bauen, mit dem das Salz bzw. der Schmutz einigermaßen vom Wasser getrennt wird. Beim Erhitzen von salzigem oder schmutzigem Wasser steigt Wasserdampf auf, dieser wird aufgefangen und abgekühlt, er kondensiert zu (sauberem) Wasser. Zurück bleiben nur die Verunreinigungen im Destilliergefäß.

Ein Destillierapparat lässt sich auf verschiedene Weise und aus allen möglichen Materialien bauen. Man benötigt ein Gefäß zum Erhitzen des schmutzigen Wassers, ein Stück Schlauch und ein Auffanggefäß für das saubere Wasser.

Ich verwende auf dem Foto für das schmutzige Wasser eine Glasflasche aus Klarglas, die im Wald herumlag. Da ich nicht weiß, was vorher in der Flasche war, spüle ich sie vorsichtshalber dreimal gründlich aus – das geht natürlich nur, wenn man Wasser dafür erübrigen kann. Dann schneide ich mit dem Messer ein Stück Kunststoffschlauch zu und zwänge ein Schlauchende in die Öffnung der Glasflasche. Da sie nicht überhitzen und der Kunststoffschlauch nicht schmelzen soll, platziere ich sie am äußeren Rand des Feuers (im Idealfall bestünden Destillierkessel und Kühlrohr aus Kupfer). Dadurch dauert der Prozess natürlich länger. Damit mir die Zeit nicht lang wird, schnitze ich derweil etwas.

Das Wasser wird also heiß, Wasserdampf bildet sich, steigt auf und strömt durch den Schlauch. Hier nun soll er sich soweit abkühlen, dass er zu Wassertropfen kondensiert, die ich in dem zweiten Gefäß auffange. Falls der Dampf gasförmig aus dem Schlauchende entweicht, muss ich die Kühlung verbessern – ein feuchter Lappen um den Schlauch gewickelt schafft Abhilfe. Mitunter muss man den Lappen noch mehrmals neu befeuchten, um die Kühlung aufrechtzuerhalten. Achtung, das nicht unbedingt saubere „Kühlwasser“ aus dem Lappen darf nicht ins Auffanggefäß mit dem frisch destillierten Wasser laufen!

Wenn nur wenig Wasser zur Verfügung steht, lautet die erste Regel: Sparen und Rationieren. In einer Notfallsituation ist es absolut Notwendig, den Wasserbedarf zu reduzieren. Nur so kann man einen längeren Zeitraum durchhalten, um eventuell auf weitere Wasserquellen zu stoßen. Im besten Fall sollte man natürlich gar nicht erst in den Teufelskreis geraten und immer nach Trinkwasser Ausschau halten, solange man noch welches übrig hat.

Ein Mensch verliert durchschnittlich 2–3 Liter Wasser pro Tag. Je mehr man sich bewegt, desto mehr atmet und schwitzt man und verliert dadurch Flüssigkeit. Daher sollte man in solch einer Situation Überanstrengung vermeiden und so oft es geht ausruhen. Dabei sollte man sich bevorzugt im Schatten aufhalten oder einen Schutz errichten, der Schatten spendet.

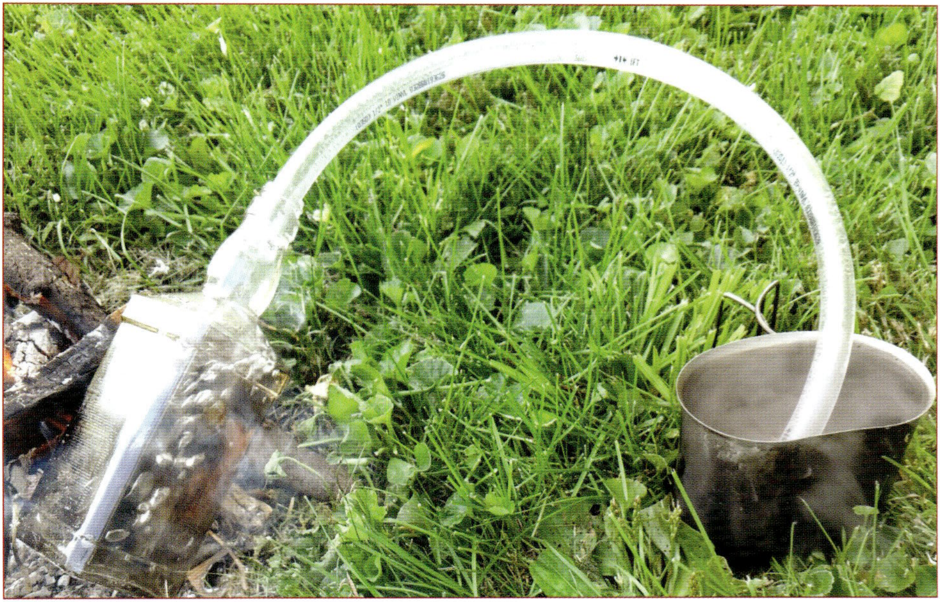

Ideal wäre ein Kühlrohr aus Metall, aber manchmal muss man sich mit dem begnügen, was man findet

WASSERFILTER

Benötigt werden

- **Plastikflasche**
- **Messer**
- **mittelgroße Steine**
- **Sand**
- **Holzkohle**
- **Kaffeefilter oder Taschentuch**
- **Auffangbehälter**

ZEITAUFWAND

15 Minuten

Zu wissen, wie ein Wasserfilter gebaut und sauberes Wasser gewonnen wird, kann durchaus über Leben und Tod entscheiden. Wasser lässt sich auf vielfältige Weise filtern und reinigen, die folgende Methode bedient sich jedoch der Materialien, die man am ehesten in der Wildnis findet. Damit lässt sich schlammiges Wasser von Schwebstoffen, feinem Sand, Ton, Erde, Gras, Insekten etc. befreien. Um Krankheitserreger abzutöten sei dringend empfohlen, das Filtrat im Anschluss noch abzukochen oder chemisch zu entkeimen.

Schneiden Sie mit der Messerklinge den Boden von einer großen PET-Flasche (z. B. einer 1,5-Liter-Einweg-Flasche) ab. Befestigen Sie ein mehrfach gefaltetes Taschentuch oder einen Kaffeefilter mit einem Schnipsgummi oder einem Stück Schnur außen an der Flaschenöffnung. Je dichter und feiner diese letzte Filterschicht ist, desto länger dauert zwar das Filtern, aber umso kleinere Teile werden auch zurückgehalten. Drehen Sie die Flasche um und befüllen Sie sie nun durch den offenen Boden mit den Filtermaterialien von fein nach grob. Zunächst Holzkohle, dann Sand, Kies, kleine Steine, mittlere Steine usw.

Nun wird das schmutzige Wasser durch den Filter gegossen. Selbst wenn das Filtrat klar aussieht, sollte es unbedingt noch durch Abkochen oder Zugabe von Wasserreinigungstabletten entkeimt werden.

Wassersuche, -gewinnung und -aufbereitung brauchen viel Zeit, während der Durst immer quälender wird. Haben Sie Geduld! Schon ein kleiner Schluck verseuchtes Wasser kann sehr krank machen. In unsauberem Wasser tummeln sich oft Parasiten, Viren und Bakterien, die Krankheiten wie Cholera oder Ruhr auslösen können. Gerade in einer Notsituation kann das tödlich enden, nicht zuletzt dadurch, dass bei Erbrechen und Durchfall der Körper besonders schnell dehydriert.

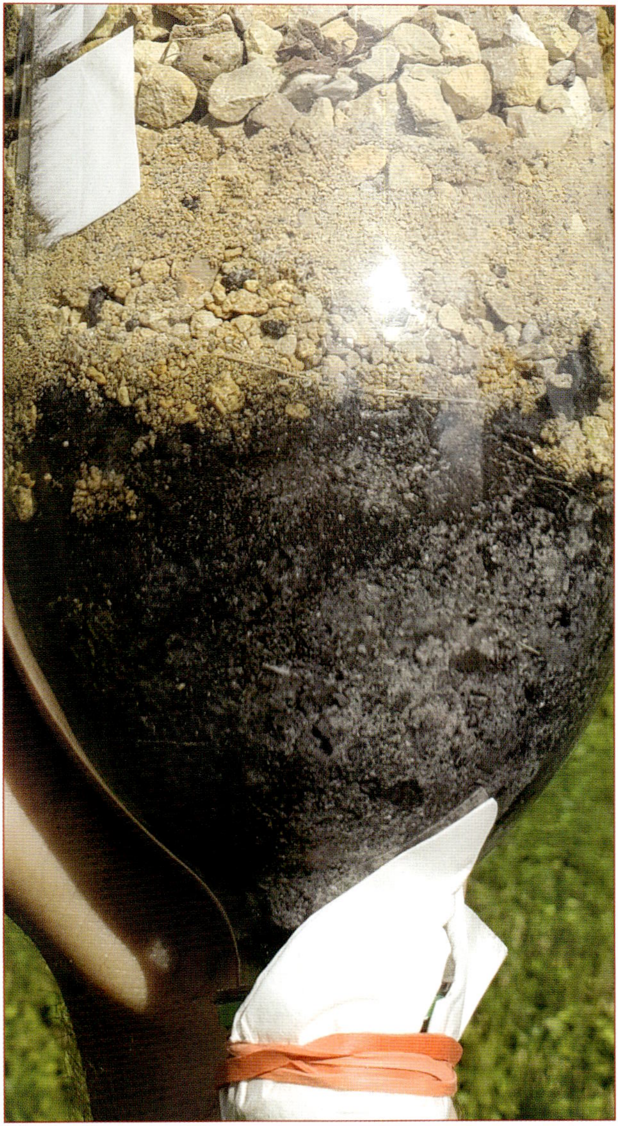

Zerstoßene Holzkohle gibt einen sehr feinen Filter ab. Deshalb darf diese unterste Schicht gerne etwas dicker sein.

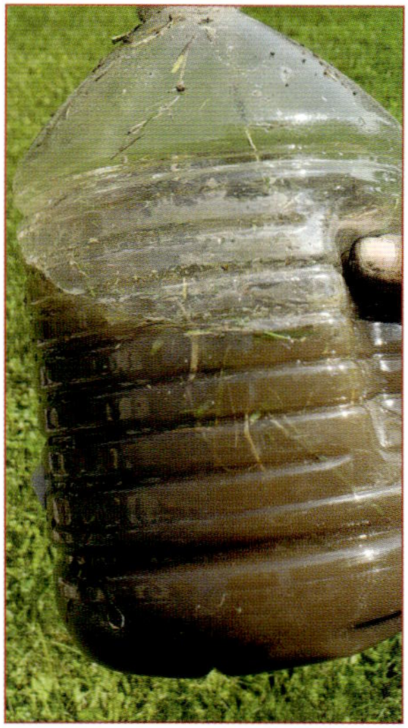

Dieses Dreckwasser habe ich durch den Filter gejagt. Lecker, was?!

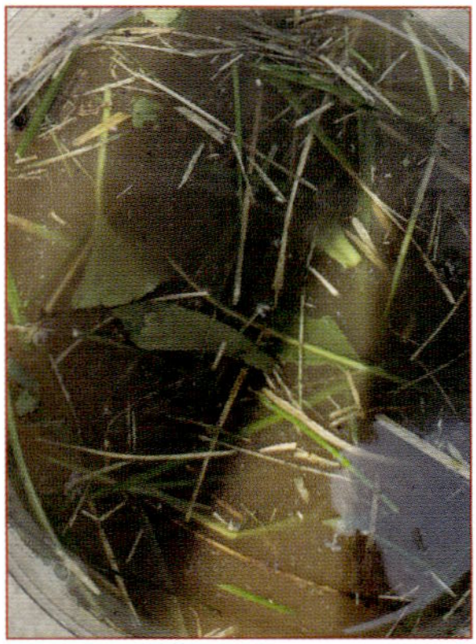

So sieht der Filter von oben aus, wenn das zu filternde Wasser darin steht. Die vielen größeren Schmutzpartikel werden bereits von den oberen Filterschichten festgehalten.

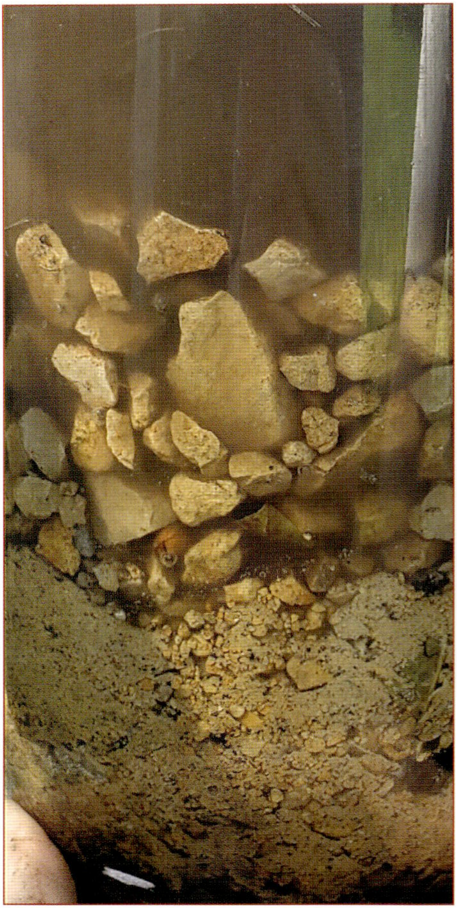

Mein Wasserfilter von der Seite. Große Schmutzpartikel wie Schlamm und Gras werden von den oberen, gröberen Filterschichten – Steinen, Kies und Sand – festgehalten. Je weiter das Wasser hindurchläuft, desto kleinere Schwebeteilchen werden von den immer feineren Schichten herausgefiltert.

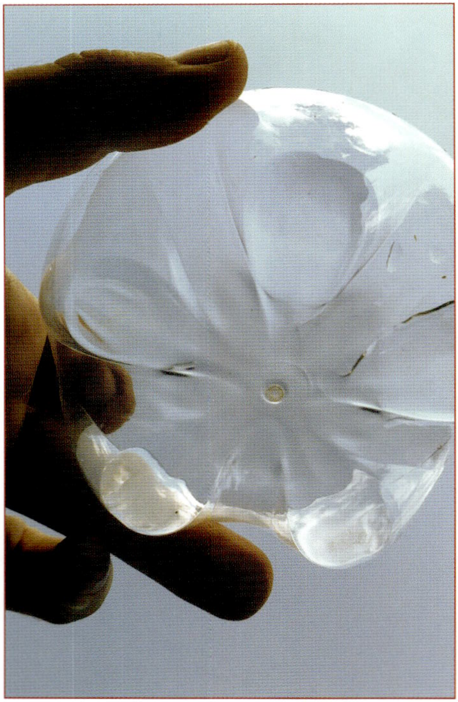

Der abgeschnittene Flaschenboden dient mir als Auffanggefäß. Wie man sieht, ist der Unterschied zu dem Schlammwasser, das ich hineingegossen habe, beträchtlich

Körperpflege

Haare schneiden

Haben wir das nicht alle schon mal erlebt? Ein paar Tage lang nicht auf sein äußeres Erscheinungsbild geachtet, und schon sieht man aus wie ein Schrat. Ob man nun vergaß, sich zu rasieren, die Nägel zu schneiden oder zum Friseur zu gehen, wenn das lange so geht, beginnt man, sich unwohl in seiner Haut zu fühlen. Man ist nicht mehr man selbst. Ob Sie's glauben oder nicht, Körperpflege ist gut für die Psyche, denn wenn man sich um sein Äußeres Gedanken macht, beweist das, dass man sich noch nicht aufgegeben hat. Und alles, was in einer schwierigen Lage die Stimmung hebt, ist von Nutzen.

Die Schere am Schweizer Taschenmesser ist sehr scharf. Mit etwas Übung eignet sie sich zum Haare- oder Bartschneiden. Ich benutze sie auch gerne, um meine Barthaare rund um den Mund zu trimmen, da sie nicht nur klein genug für so etwas ist, sondern auch noch sehr präzise schneidet.

Keinen Spiegel eingepackt? Ich auch nicht. Ist nicht nötig. Die glänzenden Metalloberflächen des Schweizer Taschenmessers sind Spiegel genug.

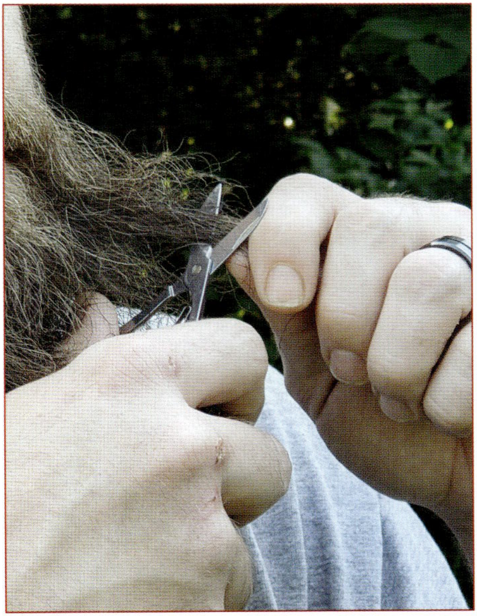

Ich glaube, die paar weißen Haare in meinem Bart habe ich mir redlich verdient

„...dass die Natur die Bahnen, die sie einschlägt, aus Gottes Geist entnimmt und seiner Kunst."
—Dante Alghieri

Nagelpflege

Regelmäßig die Nägel zu schneiden ist wichtig, nicht nur wegen der Bakterien, die sich darunter wohlfühlen, sondern auch, damit die Nägel nicht einreißen. Hat man keinen Nagelknipser, schneidet man sie mit der Schere und glättet sie im Anschluss mit der Nagelfeile. Immer nur in einer Richtung feilen!

In der Wildnis ist eine medizinische Versorgung oft weit weg und die Hygiene eingeschränkt, also sind, um Infektionen vorzubeugen, Verletzungen der Haut zu vermeiden. Das gilt auch für die Nagelhaut. Niednägel also immer sofort mit der Schere abschneiden!

Zähne putzen

Auch das Zähneputzen wird in der Wildnis schnell vergessen. Die Vernachlässigung der Zahnhygiene kann eine Menge gesundheitlicher Probleme nach sich ziehen. Zahnbürste vergessen? Gilt nicht. Mit der Holzsäge schneiden Sie einen kleinen Zweig von einem Baum, am besten Weichholz, z. B. Kiefer. Auf dem Ende kauen Sie so lange herum, bis die Holzfasern wie Borsten aussehen.

Nun kommt der würzige Teil. Zermahlen Sie etwas Holzkohle vom Lagerfeuer in einer Tasse und geben Sie gerade so viel Wasser hinzu, dass eine Paste entsteht – voilà, Zahnpasta! Das zerkaute Zweigende hineingestippt und munter drauflos geputzt! Vorher sauberes Wasser zum Ausspülen bereitstellen, da die Paste eine körnige Konsistenz hat und etwas seltsam schmeckt. Und für Speisereste zwischen den Beißerchen gibt's ja noch den Zahnstocher.

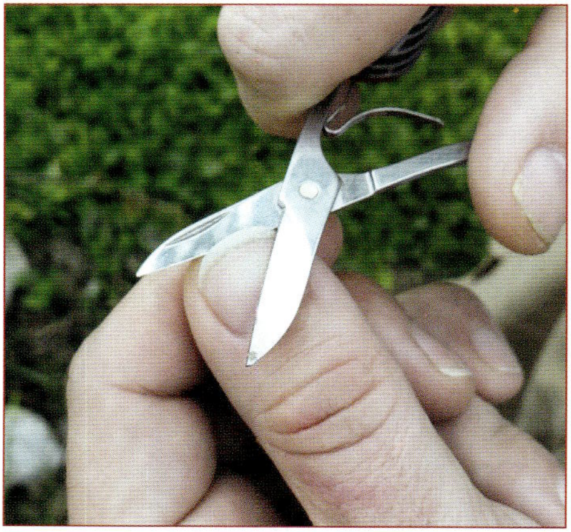

Ich ziehe die Schere einem Nagelknipser manchmal sogar vor, weil sie Nägel wirklich gut schneidet

Zahnseide

Bürsten alleine genügt oft nicht. Wussten Sie, dass Paracord die Zahnseide ersetzen kann? Schneiden Sie mit der Schere ein Stück ab. Sehen Sie die einzelnen Stränge im Innern? Ziehen Sie einen heraus und schneiden Sie ihn in gewünschter Länge ab. Die Kernfasern lassen sich noch weiter zu sehr feinem Zahnseidenersatz vereinzeln.

Ausrüstung reparieren

Ausrüstung und Kleidung halten nicht ewig, irgendwann gibt es hier ein Loch und dort einen Riss zu flicken. Mit den Funktionen des Schweizer Taschenmessers wird die Reparatur zum Kinderspiel. Die Ahle ist zum Nähen fester und schwerer Materialien wie Leder, Segeltuch und Zeltleinwand geradezu prädestiniert.

Manchmal hätte man jedoch lieber eine klassische Nähnadel zur Hand. Kein Problem – lässt sie sich doch aus allerlei Materialien selbst herstellen: aus einem Pflanzendorn, einem Knochen oder gar einem Stück Holz. Um eine große hölzerne Nadel zu fertigen, habe ich mit der Ahle in ein Ende eines Holzstabs ein Loch gebohrt und das andere mit der kleinen Klinge spitz zugeschnitzt. Nun kann ich damit größere Dinge flicken, zum Beispiel Netze.

Eine Nadel lässt sich auch aus der Feder der Schere oder Kombizange improvisieren. Man muss sie nur aufbiegen und das Ende anspitzen. Das Öhr am anderen Ende ist ja schon da! Nun kann man damit beispielsweise eine Schnur in einen Tunnelzug einziehen.

Es gibt Momente, da muss man ein Kleidungsstück (oder ein anderes Stück Stoff) opfern, um das große Ganze zu retten. Will man Stoff wiederverwenden, wird die Ahle zum improvisierten Nahttrenner, dünn genug, um sich in kleinste Spalten zu quetschen und Materialien auseinanderzuhebeln, und die Schneide scharf genug, um Nähte aufzuschneiden. Ich habe hierzu auch schon den Dosenöffner zweckentfremdet, aber die Ahle geht besser. Bei hellem Stoff zeichne ich mir übrigens gerne

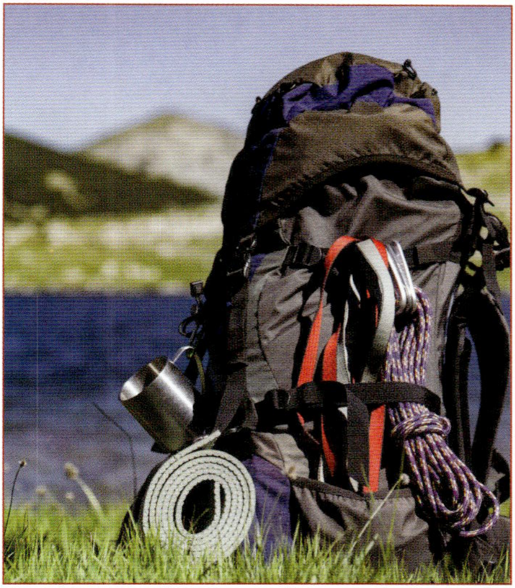

mit dem Kugelschreiber des Schweizer Taschenmessers vor, wo die neue Naht verlaufen soll.

„Die beste Aussicht hat man nach dem härtesten Aufstieg.“ (Verfasser unbekannt)

MODIFIZIERUNGEN

Die Ahle leistet beim Nähen zwar gute Dienste, aber auch eine ganz normale Nähnadel wäre schön. Entfernt man den Zahnstocher, den ich von allen Funktionen am seltensten benutze, passt an seiner Stelle eine Nähnadel hinein. Je nach Größe muss man sie noch mit etwas Klebeband sichern. Wer keinesfalls auf den Zahnstocher verzichten will, fixiert die Nähnadel mit Klebeband außen an den Griffschalen. Ich verwende gerne größere Nähnadeln, die nicht ins Zahnstocherloch passen, also habe ich meine gleich außen drangeklebt. Nicht nur zum Nähen taugt sie, auch als Kompassnadel und bei Erster Hilfe.

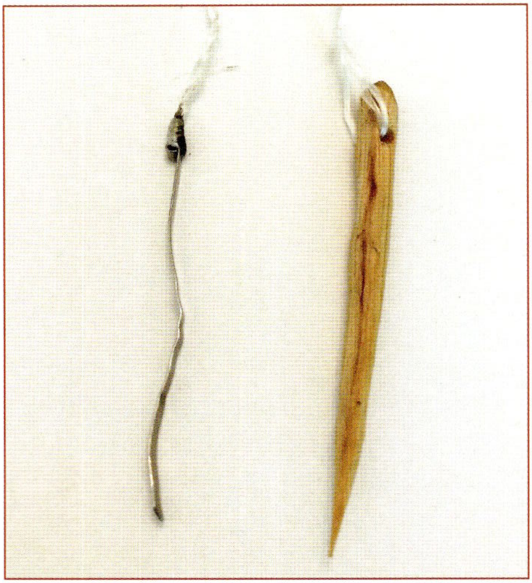

Die Feder ist recht dünn, vermag aber dennoch die meisten Stoffe zu durchdringen. Der Nachteil der Holznadel liegt auf der Hand, sie ist aber leicht zu fertigen.

Meine persönliche Erfahrung

Die Werkzeuge am Schweizer Taschenmesser sind auch sehr nützlich, wenn andere Ausrüstungsgegenstände gepflegt und justiert werden müssen. Kürzlich schenkte mir ein Freund ein Messer mit feststehender Klinge. Als ich dann draußen unterwegs war, bemerkte ich, dass die Griffschalen etwas locker saßen. Normalerweise habe ich immer mein Swiss Champ dabei, aber an jenem Tag hatte ich stattdessen das Swiss Champ XLT eingepackt. Es verfügt über einen Bithalter und mehrere Bits. Zum Glück passte einer zu den Schrauben an der Griffschalenbefestigung des neuen Messers. Dank des Schweizer Taschenmessers konnte der Tag nun kommen.

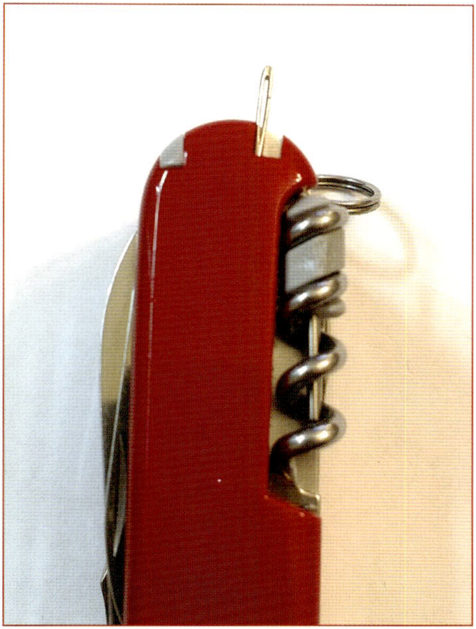

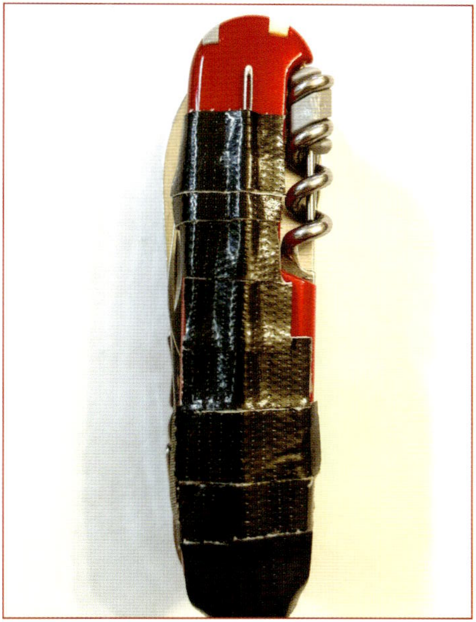

Das Klebeband sollte kräftig und reißfest sein – Panzer- oder Gewebeband bieten sich an

HINWEIS

Wenn Ausrüstungsgegenstände zu beschädigt sind, um repariert zu werden, werfen Sie sie nicht gleich weg. Führen Sie so viele Teile wie möglich einer neuen Verwendung zu. Das zahlt sich besonders in einer Notsituation aus, wo der nächste Laden meist weit entfernt ist.

Gerade ein Rucksack lässt sich in viele nutzbare Einzelteile zerlegen. Kleinere Reißverschlusstaschen lassen sich einzeln heraustrennen und dienen zur Aufbewahrung von Kleinteilen. Die Schulterriemen lassen sich abschneiden und an einer neu gefertigten Lastentrage befestigen. Aus Riemen und Gurtband gewinnt man Schnüre aller Art. Das Gewebe lässt sich zu Reparaturflicken zerschneiden oder zum Filtern von Wasser nutzen. Schnallen plus Schnur ergeben Riemen, Schlingen, Gürtel und Henkel. Also, wenn das nächste Mal ein Stück Ausrüstung das Zeitliche segnet, dann schauen Sie noch mal genauer hin!

TASCHENLAMPENETUI

Benötigt werden

- **Stoff für das Etui**
- **Nähfaden** (hier Kernfäden von Paracord)
- **Nähahle**
- **kleines Holzstück**
- **Paracord**
- **Schere**
- **Feuerzeug**

ZEITAUFWAND

1 Stunde

In einem Gürteletui ist die Taschenlampe immer griffbereit. Probieren Sie doch mal aus, eins aus lediglich solchen Materialien zu fertigen, die Ihnen mit etwas gutem Willen irgendwo in der Wildnis zur Verfügung stünden. Paracord wird teilweise aufgedröselt, teilweise aber auch intakt verwendet.

1. Ein Stück Paracord abschneiden und als Nähfaden die gewünschte Anzahl Innenfäden herausziehen. Ich hatte Gurtband verschiedener Breite zur Verfügung. Aus dem schmaleren fertige ich die Gürtelschlaufe, aus dem breiteren das eigentliche Etui. Die breiteren Streifen an die Taschenlampe legen, zum Abmessen des benötigten Materials. Ich habe zweimal zwei Streifen kräftigen Nylongurtbands zusammengenäht als Vorderteil und als Rückenteil des Etuis, letzteres etwas länger, damit ich das Etui verschließen kann.

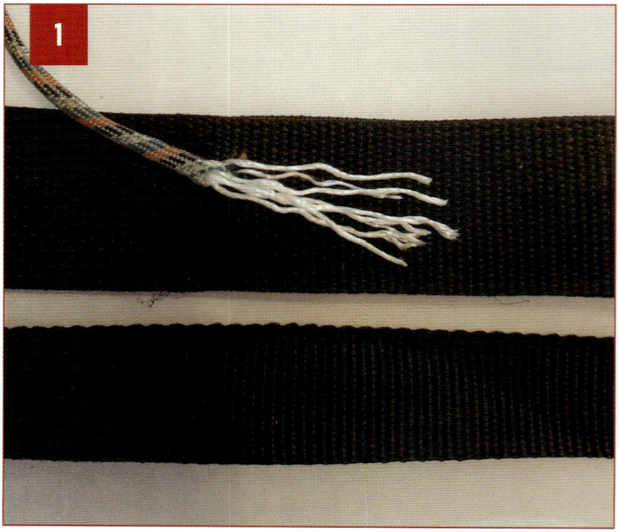

2. Die Ränder der Gurtbänder werden überlappend zusammengenäht.

3. Sehr viel Nähfaden (Paracord-Kern, Zwirn, Jutebindfaden etc.) durchs Öhr der ausgeklappten Nähahle fädeln. Fäden aus Kunststofffasern zunächst verschweißen, dann lassen sie sich besser einfädeln.

4. Der erste Stich: Ahle mitsamt Faden durch den Stoff stoßen. Je nach Stärke des Materials (Leder ist z. B. sehr fest) mit entsprechend viel Kraft. Achtung, auf der Rückseite nicht in die Finger stechen! Ahle eingestochen lassen, das kürzere Fadenende fassen und als Unterfaden, doppelt so lang wie die spätere Naht, durchs Einstichloch ziehen. Nicht aus dem Öhr ziehen!

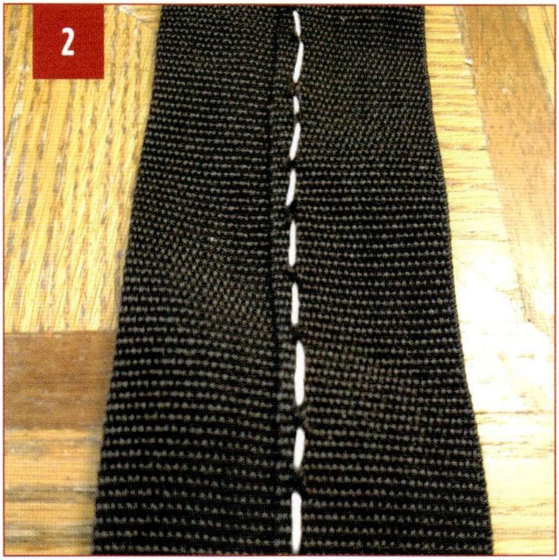

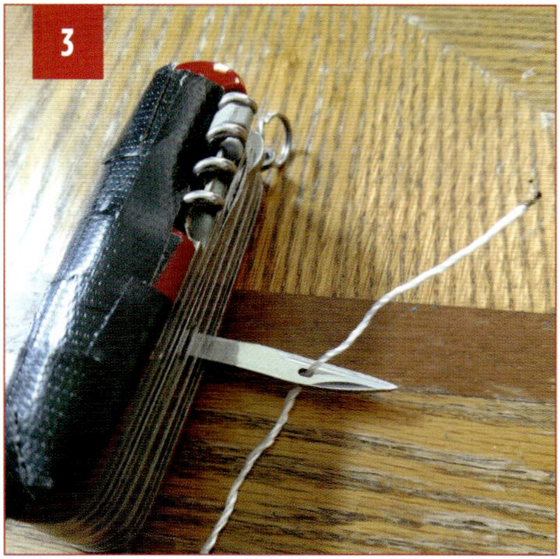

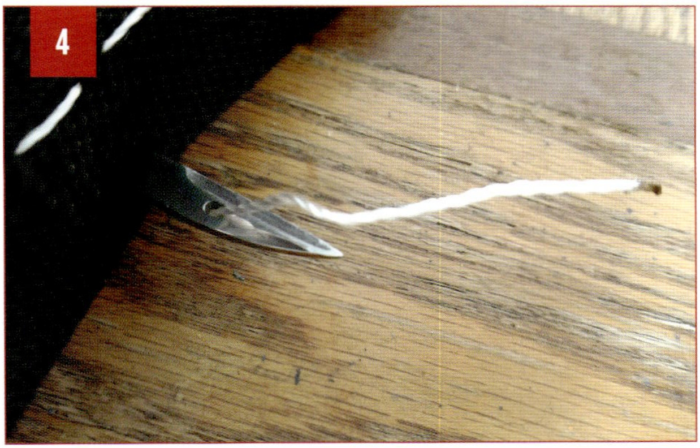

5. Die Ahle aus dem ersten Loch wieder herausziehen. Den Unterfaden dabei festhalten, er schaut auf der Rückseite aus dem Loch. Den Faden auf der Vorderseite (diesseits des Lochs) nennen wir ab jetzt Oberfaden. Der zweite Stich: Ahle ins nächste Loch stechen. Auf der Stoffrückseite bildet der Oberfaden zwischen Öhr und Loch eine Schlaufe. Diese vergrößern, indem man die Ahle etwas zurückschiebt. Das aus dem ersten Loch hängende Unterfadenende durch diese Schlaufe im zweiten Loch fädeln.

6. Das Unterfadenende festhalten und die Ahle aus dem zweiten Loch ziehen. Ober- und Unterfaden straffen. Ins nächste Loch einstechen, wieder auf der Rückseite den Unterfaden durch die Schlaufe zwischen Öhr und Loch fädeln und so weiter, bis ans Ende der Naht.

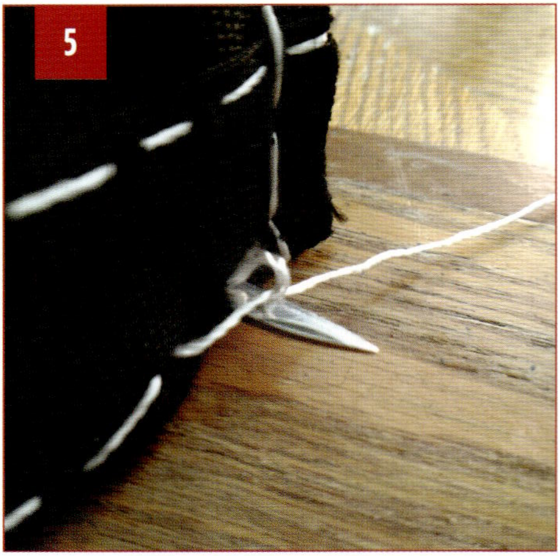

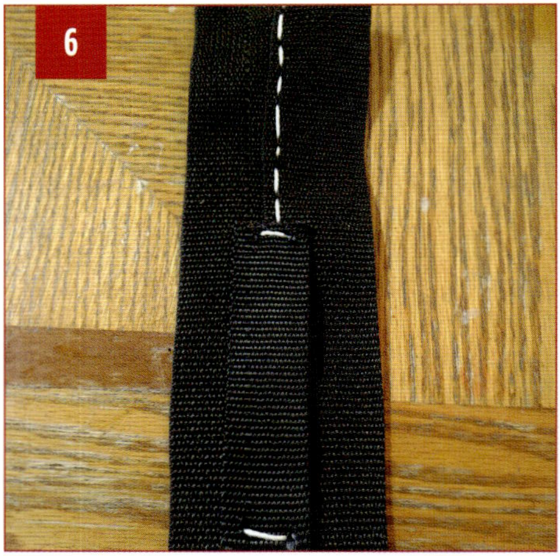

7. Zum Schluss beide Fadenenden mit zwei Knoten sichern, mit der scharfen Schneide der Ahle abschneiden und gegebenenfalls verschweißen. Nur Nylon schmilzt, Jute oder Baumwollschnur würde lediglich verbrennen.

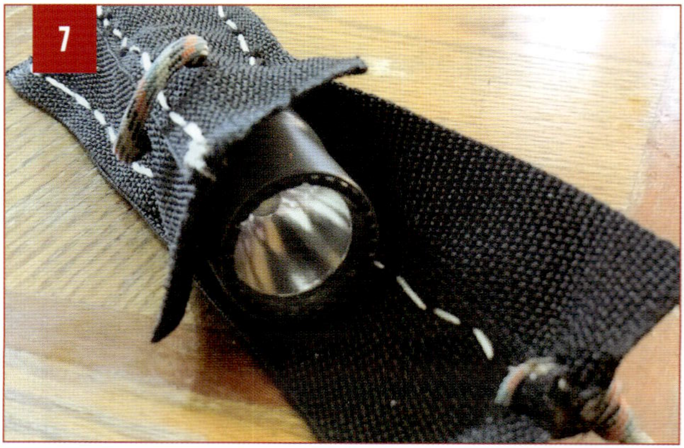

Bevor ich den Vorder- und Rückenteil des Etuis zusammennähe, befestige ich am Rückenteil die Gürtelschlaufen mit je einem Stich pro Seite.

Die Tasche ist soweit fertig, aber damit die Taschenlampe nicht herausfällt, muss ein einfacher Verschluss her:

- Mit der Holzsäge ein kleines Holzstück als Knebel zuschneiden, mit der Ahle ein Loch hineinbohren, ein Stück Paracord hindurchfädeln und festknoten.
- Das andere Ende durch zwei Löcher in der Überschlaglasche (dem längeren Ende des Etuirückenteils) fädeln und festknoten.
- Als Schlaufe für den Knebel zwei Löcher ins Etuivorderteil bohren, Paracord hindurchfädeln und im Innern des Etuis festknoten.
- Zum Schließen des Etuis die Überschlaglasche über die Taschenlampe klappen und den Knebel durch die Schlaufe stecken.

Wenn Ihnen die klassische Nähtechnik mit Ober- und Unterfaden nicht zusagt, gibt es eine einfachere, allerdings weniger haltbare Alternative, eine Art Heftnaht:

- Beide Stoffteile überlappen sich.
- Faden ins Öhr fädeln und Ahle samt Faden durch beide Stoffteile stechen.
- Faden aus dem Öhr ziehen (nicht aus dem Stoff!) und Ahle aus dem Loch ziehen.
- Zum nächsten Loch im Stoff wechseln und die Ahle durch beide Stoffteile stechen.
- Ein paar Zentimeter Faden durchs Öhr fädeln und die Ahle samt Faden aus dem Loch ziehen.
- Zum nächsten Loch wechseln und Ahle samt Faden durch beide Stoffteile stechen.
- Faden aus dem Öhr ziehen und Ahle aus dem Loch ziehen.
- Wiederholen bis zum Ende der einfachen Heftnaht. Fadenende verknoten.

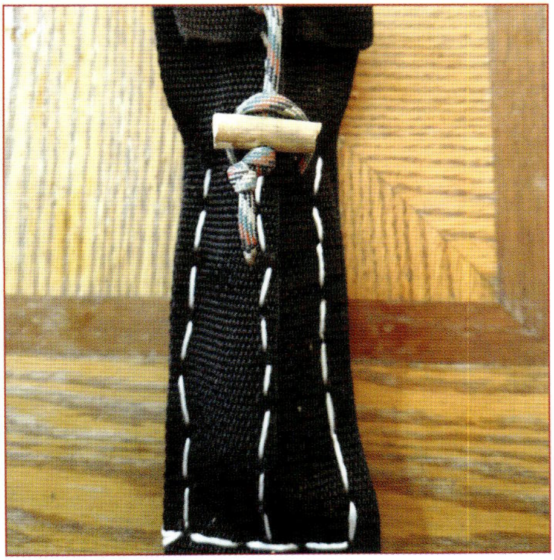

Etwas um die Ecke gedacht kommen einem die lustigsten Bastelideen für praktische Dinge

EIN FUTTERAL REPARIEREN

Benötigt werden

- **Nähfaden** (Kernfäden von Paracord)
- **Nähahle**

ZEITAUFWAND

Hängt von der Größe der zu reparierenden Stelle ab.

Zwar ist das Schweizer Taschenmesser unglaublich praktisch, aber nicht das einzige Werkzeug, das ich in die Natur mitnehme. Auch ein Beil oder eine Axt packe ich ein, und wie das Schweizer Taschenmesser steckt auch deren Schneide in einer Schutzhülle, deren Naht nun kaputtging. Der Faden ist durchgescheuert und die Naht hat sich teilweise gelöst. Beim Reparieren hilft mir mein Schweizer Taschenmesser.

Zunächst habe ich mit der Spitze der Ahle die Fäden der alten Naht herausgeholt und mit der Schere abgeschnitten. Mit der beim Projekt Taschenlampenetui ab Seite 188 beschriebenen Nähtechnik habe ich den Rand des Lederfutterals dann nachgenäht. Auf diese Weise lässt sich alles Mögliche reparieren.

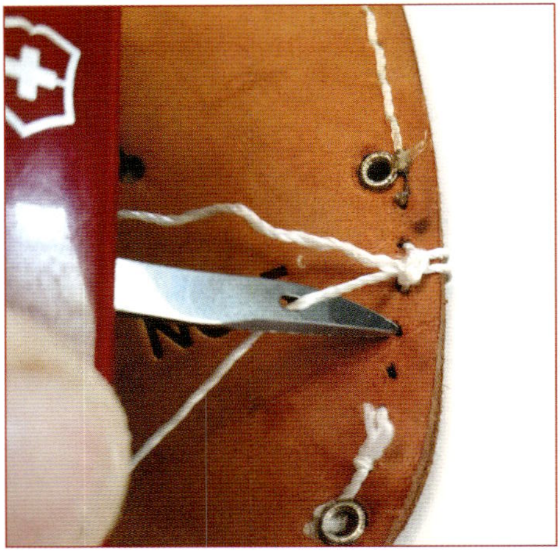

Die Ahle macht, wenn man sie bis hinters Öhr sticht, oft größere Löcher als gewünscht. Sind die vorhandenen Löcher jedoch klein und sollen es auch bleiben, dann schiebt man den Nähfaden nur mit der Spitze der Ahle hindurch

HINWEIS

Schützen Sie Ihre Werkzeuge immer mit Hüllen und Futteralen. Wer seine Werkzeuge gut behandelt, kann sich stets auf sie verlassen. Außerdem hat man ein Werkzeug bei richtiger Pflege sehr lange.

IMPROVISIERTE HANDSCHUHE

Benötigt werden

- **Stoff für die Handschuhe**
- **Nähfaden**
- **Nähahle**
- **Schere oder Messer**

ZEITAUFWAND

30 Minuten

Vieles hält man für selbstverständlich und lernt es erst schätzen, wenn es nicht mehr da ist. Ich habe mehrmals erlebt, dass ich eine Hand aufgrund einer Verletzung eine Zeitlang nicht gebrauchen konnte. Selbst die einfachsten Tätigkeiten werden mit nur einer Hand zur Qual. Wenn so etwas unterwegs oder in einer kritischen Situation passiert, na dann Gute Nacht! Ohne die richtige Behandlung kann sich selbst eine kleine Verletzung, wie ein Splitter oder ein kleiner Schnitt, zum ernsthaften Problem ausweiten. Deshalb empfehle ich, immer ein paar Schutzhandschuhe im Rucksack oder Auto zu haben. Sollten mal keine zur Hand sein, dann baut man sich eben welche mit Hilfe des treuen Schweizer Taschenmessers!

Fester Stoff wie schwere Leinwand oder Leder wäre am besten, aber zur Not geht jeder verfügbare Stoff. Hier habe ich Denim genommen, der relativ robust und leicht zu verarbeiten ist. Zum zusätzlichen Schutz der Unterarme habe ich die Handschuhe sehr lang gemacht, was sich durch die Verwendung von Hosenbeinen einer Jeans fast von allein ergab.

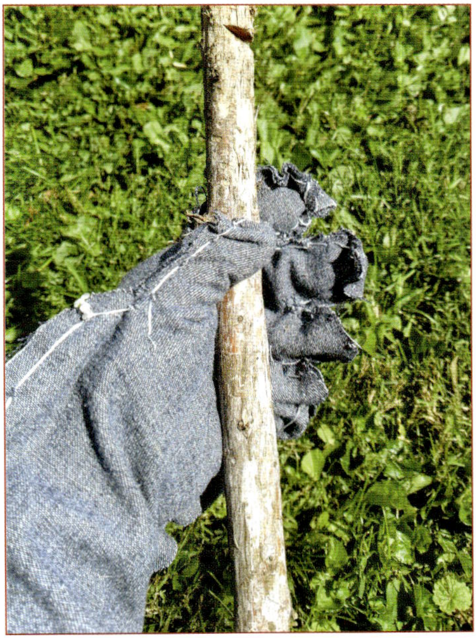

Bereit zum Schnitzen – mit Schutzhandschuhen aus einer Jeans

- Zuerst Maß nehmen: Mit dem Arm ins untere Ende des Hosenbeins fahren und dieses bis zum Oberarm hochziehen. Am Oberschenkel ist die Hose breiter, den zusätzlichen Stoff benötigen wir für die Finger des Handschuhs.
- Den Stoff glatt streichen und das Hosenbein ein paar Zentimeter jenseits der Stelle, wo die Finger enden, mit der Schere abschneiden. Immer etwas mehr Stoff zugeben, Überschüssiges lässt sich später noch wegschneiden.
- Eine Seitennaht des Hosenbeins mit der Schere aufschneiden, den Stoff aufklappen und breitlegen, so dass die Rückseite des Denim-Stoffs nach oben zeigt.
- Arm und Hand auf eine Hälfte legen und mit dem Kugelschreiber (sofern vorhanden) des Schweizer Taschenmessers den Umriss nachzeichnen.
- Die zweite, noch verbliebene Seitennaht aufschneiden.
- Die Hälfte mit dem aufgezeichneten Umriss auf die andere Hosenbeinhälfte legen.
- Nun beide Teile dem Umriss folgend zusammennähen, und zwar mit der Nähahle und derselben Nähtechnik wie beim Taschenlampenetui (Seite 188).
- Nach Fertigstellung der Naht den überschüssigen Stoff entlang dem Umriss und zwischen den Fingern nicht zu kapp wegschneiden.

Meine persönliche Erfahrung

Ich hatte einen schlechten Tag. Gleich mehrere Schnürsenkelschlaufen an meinen Schuhen gingen kaputt. Mit der Messerklinge schnitt ich die Gürtelschlaufen von einer alten Jeans ab, faltete sie in der Mitte und nähte sie mit der Stecknadel des Schweizer Taschenmessers zu Schlaufen zusammen. Diese schob ich mit der Ahlenspitze in die Öffnungen im Schuh, wo die alten Schnürsenkelschlaufen gesessen hatten, und nähte sie mit Stecknadel und Ahle an – sehr knifflig! Aber ich hab's geschafft und die neuen Schlaufen halten!

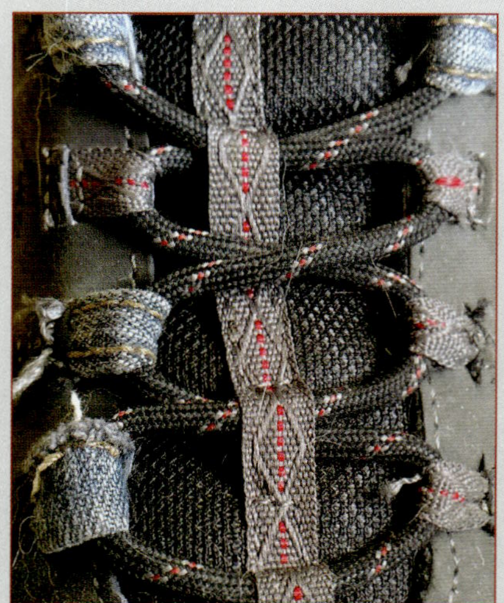

Die vier Schlaufen aus Jeansstoff halten nun schon fast ein Jahr

Schuhe reparieren

Die Füße sind außerordentlich wichtig. Wer nicht laufen kann, ist völlig aufgeschmissen. Mich haben meine Schuhe schon häufig im Stich gelassen. Meistens reißen die Schürsenkel oder deren Schlaufen.

Schnürsenkel sind mit etwas Schnur schnell ersetzt. Die richtige Länge zuschneiden und durch die Schlaufen fädeln, fertig. Bei Schuhen, die ich in der Wildnis trage, ersetze ich die Originalschnürsenkel (die ich aber als Ersatz trotzdem mitnehme) durch 550er Paracord. Nicht vergessen, die Enden zu verschweißen!

Wenn nur die Schlaufennähte aufgehen, näht man sie mit Ahle oder Stecknadel wieder an.

Nähen mit der Stecknadel

Einige Modelle wie das Swiss Champ verfügen über eine Stecknadel, die sich zur Nähnadel umfunktionieren lässt, besonders bei kleineren Arbeiten, bei denen die Ahle zu grob ist. Dazu benötigt man auch dünneren Faden. Aufgrund des Stecknadelkopfes gleitet sie natürlich nicht so leicht durch den Stoff wie eine Nähnadel, aber dafür lässt sich hier der Faden gut dran verknoten.

HINWEIS

Der Dorn einer Gürtelschnalle ist ihr Schwachpunkt. Hat er sich nur verbogen, lässt er sich mit der Kombizange oder einem anderen Werkzeug als Gegenhebel wieder geradebiegen. Auch wenn er abbricht, ist noch nicht alles verloren – aus einem kleinen Stück Holz und etwas Schnur lässt sich ein Ersatzdorn bauen. Zunächst ist jedoch der Rest des ursprünglichen Dorns aufzubiegen und zu entfernen.

Ins Ende des Holzstücks wird ein Spalt geschnitten, so groß, dass der Bügel an der Stelle, wo der alte Dorn saß, locker hineinpasst. Das Spaltende wird so mit Schnur straff umwickelt, dass der neue Dorn nicht vom Bügel abfallen kann, sich aber dennoch frei um den Bügel dreht. Das andere Ende des Dorns ist mit der kleinen Klinge so zuzuschnitzen, dass es in die Gürtellöcher passt. So ein hölzerner Ersatzdorn wird nicht ewig halten, aber lange genug, um ein Stück Metall aufzutreiben, dass man als Dorn um den Bügel biegen kann.

Den Gürtel enger schnallen

Mit der Ahle lassen sich neue Löcher in Ledergürtel bohren. Dazu die Ahle senkrecht auf das Leder aufsetzen, nach unten drücken und dabei drehen, sodass die Schneide ein rundes Loch ins Leder schneidet. Wenn sie die Rückseite durchstoßen hat, das Leder umdrehen und mit der Ahlenschneide die Rückseite des Loches glätten. Wer in der Lage ist, neue Löcher in einen Gürtel oder Riemen zu schneiden, kann im Falle eines medizinischen Notfalls leicht eine Aderpresse improvisieren.

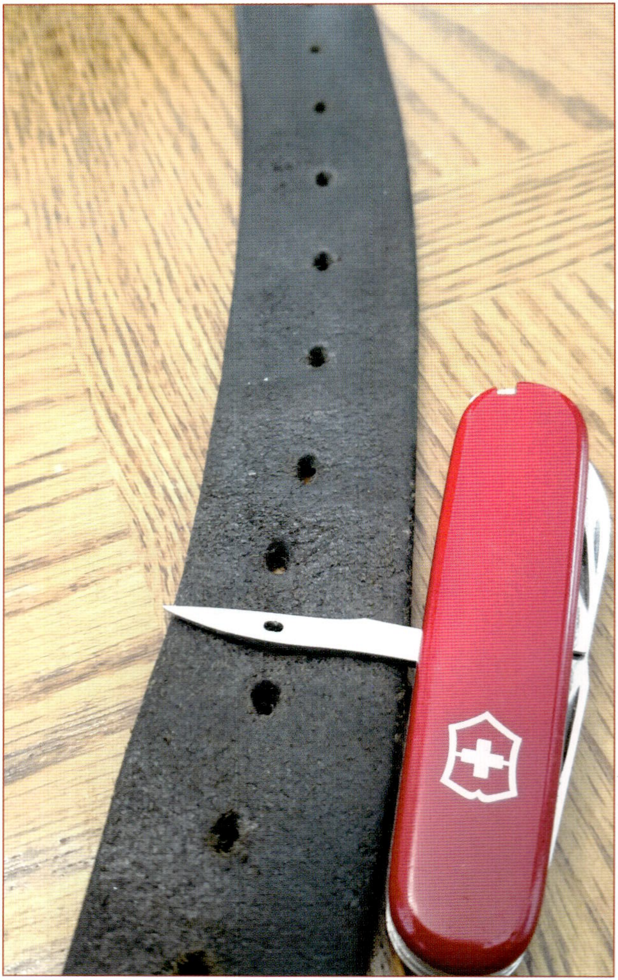

Wird ein neues Gürtelloch gebraucht, ist die Ahle das Werkzeug der Wahl

Knoten

Verschiedene Knoten zu beherrschen ist äußerst nützlich. Genauso wichtig ist es, sie wieder aufzubekommen. Ich habe schon oft welche aufbekommen müssen, die so straffgezogen waren, dass ich nie gedacht hätte, sie jemals lösen zu können. Meist gewann dann der Frust die Oberhand und ich habe sie einfach abgeschnitten. Schon viele Schnürsenkel habe ich deshalb wegwerfen müssen – bis ich diesem Trick auf die Spur kam. Der Korkenzieher am Schweizer Taschenmesser bringt angesichts aussichtsloser Knoten die Rettung. Die scharfe Spitze dringt leicht zwischen straffe Schnüre. Drehen Sie die Spirale ein und wackeln Sie daran, bis die Spannung nachgibt. Irgendwann lässt sich der Knoten lösen.

Besitzt Ihr Schweizer Taschenmesser keinen Haken, kann man mit Hilfe des Korkenziehers einen Tragegriff improvisieren. Drehen Sie ihn bis zum Schaft in bereits bestehende, sehr feste Knoten ein. Halten Sie Schnur und Korkenzieher mit den Fingern fest, während die Hand den Rahmen des Taschenmessers als Griff umfasst.

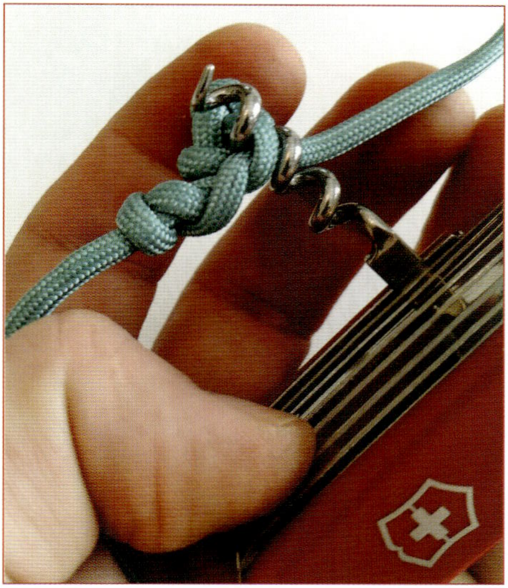
Zum Lösen dreht man den Korkenzieher in die letzte Schlinge eines straffen, festen Knotens ein

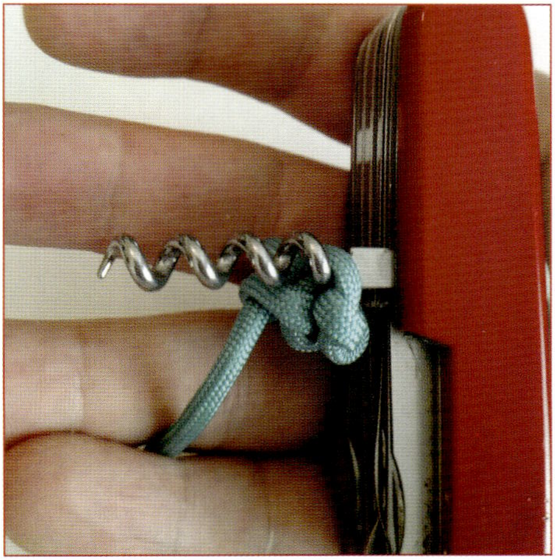
Eine schnelle Lösung, um Schnur zu greifen, ohne dass sie in die Finger schneidet

HINWEIS

Auch Marlspieker und Schäkelöffner sind sehr nützliche Helfer, wenn es gilt, störrische Knoten zu lösen.

REISSVERSCHLUSSANHÄNGER

Benötigt werden

- **Schlüsselring des Taschenmessers**
- **Paracord**
- **Schere oder Messer**
- **Feuerzeug**

ZEITAUFWAND

15 Minuten

Wenn der Schiebergriff vom Schlitten eines Reißverschlusses an Tasche, Zelt oder Jacke abbricht, ist das mehr als ärgerlich. Aber mit dem Schweizer Taschenmesser ist schnelle Hilfe möglich. Entfernen Sie den Schlüsselring vom Taschenmesser und drehen Sie ihn vollständig in das Loch im Reißverschlussschlitten ein. Binden oder knüpfen Sie etwas Paracord oder andere Schnur an den Ring und schon lässt sich der Schlitten wieder greifen und verschieben. Die Feder von Schere oder Kombizange ginge auch, aber ich halte es für unklug, die Funktionsfähigkeit eines Werkzeugs einem simplen Reißverschlussanhänger zu opfern.

Der Schlüsselringanhänger kann so lange am Reißverschluss verbleiben, bis ein neuer eingenäht wird. Oder man knüpft gleich einen nicht nur praktischen, sondern auch dekorativen Anhänger aus Paracord. Ich zeige Ihnen den Jagdtaschenknoten, auch Flachdoppelknoten genannt, im Prinzip ein über Einlegefäden ausgeführter Kreuz- bzw. Weberknoten.

1. Ein kurzes Stück Paracord (etwas länger, als der Anhänger werden soll) durch den Schlüsselring führen und doppelt legen. Das sind die beiden Einlegefäden. Als Arbeitsfäden dient ein ebenfalls doppelt genommenes, ca. 1 m langes Stück Paracord. Die Mitte quer zu den Einlegefäden hinter diese legen. Da der Schlüsselring des Schweizer Taschenmessers recht klein ist, kann man die Kernstränge aus dem Paracord entfernen.

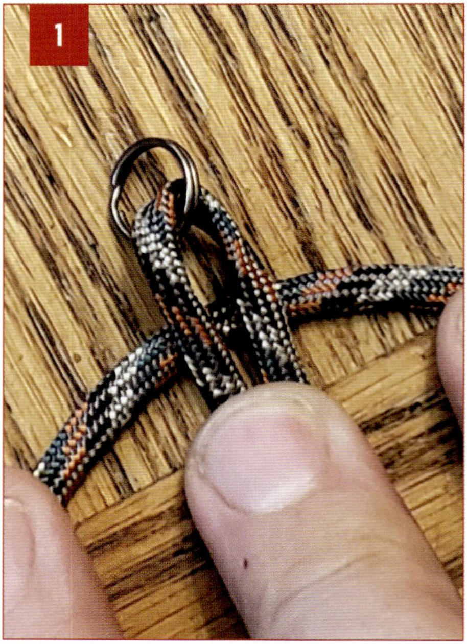

2. Den linken Arbeitsfaden über die Einlegefäden nach rechts unter den rechten Arbeitsfaden legen.

3. Den rechten Arbeitsfaden hinter den Einlegefäden nach links und durch die Schlaufe des linken Arbeitsfadens nach vorne führen. Einmal zu Anfang dürfen sich die Einlegefäden verdrehen, danach müssen sie immer parallel verlaufen.

4. Beide Arbeitsfäden straffziehen, aber nicht zu nahe an den Schlüsselring heranschieben, damit der zu knüpfende Anhänger beweglich bleibt.

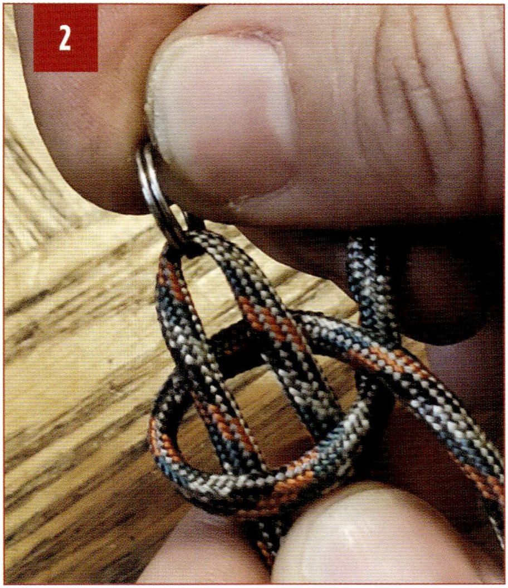

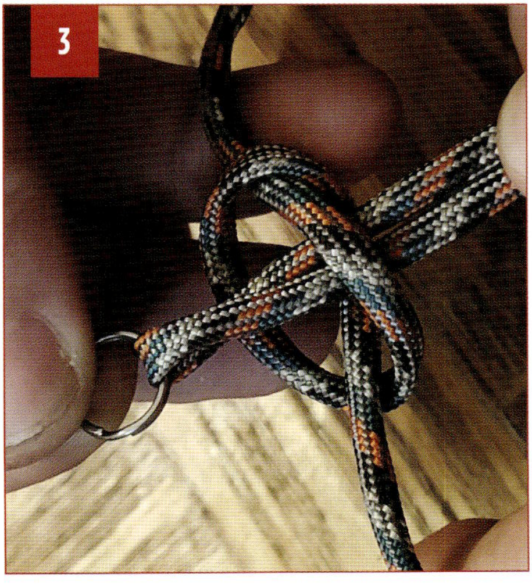

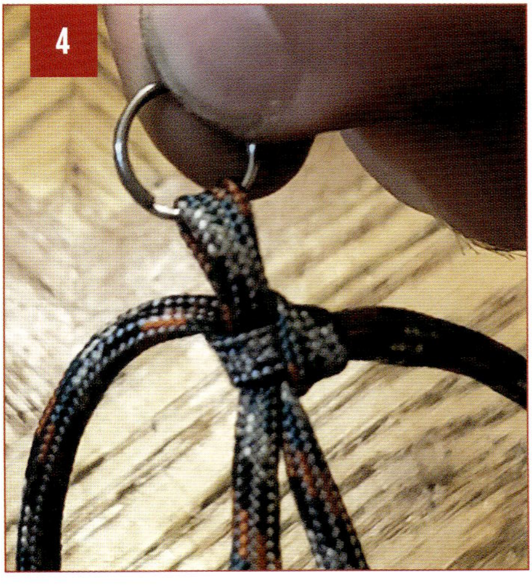

5. Der nächste Schritt ist genau wie Schritt 3, nur anders herum. Also den rechten Arbeitsfaden nach links über die Einlegefäden und unter den linken Arbeitsfaden legen.

6. Den linken Arbeitsfaden hinter den Einlegefäden nach rechts und durch die Schlaufe des rechten Arbeitsfadens nach vorne führen. Je nachdem, wie straff man die Knoten zieht, bestimmt das deren Größe und die Optik des Musters.

7. Beide Arbeitsfäden straffziehen. Wenn die Knoten richtig geknüpft sind, sieht es später so aus, als verliefen die Fäden im Zickzack zwischen den Randschlingen hin und her.

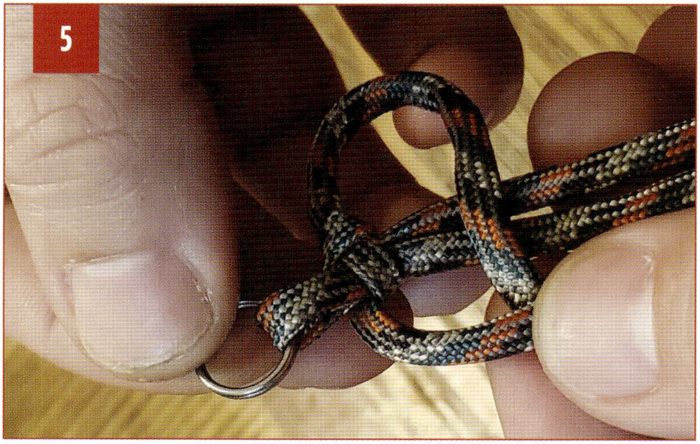

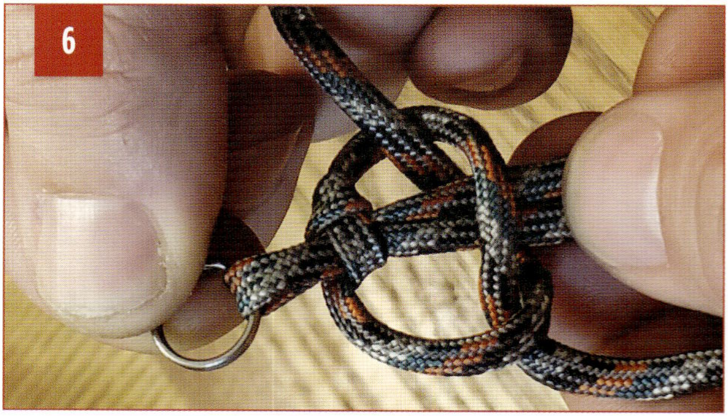

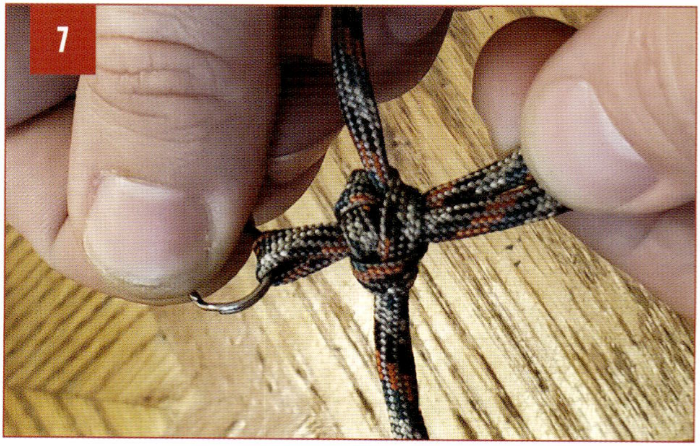

8. Das Ganze so lange wiederholen, bis der Anhänger die gewünschte Länge hat. Immer den jeweils neuen Knoten straff an den vorigen heranschieben, damit keine Lücken entstehen.

9. Wenn der Anhänger fertig ist, die Enden mit der Schere sauber abschneiden – aber nicht zu kurz, sie müssen ja noch verschweißt werden.

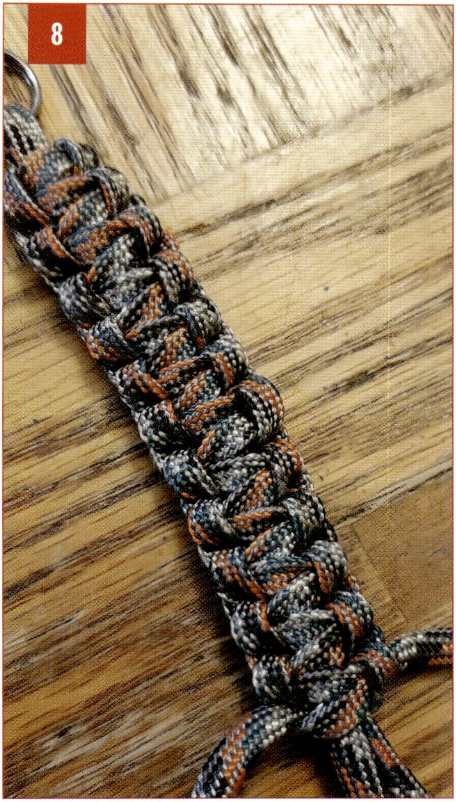

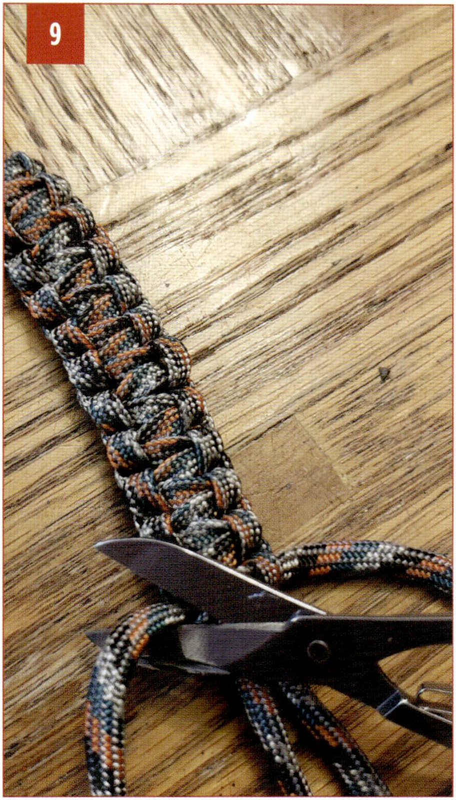

10. Die abgeschnittenen Enden mit einem Feuerzeug verschweißen. Achtung, das geschmolzene Nylon ist heiß und klebrig. Mit der Seitenfläche des Feuerzeugs die weiche Nylonschmelze seitlich in den Knoten pressen. Falls es sich, wenn es abgekühlt ist, zu hart anfühlt, erneut ein wenig erwärmen und vorsichtig mit dem Daumen breitdrücken.

11. Die beiden Einlegefäden kann man hängenlassen oder verknoten. Auch deren Enden sind zu verschweißen. Der Reißverschlussanhänger ist nun fertig und kann benutzt werden.

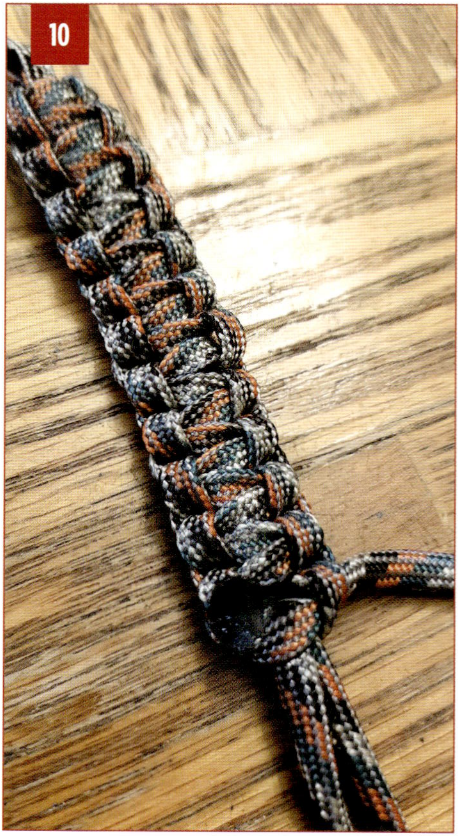

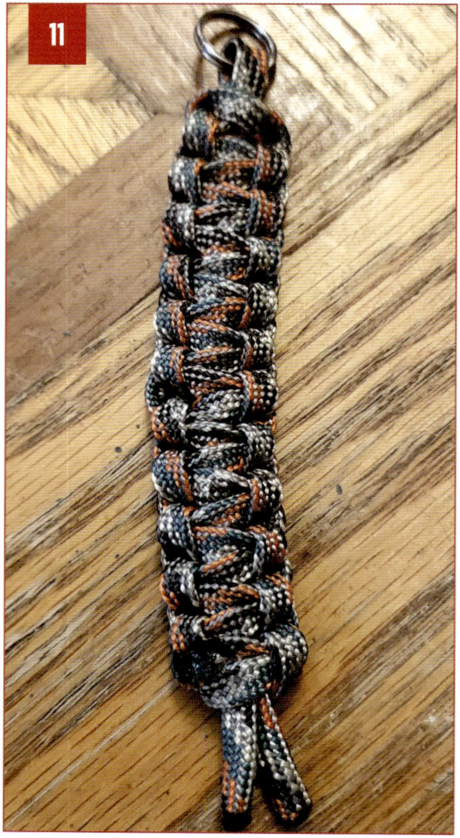

Brillen und Uhren

Einige Victorinox-Modelle warten mit einem Mini-Schraubendreher auf, der sich im Korkenzieher versteckt. Um die Schräubchen an Brillenbügeln festzuziehen oder an Uhren herumzuschrauben ist dieses kleine Werkzeug ideal. Auch lassen sich damit die Rückseiten von Armbanduhren aufhebeln, die kleinen Stifte der Armbandhalterungen eindrücken oder die winzigen Batterien auswechseln, ohne das Gehäuse zu beschädigen. Auch wenn man die Federn der Schere oder Kombizange auswechseln muss, leistet der Mini-Schraubendreher gute Dienste.

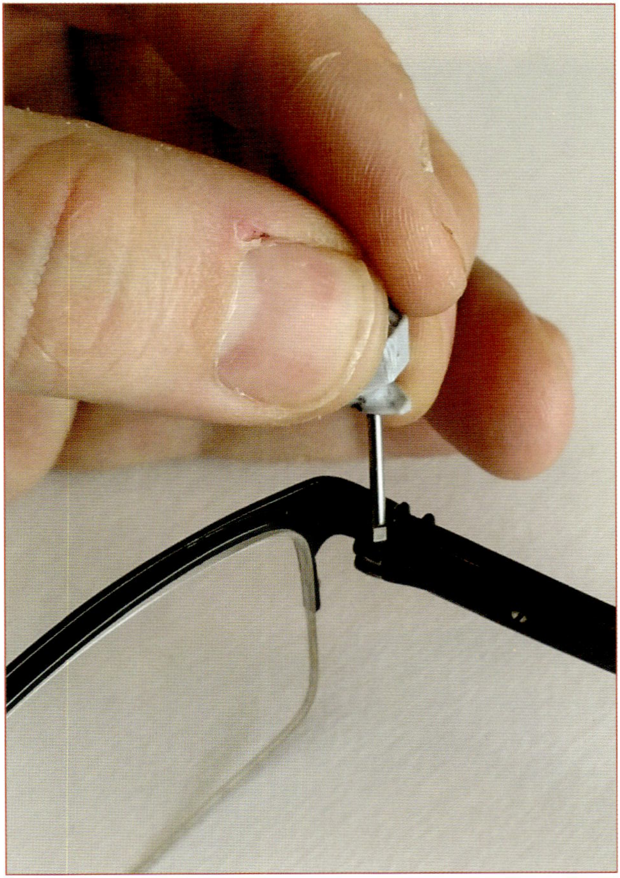

Der Mini-Schraubendreher passt perfekt in die Schraubenschlitze meiner Brille

Waffenpflege

Als US-Amerikaner wuchs ich mit Waffen auf, und natürlich in dem Bewusstsein, dass man sie pflegen muss. Nicht immer hat man die dazu notwendigen Utensilien dabei, also habe ich schon früh gelernt, hierbei auf mein Schweizer Taschenmesser zurückzugreifen. Im Folgenden erläutere ich ein paar allgemeingültige Methoden. Wer, zum Beilspiel als Jäger, mit Waffen umgeht, wird die Anregungen vielleicht nützlich finden.

Viele Waffen können zerlegt werden, wenn man nur ein paar Stifte oder Bolzen entfernt. Die Ahle, einer der Kreuzschlitz-Schraubendreher, die Spitze der Feile und der Mini-Schraubendreher eignen sich, um Stifte und Bolzen herauszudrücken.

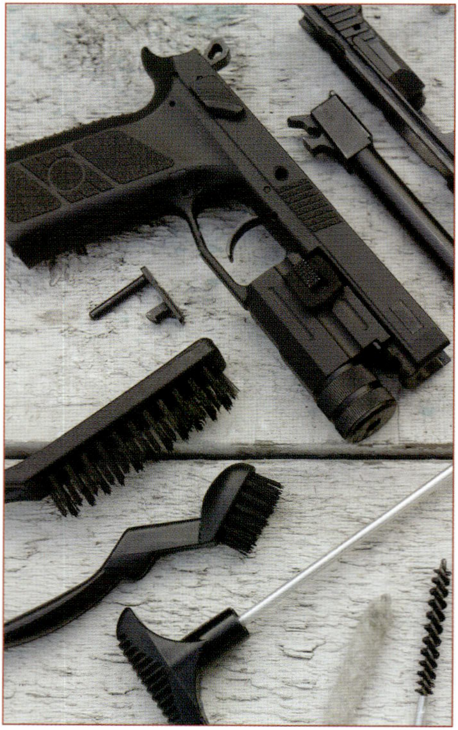

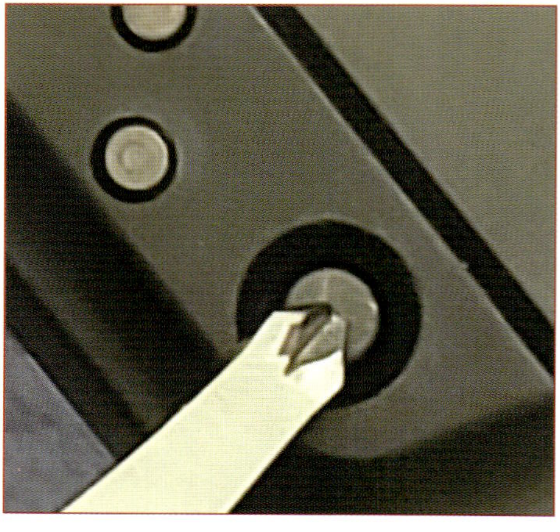

Wenn man eine Waffe mit Metallwerkzeugen bearbeitet, sollte man immer ein Stück Stoff dazwischenlegen, um sie nicht zu zerkratzen

Meine persönliche Erfahrung

Einmal nahm ein schöner Jagdtag beinahe ein böses Ende, weil ich auf dem Weg durch den Wald stürzte. Mein Gewehr bohrte sich mit dem Lauf voran in den Waldboden, der halbe Lauf war voller Schlamm und Erde. Ich entlud die Waffe und konnte den Lauf mit der hier beschriebenen Methode von allem Unrat befreien.

An Waffen finden sich viele kleine Spalten und Zwischenräume, in welche Schmutz, Pulverrückstände und Krümel eindringen können. Zusammen mit einem Lappen kann man mit den kleinen Werkzeugen des Schweizer Taschenmessers zu diesen schwer erreichbaren Stellen vordringen. Mit der Spitze vom Flaschen- oder Dosenöffner lassen sich Stoffstücke in enge Spalten schieben.

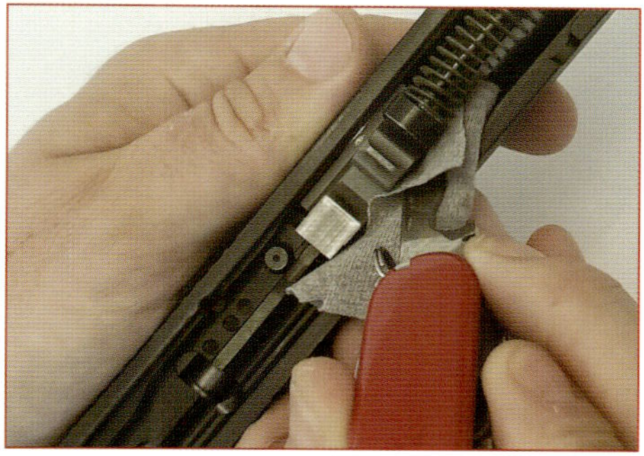

Wo es eng zugeht, sind die schmalen Werkzeuge wie Dosen- oder Flaschenöffner und Ahle gefragt

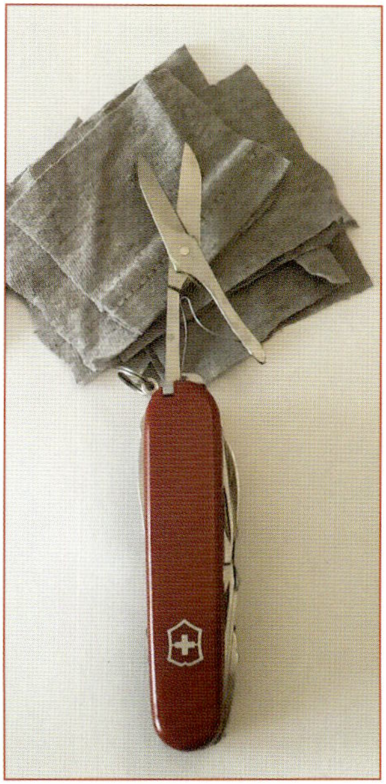

Mit der Schere lassen sich Lappen zuschneiden, um Schmutz wegzuputzen. Ich habe hier ein altes Baumwoll-T-Shirt zerschnitten.

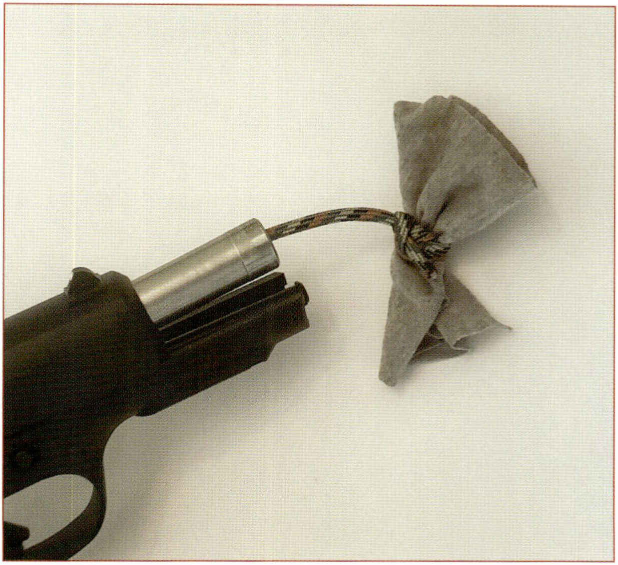

Die meisten Jäger tragen kein Waffenreinigungsset mit sich herum, deshalb empfehle ich diese Methode (siehe folgende Seite)

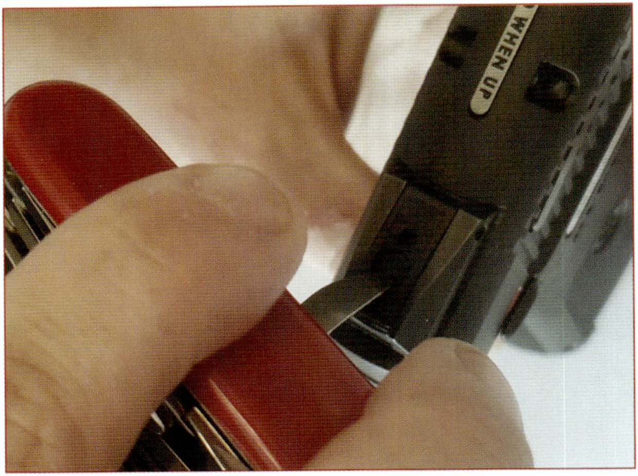

Mit dem Schweizer Taschenmesser trifft man besser. Ich verwende hier den kleinen Schraubendreher (2,5 mm), um die Kimme zu justieren.

Wenn der Lauf gereinigt werden muss, lässt man ein Stück Paracord an einem Ende hinein und bindet am anderen Ende ein Lappenstück an. Ich nehme eher größere Lappenstücke, damit sie gut am Inneren des Laufs entlangwischen. Lässt sich der Lappen nur schwer hindurchziehen, hängt man die Schnur am anderen Ende in den Haken des Schweizer Taschenmessers ein und benutzt dieses als Zuggriff.

Bei einer Langwaffe, wie an einer Selbstladeflinte, kann man mit dem Flaschenöffner die Kappe abschrauben, um an das Magazin zu gelangen, das den Magazinbegrenzer enthält. Außerdem habe ich für gewöhnlich einen Gewehrriemen an meinen Langwaffen. Es gibt Werkzeuge am Schweizer Taschenmesser, die dazu verwendet werden können, die Riemenbügelösen festzuschrauben oder aber gänzlich zu entfernen. Ich habe es einige Male erlebt, dass diese sich mit der Zeit so gelockert haben, dass sie sich fast gelöst hätten. Mit dem Schweizer Taschenmesser habe ich die Riemenbügelösen wieder festgezurrt, damit ich den Gewehrriemen wieder nutzen konnte, ohne dabei Gefahr zu laufen, die Waffe zu beschädigen.

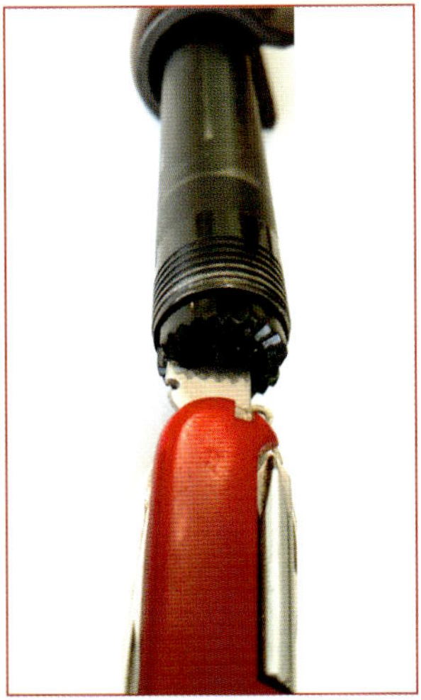

Die schlankeren mittleren Victorinox-Modelle eignen sich hier am besten, da man mit ihnen weiter in den Lauf hineinreichen kann

„Wir haben die Erde nicht von unseren Vorfahren geerbt, sondern von unseren Kindern geliehen."
—David Brower

Erste Hilfe

Haftungsausschluss

Das Folgende dient lediglich der allgemeinen Information und ersetzt weder eine professionelle medizinische Beratung noch den Besuch beim Arzt.

Wer draußen in der Natur unterwegs ist, sollte wenigstens eine kleine Erste-Hilfe-Tasche dabeihaben. Dennoch kann es passieren, dass man mit leeren Händen dasteht. In so einem Fall ist es nützlich zu wissen, welche Pflanzen sich für welche medizinischen Zwecke verwenden lassen. Die entsprechenden Pflanzen sicher bestimmen zu können ist dafür natürlich unerlässlich.

Unfälle passieren zwar, aber mit etwas Weitsicht lassen sich Verletzungen weitgehend vermeiden. Immer zuerst an die Sicherheit denken, dann braucht man auch den Erste-Hilfe-Kasten nicht zu bemühen. Hier ein paar Tipps zur Sicherheit, bei einigen ist eine gewisse Ausrüstung nötig, bei anderen nicht.

Eine **Sonnenbrille tragen** oder die Augen anderweitig schützen (siehe die improvisierte Schneebrille auf Seite 122), wenn man durch Wälder und dichte Vegetation streift.

Langsam und besonnen laufen und dabei permanent die Gegend beobachten. Wenn man nicht gerade vor etwas davonläuft, sollte man dies langsam tun, nur so lassen sich Gefahren und Risiken sicher einschätzen – über einem in der Luft, aber auch am Boden. Läuft man zu schnell, übersieht man vieles.

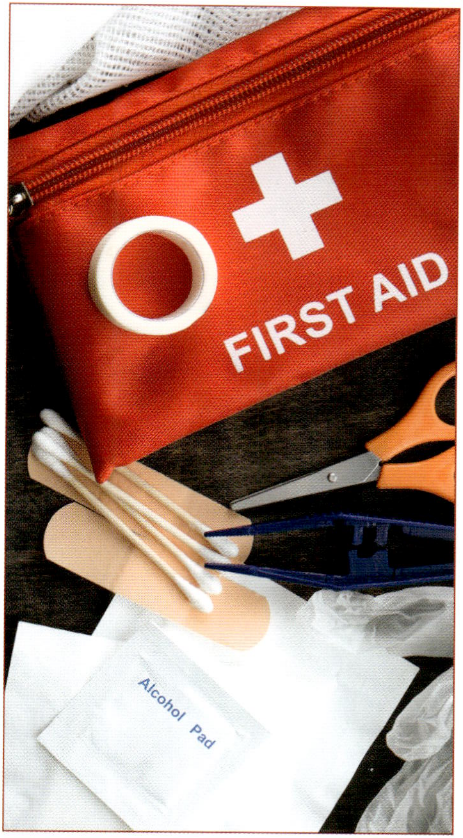

Meine persönliche Erfahrung

Ich stolperte und fiel gegen einen Baum voller Dornen. Einer verfehlte mein Auge nur knapp und blieb in meinem Gesicht stecken. Seitdem habe ich immer eine Sonnen- oder Schutzbrille dabei.

Aufpassen, wo man hintritt und große Hindernisse wie Baumstämme und Felsen nicht übersteigen, sondern daraufsteigen. Sonst sieht man nicht, was eventuell dahinter lauert – ein Loch im Boden oder ein Tier, das sich ausruht und aufgeschreckt würde. Gerade in Gegenden mit Giftschlangen empfiehlt es sich, besonders vorsichtig zu sein. Ein großer Schritt über ein Hindernis hinweg bringt einen auch leicht ins Straucheln. Beim Queren felsigen, schneebedeckten oder nassen Terrains immer guten Halt suchen. Ein feuchter oder moosbewachsener Fels kann so glatt und rutschig wie Eis sein.

Beim Durchqueren dicht bewachsenen Terrains so weit wie möglich **die Haut bedeckt halten**. Schon kleinste Schnitte und Schürfwunden können sich entzünden, und dann hat man wirklich ein Problem.

Apropos bedecken: Die Hände nicht vergessen! Wir gebrauchen sie viel, also sollten wir sie auch möglichst gut schützen. Natürlich sind Handschuhe mitunter hinderlich, dennoch sei das Tragen von Handschuhen dringend empfohlen.

Splitter

Die Lupe war mir nicht nur beim Feuermachen nützlich, sondern auch, um die vielen Splitter zu entdecken, die ich mir über die Jahre eingezogen habe. Ein kleiner Splitter an der falschen Stelle ist nicht nur lästig und schmerzhaft, sondern führt auch oft zu einer Infektion. Mit Lupe, Zahnstocher, Stecknadel und Pinzette lassen sich Splitter leicht herausziehen.

Manchmal lässt sich ein Splitter auch mit einer guten Pinzette schlecht greifen. Schieben Sie eine Backe der Pinzette schräg unter das herausstehende Splitterende und schieben Sie mit dem anderen Finger von hinten gegen den Splitter, so dass er auf dem Pinzettenschenkel ein Stück nach oben rutscht und sich besser fassen lässt.

Mit der Kombizange lassen sich größere Objekte herausziehen, und manche Splitter sind recht groß. Ich erinnere mich, wie ich einen Ast zerbrechen wollte und sich ein Holzscheit, gefühlt von der Größe eines Bleistifts, unter meinen Daumennagel rammte. Da es ungünstig drinsteckte und noch dazu rutschig war von all dem Blut, bekam ich es mit der anderen Hand nicht zu fassen. Die

Meine persönliche Erfahrung

Als Jugendlicher habe ich auf dem Maisfeld gearbeitet, wo wir Mais entfahnten. Im Gegensatz zu allen anderen arbeitete ich kurzärmelig. Den ganzen Tag lang habe ich das Stechen ignoriert, bis ich am Abend bemerkte, dass meine Arme übersät waren mit Kratzern. Eine allergische Reaktion ließ nicht lange auf sich warten, meine Arme schwollen an wie Ballons. Halten Sie Ihre Haut bedeckt!

Kombizange meines Swiss Champ hat mich gerettet, mit ihr gelang es mir, den Riesensplitter zu greifen und herauszuziehen.

Hautblasen

Normalerweise öffne ich eine Blase nicht, es sei denn, sie behindert mich, weil sie beispielsweise unter der Fußsohle oder einer anderen ungünstigen Stelle sitzt, oder weil sie stark schmerzt. Die Flüssigkeit darin schützt die sich darunter neu bildende Haut. Wenn Sie wirklich eine Blase öffnen müssen, dann kratzen Sie nicht einfach, sondern stechen Sie sie mit dem kleinsten Werkzeug auf, das Sie haben. Die Stecknadel des Swiss Champ bietet sich an, muss aber vorher mit Desinfektionsmittel oder in einer Flamme mehrere Sekunden lang sterilisiert werden. Stechen Sie am unteren Rand ein winziges Loch in die Blase, drücken Sie die Wundflüssigkeit vorsichtig heraus, decken Sie alles mit einem Pflaster ab und schützen Sie die restliche Haut. Nehmen Sie den Verband erst nach ein paar Tagen ab.

„Ich liebe die Natur. Ich möchte nur nichts von ihr an mir haben.“
—Woody Allen

Zecken

Zecken lassen sich mit der Pinzette des Schweizer Taschenmessers sehr gut nahe an der Haut und damit auch nahe an ihren Mundwerkzeugen greifen und fest und gleichmäßig ohne Ruck nach oben herausziehen.

Geschwollene Finger

Eine Sache werde ich nie ablegen, egal wo ich bin oder was ich mache: meinen Ehering. Aber es gibt seltene Momente, da stellt das Tragen von Schmuck ein Sicherheitsrisiko dar. Ich habe mir einmal die Hand so heftig angeschlagen, das mein Ringfinger stark anschwoll. Wenn man dann einen Ring trägt, wird das schnell nicht nur sehr unangenehm und schmerzhaft, auch die Blutzirkulation wird behindert. Ich weiß nicht mehr woher, aber ich kenne einen Trick, wie man einen Ring von einem geschwollenen Finger bekommt. Man braucht lediglich ein Stück dünne Schnur und eine Pinzette. Schwer zu glauben? Hier der Fadentrick: Ein ca. 1 m langes Stück Kernfaden aus einer Paracord-Schnur wird mit der Pinzette vorsichtig ein paar Zentimeter unter dem Ring hindurch in Richtung Hand geschoben. Den Rest des Fadens wickelt man relativ fest und ohne Lücken um den Finger in Richtung Fingerspitze und sichert ihn mit einem einfachen Knoten. Das durch den Ring geschobene Schnurende fassen und spiralförmig in Richtung Fingerspitze abwickeln. Während sich die Fadenwicklungen auflösen, schieben sie den Ring langsam vom Finger.

Eine Spritzflasche zum Reinigen einer Wunde fertigen

Eine Hautverletzung ist, um einer Infektion vorzubeugen, immer zu säubern, besonders unmittelbar nach der Verwundung. Wasser aus einer sauberen Flasche mit etwas Druck über die Wunde gegossen, spült Verunreinigungen fort. Eine Wasserflasche aus Kunststoff lässt sich in eine Spritzflasche verwandeln, indem man mit der Ahle ein Loch in die Mitte des Deckels bohrt. Ich ziehe die Ahle dem Messer vor, weil sie ein schön rundes Loch erzeugt. Das macht den Wasserstrahl kräftig und er lässt sich gut steuern. Nun die Flasche mit sauberem Wasser füllen und die Wunde damit ausspülen.

Einen Angelhaken entfernen

Es gibt nichts, was einen guten Tag am Wasser so verdirbt wie ein Angelhaken, der in der Haut steckt. Bei mir sind die beliebtesten Körperregionen für solch ein Malheur die Beine, Arme, Hände, Ohren und manchmal sogar mein Gesicht. Meistens stecken die Haken nur oberflächlich in der Haut und ich kann sie einfach herausziehen, aber manchmal sitzen sie auch ganz schön tief. Wegen des Widerhakens am Ende muss man hier anders herangehen, denn wenn man einfach nur zieht, verhakt sich der Widerhaken im Gewebe und zerreißt es. Hier zwei Techniken zum Entfernen von Widerhaken:

Den Widerhaken abschneiden

Mit etwas Glück ist der Haken komplett durch die Haut gedrungen und kommt ein Stück weiter wieder heraus, so dass sich der Widerhaken abschneiden lässt – und zwar mit der Metallsäge des Schweizer Taschenmessers. Oder man feilt ihn mit der Metallfeile glatt. Dann kann man ihn sachte herausziehen.

Manchmal bleibt er aber auch mitten im Gewebe stecken. Dann heißt es Zähne zusammenbeißen und den Haken ein Stück weiterschieben, bis er die Haut durchstößt und ein Stück weiter herauskommt – auch wenn es wehtut. Nun den Widerhaken abschneiden und herausziehen wie oben beschrieben.

Den Widerhaken zurückschieben

Diese Methode funktioniert meist bei kleineren Angelhaken, weil der Widerhaken klein ist. Hat er allerdings die Haut durchstochen und kommt ein Stück weiter wieder heraus, schneidet man auch einen kleinen Widerhaken am besten einfach ab und zieht ihn heraus wie oben beschrieben.

Wenn er aber mitten im Gewebe feststeckt, dann kann man versuchen, ihn rückwärts herauszuziehen. Einfach, indem man den Kanal, den er ins Gewebe gestochen hat, durch Herunterdrücken (ohne dass er dabei tiefer ins Gewebe eindringt) ein wenig weitet. Kleine Haken lassen sich schwer mit den Fingern greifen. Wickeln Sie ein dünnes Stück Schnur um den Haken. Oder nehmen Sie die Kombizange zu Hilfe. Drücken Sie den Haken leicht nach unten und ziehen Sie ihn gleichzeitig per Faden oder Kombizange vorsichtig heraus.

HINWEIS

Die Verletzung durch einen Angelhaken mag klein und harmlos wirken, darf aber nicht ignoriert werden. Schließlich hat der Haken zuvor meist eine Weile in schmutzigem Wasser zugebracht. Die Wunde gründlich reinigen und möglichst desinfizieren!

Ruhigstellen

Leider kommt es vor, dass ein Körperteil so stark verletzt ist, dass es ruhiggestellt werden muss – ein gequetschter Finger, ein verstauchter Knöchel oder ein gebrochener Knochen. Mit dem Schweizer Taschenmesser kann man diverse Hilfsmittel bauen, die als Schienen dienen.

Mit Holzsäge oder Messer lassen sich kleine Äste zum Schienen von Fingern zurechtschneiden, die man dann mit Klebeband, Schnur, Taschentuch oder Bandana befestigt. Genauso lassen sich mit größeren Stöcken ein Bein oder ein Arm schienen.

Bei einer Beinverletzung bietet eine Krücke mehr Komfort als ein einfacher Spazierstock. Wenn das Laufen schwerfällt, mag es ausweglos erscheinen, eine Krücke zu bauen, aber ein gegabelter Ast, der stark genug ist, um das Körpergewicht zu tragen, sollte doch wohl zu finden sein. Mit der Holzsäge die Seitenäste absägen, die bei einem Sturz ein zusätzliches Verletzungsrisiko darstellen würden und etwas Kleidung um die Astgabel wickeln, damit die Krücke nicht unter der Achsel drückt.

Ein Tourniquet (Aderpresse) bauen

Manchmal verschlimmert sich die Lage zusehends und alles muss sehr schnell gehen, auch das Abbinden der Blutversorgung. Eine Aderpresse sollte nur in extremen Notfällen zum Einsatz kommen, bei längerer Anwendung droht noch größerer Schaden.

Ein Tourniquet ist ein oberhalb einer extremen Verletzung angebrachter Kompressionsriemen, der den Blutfluss und damit den Blutverlust verlangsamen oder stoppen soll. Nahezu jede Art von Schnur kann als Aderpresse dienen: Schnürsenkel, Kletterranken, ein Kleidungsstück, Pack- oder Schulterriemen, Gürtel. Im Abschnitt zur Ausrüstungsreparatur beschreibe ich auf Seite 196, wie man mit Hilfe der Ahle mehr Löcher in einen Gürtel bohrt. Da viele einen Gürtel tragen, lässt sich somit schnell und einfach eine Aderpresse improvisieren.

Sonstige Riemen, Schnürsenkel oder ein Dreiecktuch müssen anders gestrafft werden. Binden Sie die Enden ans Schweizer Taschenmesser und verwenden Sie dieses als Knebel: Drehen Sie es so lange, bis sich der Stoff bzw. die Schnur ausreichend um sich selbst dreht und dadurch sehr stark strafft.

Amputation

Zum Glück habe ich persönlich das Schweizer Taschenmesser noch nie zu diesem Zwecke verwenden müssen, aber gehört habe ich schon von Fällen, in denen Multifunktionswerkzeuge bei Amputationen zum Einsatz kamen.

Erst kürzlich las ich das Buch *127 Hours – Im Canyon: Fünf Tage und Nächte bis zur schwierigsten Entscheidung meines Lebens* von Aron Ralston. Es handelt sich um die wahre Geschichte eines erfahrenen Bergsteigers, dessen Arm während einer Klettertour in den Canyons von Utah unter einem großen Felsbrocken eingeklemmt wurde und der fünf Tage lang ohne Nahrung und Wasser und ohne Erfolg versuchte, sich zu befreien. Schließlich sah er nur noch einen Ausweg: Sich beide Unterarmknochen zu brechen und Gewebe und Blutgefäße mit seinem Multifunktionswerkzeug (keinem Schweizer Taschenmesser, aber etwas Ähnlichem) unterhalb des Ellbogens zu durchtrennen. Dann legte er sich eine improvisierte Aderpresse an und lief noch etwa 13 Kilometer, ehe er von Wanderern gefunden und gerettet wurde. In dieser erschütternden Geschichte einer Selbstrettung manifestiert sich in meinen Augen der menschliche Wille zu überleben.

In den 1990er-Jahren wurde einem kanadischen Arzt, der in Uganda am Aufbau eines Krankenhauses beteiligt war, die chirurgische Säge gestohlen. Fortan verwendete er bei Amputationen vorerst die Säge seines sterilisierten Schweizer Taschenmessers. Ziemlich grausige Vorstellung, aber wenn wir nichts mehr zu verlieren haben und dem Tod ins Auge blicken, tun wir alles, um uns selbst oder jemand anderen zu retten. Möge niemand, der dies liest, jemals in eine derart verzweifelte Lage kommen! Wenn doch, dann fassen Sie Mut in dem Wissen, dass Holzsäge, Metallsäge und Messerklinge am Schweizer Taschenmesser leistungsfähige und zuverlässige Helfer sind.

Weitere Verwendungsmöglichkeiten

In diesem Abschnitt geht es nicht um einzelne Bastelideen, sondern um Einsatzmöglichkeiten des Schweizer Taschenmessers, die gerne übersehen werden, weil man nicht so leicht darauf kommt.

Lange habe ich nicht gewusst, wozu die kleine Kerbe am Schaft des Kapselhebers (Flaschenöffner) dienen soll, also habe ich sie schlicht und einfach ignoriert. Bis ich herausfand, dass es ein kleiner Drahtabisolierer ist. Sehr interessant finde ich, wie er integriert wurde. Klappen Sie den Flaschenöffner halb aus, so dass er im rechten Winkel zum Messergriff steht, und öffnen Sie die große Messerklinge. Legen Sie den Draht in die Kerbe und klappen Sie das Messer nach unten, sodass die Schneide die Isolierung dort berührt, wo sie durchtrennt werden soll. Durch den Druck der Messerklinge wird der Draht festgehalten. Halten Sie das Ende, das in der Kerbe liegt, leicht fest und drehen Sie das gesamte Schweizer Taschenmesser mit der anderen Hand. Mit Hilfe der Kerbe ziehen Sie die Isolierung von der Litze. Ist das Kabel zu groß für die Kerbe, schneiden Sie die Isolierung mit der großen Klinge von dert Litze.

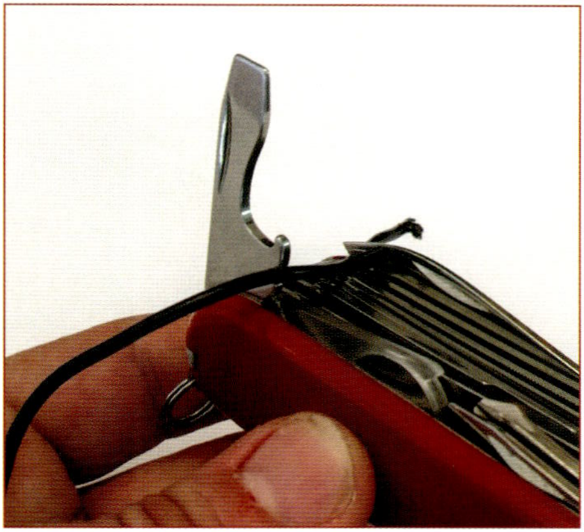

Nachdem das Messer die Isolierung rundum eingeschnitten hat, wird das Kabel durch die Kerbe gezogen und damit abisoliert

Meine persönliche Erfahrung

Einmal auf der Jagd spürte ich, wie mich etwas in die Fußsohle piekte. Ich dachte, ich hätte ein Steinchen im Schuh und lief weiter. Nach fünf Minuten musste ich anhalten und den Schuh ausziehen. Es stellte sich heraus, dass ich, obwohl nur in Wald und Feld unterwegs, in einen Nagel getreten war. Eine Zange hatte ich nicht dabei, aber den Kapselheber an meinem Schweizer Taschenmesser. Damit fuhr ich unter den Nagelkopf und hob ihn ein winziges Stück an. Dann legte ich den Drahtabisolierer um den Nagelstift und hebelte ihn aus der Schuhsohle. Diese kleine Kerbe ersetzte mir die gespaltene Finne eines Hammers. Auf diese Weise Nägel zu ziehen funktioniert auch zu Hause – wenn Sie zum Beispiel alle Bilder umhängen möchten.

„Die Natur hat keine Eile. Dennoch gelangt sie stets ans Ziel.“
Laotse (zugeschrieben)

Der **Kapselheber (Flaschenöffner)** kann, mit Bedacht eingesetzt, auch als Minibrecheisen und Kuhfuß dienen. Ich ziehe hauptsächlich kleine Nägel und Heftklammern damit.

Aufgrund ihrer Form dienen mir **Korkenzieher, Dosenöffner** und **Drahtabisolierer**, um Draht zu biegen. Oder um Angelhaken zurechtzubiegen.

Um ehrlich zu sein, es gibt ein Werkzeug am Schweizer Taschenmesser, das ich noch nie entsprechend seines eigentlichen Zwecks benutzt habe: den **Fischentschupper**. Aber zu allem möglichen anderen. Was mich immer besonders nervt, wenn ich aus der Wildnis komme, sind Kletten und stachelige Pflanzenteile, die sich an meiner Kleidung festgehakt haben. Manchmal pieksen sie einen, wenn man sie abzupft. Und meist dauert es viel zu lange, sie einzeln zu entfernen, besonders von Schnürsenkeln. Einmal holte ich durch Zufall mein Schweizer Taschenmesser heraus und bemerkte, dass der Fischentschupper zwar auf einer Seite flach zuläuft, aber keine scharfe Kante oder Schneide aufweist. Ich fuhr damit an meiner Kleidung entklang und die stacheligen Anhängsel fielen reihenweise ab!

In Ermangelung eines Kammes haben mir die Zähne des Fischentschuppers schon zum Abteilen von Haarsträhnen auf der Suche nach Zecken gedient oder zum Kämmen meines Bartes. Beim Schnauzbart muss man allerdings aufpassen, sich den Angelhakenlöser nicht aus Versehen in die Nase zu schieben.

Falls Sie ein Modell mit **Hufreiniger**, aber kein Huftier besitzen – keine Sorge, dieses kräftige hakenförmige Werkzeug ist auch zu anderem nütze. Nehmen Sie das Schweizer Taschenmesser selbst als Griff und den Hufreiniger als Haken, um Dinge zu greifen oder zu

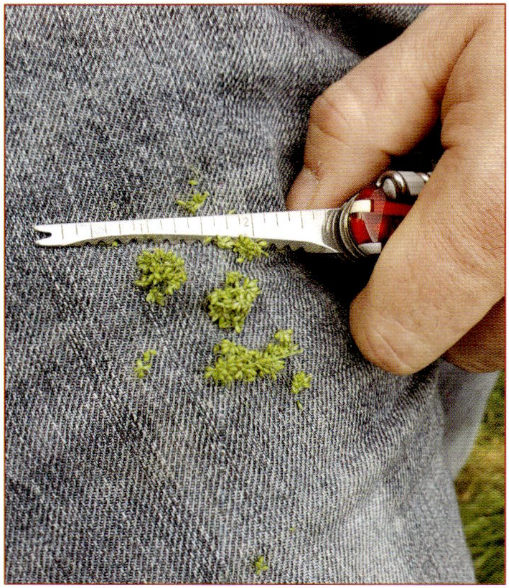

Da der Fischentschupper keine scharfen Kanten hat, verletzt man sich hierbei nicht und beschädigt auch nicht die Kleidung

tragen. Man kann damit auch Löcher bohren. Zur Not lässt er sich als Hammer zweckentfremden, um etwas aufzubrechen (ich weiß, ich habe weiter oben gesagt, das Schweizer Taschenmesser sei nie als Hammer zu missbrauchen – deshalb sage ich „zur Not", also nur unter extremen Umständen). Oder um Dinge auszukratzen. Ein schwergängiger Reißverschluss lässt sich damit ebenso ziehen wie ein Seil, wenn man sich die Hände nicht verbrennen will. Oder man nutzt ihn, um etwas auszugraben.

Der vielseitige Schäkelöffner

Auf den ersten Blick scheint der Schäkelöffner nur begrenzt nützlich, aber das stimmt nicht. Zwei Funktionen sind offensichtlich: als große Nähahle und um die Schraubbolzen an einem Schäkel zu lösen. Doch er kann viel mehr und ich entdecke auch jetzt noch ständig neue Einsatzmöglichkeiten. Hier meine zehn Lieblingsanwendungen – ich bin sicher, Sie finden noch mehr!

1. Zum Herauszuziehen eines Hakens, z. B. auch aus der Haut.
2. Zum Graben und Kratzen lässt er sich wie eine kleine Hacke oder ein Pickel verwenden. Die Spitze ist viel robuster als die anderer Werkzeuge am Schweizer Taschenmesser und wird wohl kaum abbrechen, wenn man damit in Holz, Obst, Nüssen oder im Erdboden bohrt und gräbt.
3. Zum Vorzeichnen der Umrisse beim Schnitzen oder bei Holzschnitten.
4. Als Schraubenschlüssel, zum Lösen kleiner Muttern und Bolzen.
5. Weil er so dünn ist, lässt sich Schnur damit durch kleine Löcher schieben.
6. Als Griff, um Gegenstände hochzuheben oder zu ziehen, indem man das Werkzeug darin „einhakt".
7. Die beiden unterschiedlich großen Öffnungen können beim Flechten zum Abbinden von Schnüren dienen oder um die Fäden getrennt zu halten.
8. Als Hebel, um damit zwischen zwei Materialien zu fahren und sie auseinanderzutreiben. Da er keine scharfen Kanten aufweist, schneidet er nirgends hinein. Besonders hilfreich ist er beim oft kniffligen Lösen der Rinde von einem Baumstamm.
9. Zum Schieben von Riemen durch Schnallen, z. B. am Rucksack.
10. Die Öffnungen lassen sich zum Biegen von Metall und Draht verwenden, z. B. um Angelhaken zurechtzubiegen.

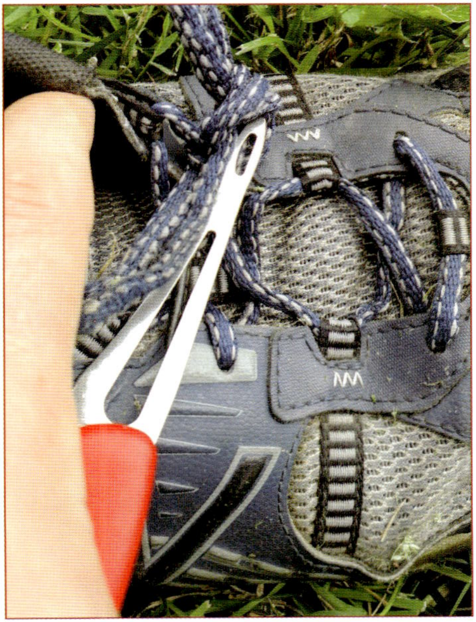

Hier verwende ich den Schäkelöffner, um Knoten an meinen Schuhen zu lösen

Vorbereitet sein

Grundsätzlich immer auf jede Situation vorbereitet zu sein ist unmöglich. Aber ein bisschen können wir schon tun, um Notfällen vorzubeugen. Durch die Bequemlichkeiten des Alltags und den technischen Fortschritt sind wir Menschen bezüglich unserer Überlebensfähigkeiten ein wenig faul geworden – weil wir uns stark auf andere verlassen und uns alles, was wir brauchen, bequem zur Verfügung steht. Man dreht am Hahn und sauberes Wasser läuft aus der Wand. Man geht in den Laden und kauft zu essen ein, worauf man Appetit hat. Die Räume, in denen wir uns die meiste Zeit aufhalten, sind angenehm temperiert – ohne unser Zutun. All das nehmen wir als selbstverständlich in der Annahme hin, es bliebe immer so. Ich bin kein Pessimist, aber realistisch genug, um zu wissen, dass sich vieles von einer Sekunde auf die andere ändern kann.

Katastrophen und Extremsituationen können passieren, ohne dass eine ideale Notfallversorgung gewährleistet wäre. Die meisten von uns könnten ohne viel Aufwand besser vorbereitet sein. Mein Leitspruch war und ist: Kenntnisse und Fertigkeiten sind wichtiger als Ausrüstung, weil Wissen nichts wiegt und nicht verlorengehen kann. Für den Anfang genügt es, die Grundlagen der Ersten Hilfe zu beherrschen, zu wissen, wie man Wasser findet und reinigt, sich orientiert und zurechtfindet, wie man Feuer macht und sich vor Hitze oder Kälte schützt. Wenn man weiß, wie etwas geht, stellen sich Werkzeuge, Versorgung und Vorräte von ganz allein ein.

HINWEIS

Nur weil ein Werkzeug sich abnutzt oder kaputt geht, braucht man es nicht gleich als unnütz abzutun. Bei starkem Gebrauch wird beispielsweise die Metallsäge samt Feile stumpf und scheinbar nutzlos. Mir ist das bei einem meiner Schweizer Taschenmesser schon passiert, aber ich machte mir Gedanken, wie man die Säge umwidmen könnte. Mit etwas Mühe und zugegebenermaßen den richtigen Werkzeugen gelang es mir, eine Messerklinge daraus zu zaubern. Und wenn mir das mit einer meiner Metallsägen mal wieder passiert, werde ich als nächstes wohl einen Schäkelöffner draus machen.

Das Auto ausrüsten

In einem Auto gibt es viel vergeudeten Platz, den man nutzen kann. Schließlich trägt das Auto das Gewicht. Am wichtigsten ist Kartenmaterial – richtige Karten aus Papier. Ein Handy ist irgendwann leer oder man hat keinen Netzempfang. Man muss doch aber wissen, wo man ist und wie man zum Ziel gelangt. Selbstverständlich gehört ein Verbandkasten ins Auto. Ich empfehle außerdem dringend, eine Notfalltasche bzw. einen Überlebensrucksack mit dem Nötigsten fertig gepackt immer im Auto bereitzuhalten, mit dessen Inhalt man es im Not- oder Katastrophenfall zu Fuß nach Hause schaffen würde.

Ich lebe in einer Gegend mit häufigen Wetterextremen, von sehr heiß bis bitterkalt. Nur auf Hauptstraßen unterwegs zu sein hilft da gar nicht. Bei uns ist es keine Seltenheit, aufgrund schlechten Wetters mehrere Stunden oder gar die ganze Nacht im Auto verbringen zu müssen. Man mag sich nahe einer Stadt befinden, bei ausreichend schlechtem Wetter kommen dennoch keine Rettungskräfte zu einem durch. Eine Nacht im Auto ist nun keine Sache auf Leben und Tod, aber etwas Ausrüstung und Vorräte machen die Lage schon viel angenehmer.

Wenigstens die folgenden Dinge habe ich grundsätzlich immer im Auto. Es scheint erst einmal viel, braucht am Ende aber gar nicht so viel Platz, und in einer kritischen Lage ist es von entscheidender Bedeutung, ob man es hat oder nicht.

- Kartenmaterial
- Schweizer Taschenmesser
- einige Flaschen Wasser
- energiereiche Nahrung wie Müsliriegel, Trockenfleisch (Beef Jerky), Nüsse etc.
- Decke
- Wechselkleidung einschließlich Schuhe oder Stiefel (dazu zählen auch Schlechtwetterkleidung wie Mantel, Regenjacke, Schirm, Wollmütze, Handschuhe etc.)
- Taschenlampe
- Feuerzeug, Streichhölzer
- Kerzen
- Schreibzeug (Papier, Stift)
- etwas gegen Langeweile und zum Zeitvertreib (ein Buch, Spielkarten etc.)

Man muss immer damit rechnen, dass etwas nicht wie geplant läuft, denn Pläne haben die schlechte Angewohnheit, nicht zu halten, was sie versprechen. Wer angeln, zelten, wandern, Rad fahren oder einfach nur auf einen Tagesausflug geht, sollte mit Weitsicht planen und Vorräte und Ausrüstung mitnehmen, die im Falle eines Problems hilfreich sind. Es ist immer besser, etwas zu haben, was man nicht braucht, als etwas zu brauchen, was man nicht hat.

Ich werde oft belächelt, wenn ich einen kurzen Ausflug mache, nur eine Nacht im Zelt beispielsweise, aber über die Maßen vorbereitet bin. Für ein Wochenende in der Natur mit einer Übernachtung im Zelt nehmen die meisten eine Kühltasche, vielleicht Wechselsachen und so viel Essen mit, dass sie am nächsten Tag nicht hungrig zurückkehren. Ich ergänze meine Liste immer um Schnur, Klebeband, zusätzliche Nahrungsmittel, eine Wasserflasche, Karten, Kleidung, Dinge zum Feueranzünden und anderes, das im Notfall hilfreich wäre.

Folgendes Szenario: Ein paar Freunde fahren über Nacht raus in die Natur. Nur für einen Abend und ein Frühstück werden Essen und Getränke mitgenommen und man ist keine 50 Kilometer von der nächsten Stadt entfernt. Sie haben Spaß, sitzen ums Feuer, essen gut, reden und erzählen alte Geschichten. Am nächsten Morgen springt aus einem unerfindlichen Grund das Auto nicht an. Sie wollen telefonieren, haben aber kein Netz oder die Handys nicht aufgeladen. Nun muss also einer losmarschieren. Oder alle. Sagen wir mal, die nächste größere Landstraße sei nur etwa 15 Kilometer weg, dort könnte man ein Auto anhalten. Nicht weiter schlimm, doch dann nähert sich eine heftige Schlechtwetterfront. Extreme Hitze, langanhaltende wolkenbruchartige

Regenfälle, ein Sturm, ein Kälteeinbruch mit Schneefall ... Da kommt keiner mehr zügig voran und da ist auch niemand mehr auf den Straßen unterwegs, den man anhalten könnte! Also wäre es vielleicht besser, beim Auto in der Wildnis auszuharren und eine weitere Nacht abzuwarten, oder auch mehrere, bis sich das Wetter bessert. Wenn sich dann noch jemand verletzt oder krank wird ... Sie sehen, worauf ich hinauswill. Es mag weit hergeholt klingen, aber genau so etwas passiert häufiger, als Sie denken.

Laut einem CBS-Bericht mussten im Juli 2018 zwei kleine Wandergruppen, die unabhängig voneinander in den White Mountains von New Hampshire unterwegs waren (einem zu den Appalachen gehörenden Mittelgebirgszug in der Neuenglandregion) durch die regionale Jagd-, Fischerei- und Naturschutzbehörde gerettet werden, weil sie nur ungenügend ausgestattet losgezogen waren.

Ende August 2017 wanderten zwei Teenager in den Grand Canyon hinab, um das Ende der Sommerferien zu feiern. Nachdem sie sich am Fuße des Canyons verlaufen hatten, mussten sie mehrere Tage bei Temperaturen um die 38°C dehydriert ausharren und das wenige Essen, das sie mitgenommen hatten, stark rationieren, ehe sie gerettet wurden.

Das sind nur zwei schnell herausgegriffene Beispiele für die vielen derartigen Fälle, die jedes Jahr passieren. Bereiten Sie sich also bitte so gut wie möglich vor, ehe Sie sich in die Natur aufmachen. Wer bewusst unvorbereitet in die Wildnis geht, setzt nicht nur sein eigenes Leben aufs Spiel, sondern auch das der Rettungskräfte.

TEIL 4:
IN DER STADT

In diesem Buch geht es hauptsächlich um die Verwendung des Schweizer Taschenmessers in der Natur und in Notsituationen. Dennoch hat mir das Schweizer Taschenmesser auch anderweitig gute Dienste geleistet – wie, das möchte ich Ihnen nicht vorenthalten.

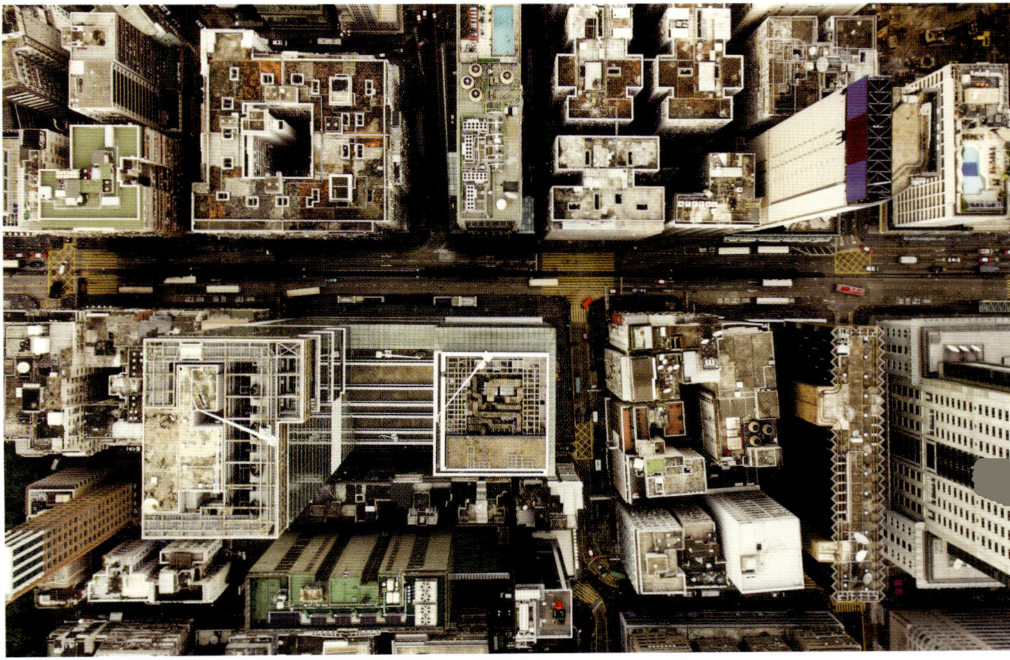

Alltägliche Notfälle

Ins Nirgendwo

Ich mag Fahrstühle nicht und versuche sie zu meiden. Aufgrund meiner Arbeit muss ich aber den ganzen Tag lang viel mit dem Fahrstuhl fahren. Einmal war ich alleine im Fahrstuhl, als er abrupt stoppte. Ich drückte alle Knöpfe, alle Etagen, aber nichts rührte sich. Ich drückte den Notfallknopf – nichts. Ich wollte den Notfall-Telefonhörer aus dem Kasten nehmen, aber der Deckel klemmte. Dann fingen die Lichter an zu flackern und ich zu transpirieren. Ich war kurz davor, an die Türen zu hämmern und zu schreien. Nichts, dass ich hätte tun können.

Dann erinnerte ich mich meines Schweizer Taschenmessers in der Hosentasche. Ich probierte jede einzelne Werkzeugfunktion in dem Versuch aus, die Tür des Notfall-Telefonkastens zu öffnen. Nach ca. zehn Minuten bekam ich sie auf und konnte den Empfang anrufen.

Gut gespült und doch im Eimer

In einer öffentlichen Toilette eingesperrt zu sein ist kein Spaß. Mir ist es passiert. Nach dem Händewaschen fasste ich nach dem Türknauf, aber er ließ sich nicht drehen. Ich klopfte laut an die Tür und rief, aber niemand schien mich zu hören. Zeit, die Sache mal wieder selbst in die Hand zu nehmen.

Ich nahm den Schraubendreher des Schweizer Taschenmessers und schraubte Knauf und Blech ab. Das Innere lag offen vor mir. So konnte ich den Schnappriegel zur Seite schieben und die Tür öffnen. Ich war frei. Der Verkäufer des Ladens schaute nur irritiert, als ich ihm den Türknauf in die Hand drückte und meinte, die Toilette sei momentan nicht benutzbar.

Einbruch

Ich musste das Schweizer Taschenmesser sogar schon benutzen, um in mein eigenes Auto einzubrechen. Alles nicht so dramatisch, wie es klingt, eher interessant. Nachdem ich die Fahrzeugtür zugeschlagen hatte, bemerkte ich, dass der Schlüssel drin auf dem Sitz lag. Und klar, die Türen waren zugeschlossen. Glücklicherweise hatte ich die Fenster einen Spalt offengelassen. Nicht weit genug, um mit dem Arm hindurchzugreifen, aber für etwas Kleineres reichte es.

Ich brach von einem Baum, der da stand, einen Ast ab, zog einen Schnürsenkel aus dem Schuh und band das Schweizer Taschenmesser mit ausgeklapptem Haken an den Ast. Das große Angeln begann! Geschlagene fünfundzwanzig Minuten habe ich gebraucht, um den kleinen Schlüsselbund zu erwischen, aber dann konnte ich ihn herausziehen.

Finale Pedale – Der Fahrradschrauber

Es gibt jede Menge Transportmittel, aber wenn es hart auf hart kommt, kommen sie schnell an ihre Grenzen. So auch Kraftfahrzeuge. Das Fahrrad hingegen ist immer eine Alternative. Damit es stets einsatzbereit ist, muss es gepflegt sein. Das Schweizer Taschenmesser kann enorm viel leisten, wenn es etwas am Fahrrad zu schrauben und zu reparieren gibt.

Wie ein Auto hat auch ein Fahrrad mal einen platten Reifen. Am besten flickt oder ersetzt man den Schlauch. Als Reifenheber können Dosenöffner und Flaschenöffner dienen, die vorsichtig rechts und links zwischen zwei Speichen anzusetzen sind, um den Mantel von der Felge zu hebeln.

Wenn man ein fremdes Fahrrad benutzt, sind meist Anpassungen vorzunehmen, um bequem sitzen und die Pedale erreichen zu können. Die Kombizange am Swiss Champ erleichtert es, den Sattel oder den Lenker höher oder tiefer zu stellen. Ist die Kette heruntergesprungen? Mit dem Mehrzweckhaken lässt sie sich greifen und wieder auf den Zahnkranz heben.

Es schadet nie, nach Dingen Ausschau zu halten, die man noch gebrauchen kann – und sie mitzunehmen. Manch einer mag ein kaputtes Fahrrad im Straßengraben ignorieren, dabei lassen sich doch so viele nützliche Teile davon verwerten. Die Speichen beispielsweise zum Angeln. Der Reifengummi lockt, im Signalfeuer verbrannt, mit seinem schwarzen Qualm jede Rettungskraft an. Und das Drahtkabel der Bowdenzüge gibt überaus haltbare Schnüre ab.

Epilog

Was ich in diesem Buch beschrieb, kommt dem, was ein Schweizer Taschenmesser vermag, nicht annähernd nahe. Je mehr ich darüber nachdenke, desto mehr fällt mir ein, doch irgendwann ist jedes Buch zu Ende. Meine Absicht war, die unglaubliche und unerschöpfliche Vielseitigkeit des Schweizer Taschenmessers deutlich zu machen. Die Ideen in diesem Buch sind nur der Anfang. Sie sollen Anregung sein zu entdecken, was sich mit einem Schweizer Taschenmesser noch so alles anstellen lässt. Bitte keinen Bierernst – selbst wenn die Lage wirklich einmal aussichtslos scheinen sollte, ist alles viel leichter, wenn man den Humor nicht verliert. Ich wollte nicht noch ein weiteres jener düsteren Notfallbücher für Weltuntergänge schreiben, derer bereits zu viele in der Welt sind. Auf Notfälle vorbereitet zu sein, und sich auf sich selbst verlassen zu können, ist eine ernste Sache, die Spaß macht – sofern man bereit ist, Spaß zuzulassen. Wenn wir vergessen zu lachen – besonders über uns selbst –, sind wir verloren und unser Tun zum Scheitern verurteilt.

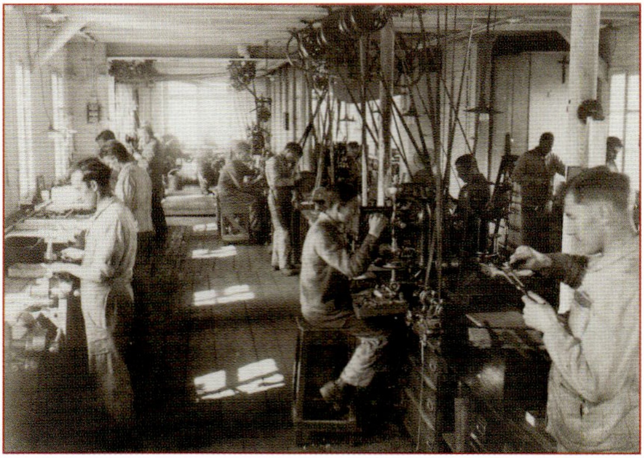

1930: Die Arbeiter bei Victorinox in ihrem Streben nach Perfektion. Erst ein Jahr später werden Teile der Produktion automatisiert

Zu guter Letzt sei betont, wie wichtig es in unserer Wegwerfgesellschaft ist, ein Werkzeug wie das Schweizer Taschenmesser gründlich zu reinigen und zu pflegen. Vom ersten Schweizer Taschenmesser, das je gefertigt wurde, bis hin zu dem, das just in dieser Sekunde vom Band rollt, hatten Menschen den Anspruch, höchste Qualität zu liefern. Wenn wir sorgsam damit umgehen, wird es uns nie den Dienst verweigern. Auf diese Weise zollen wir nicht nur der Arbeit und dem Einsatz dieser Menschen Achtung, sondern weisen einem Qualitätsprodukt seinen wahren Wert erst zu.

Wenn ich an die vielen Gespräche zurückdenke, in denen es um Messer ging, finde ich es witzig, dass mich die meisten auslachten, weil ich immer ein Schweizer Taschenmesser dabeihabe. Sie sind schnell dabei, mir die ultimative Version des neuesten und tollsten Messers zu präsentieren. Fast immer ist es dann genau das: ein Messer. Ohne weitere Werkzeugfunktionen. Darauf verlassen sie sich dann, und nur darauf, zu 100 Prozent. Verstehen Sie mich nicht falsch, eine große, gute Klinge ist ein unschätzbar wertvolles Werkzeug und auch ich würde niemals ohne auf Tour gehen, aber wenn ich tagein, tagaus morgens beim Anziehen ein Messer an den Gürtel oder in die Hosentasche stecke, dann ist es gewöhnlich mein Victorinox Swiss Champ.

Bryan Lynch

Index

Bildnachweis

Alle Bilder von Nikki Lynch und vom Autor, bis auf folgende.

Mit freundlicher Genehmigung von Victorinox:

Seiten 6–8, 11, 12, 15, 17, 19, 21, 23, 25, 27, 29, 31–33, 35, 37–39, 42, 43 (links und Mitte), 46, 222.

Von Shutterstock.com:

Catalin Petolea, Seite 109; Erik Klietsch, Seiten 5 (unten links) und 62; frantic00, Seite 9; GaudiLab, Seiten 5 (unten rechts) und 219; LMWH, Seiten 4 (unten rechts) und 47; Marek Trawczynski, Seite 152; Nikifor Todorov, Seite 185; Photomario, Rückseite (Hintergrund); PixMarket, Seite 73; PRESSLAB, Seite 176; Przemyslaw Wasilewski, Seite 1; REDAV, Seite 204 (rechts); rsooll, Seite 132; Sergii Sobolevskyi, Seite 150 (oben); showcake, Seite 207; Tarik Kaan Muslu, Vorderseite; twinlynx, Seite 113; Vlad Sokolovsky, Seite 169; Volodymyr Martyniuk, Seite 74; wow.subtropica, Seite 68.